Diretrizes de Laparoscopia Urológica

OSCAR EDUARDO FUGITA
MARCOS TOBIAS MACHADO
(Organizadores)

DIRETRIZES DE LAPAROSCOPIA UROLÓGICA

editora unesp

Direitos de publicação reservados à:
Fundação Editora da Unesp (FEU)
Praça da Sé, 108
01001-900 – São Paulo – SP
Tel.: (0xx11) 3242-7171
Fax: (0xx11) 3242-7172
www.editoraunesp.com.br
www.livrariaunesp.com.br
atendimento.editora@unesp.br

Dados Internacionais de Catalogação na Publicação (CIP) de acordo com ISBD
Elaborado por Vagner Rodolfo da Silva - CRB-8/9410

D598

Diretrizes de laparoscopia urológica / organizado por Oscar Eduardo Fugita, Marcos Tobias Machado. – São Paulo: Editora Unesp, 2021.

Inclui bibliografia.
ISBN 978-65-5711-029-4

1. Medicina. 2. Urologia. 3. Cirurgia. 4. Laparoscopia. I. Fugita, Oscar Eduardo Hidetoshi. II. Machado, Marcos Tobias. III. Título.

2021-960 CDD 616.61
CDU 616.6

Editora afiliada:

Asociación de Editoriales Universitarias de América Latina y el Caribe

Associação Brasileira de Editoras Universitárias

Sumário

Apresentação

A Urologia, dentre todas as especialidades cirúrgicas, talvez seja aquela que mais está presente quando se discute incorporação de novas tecnologias e desenvolvimento de novos equipamentos e instrumentos cirúrgicos. Desde os cistoscópios com iluminação à base de velas para exames da bexiga, passando pelos endoscópios rígidos e flexíveis para tratamento de cálculos renais e ureterais, pela litotripsia extracorpórea, pelas diferentes formas de tratamento minimamente invasivas da hiperplasia benigna de próstata, pela laparoscopia diagnóstica (testículos não palpáveis) e terapêutica (nefrectomia) até o impulso à cirurgia robótica com a prostatectomia radical, urologistas como Cortesi, Ralph Clayman, Louis Kavoussi, Arthur Smith, Joseph Segura, Chaussi, Marberger, Patel e tantos outros revolucionaram a história não só da especialidade, mas da cirurgia como um todo.

No caso da Laparoscopia Urológica, o progresso ocorreu na forma de acesso operatório, desde a utilização inicial por Cortesi para o diagnóstico e tratamento de testículos não palpáveis até os dias atuais, com nefrectomias parciais e cistectomias e prostatectomias radicais. Isso foi notável a ponto de Clayman já afirmar, há mais de duas décadas, que não se deveria mais discutir sobre o que era "possível fazer" em Urologia utilizando o acesso laparoscópico, mas sim sobre o que se "deveria fazer". E foi nesse contexto que este livro foi elaborado. A partir do que já foi publicado sobre a laparoscopia em urologia, autores nacionais renomados e reconhecidos pela sua experiência na área realizaram uma revisão baseada em graus de evidências e de recomendação das cirurgias urológicas laparoscópicas mais realizadas e mencionadas na literatura. O objetivo desta cuidadosa e atualizada revisão é fornecer subsídios e informações confiáveis que embasem as discussões sobre os temas abordados com pacientes, entidades e entre os colegas médicos.

Apesar de estarmos confiantes na qualidade do trabalho de revisão e das recomendações apresentadas, reconhecemos que a medicina é e sempre será "a ciência das verdades transitórias" e que conclusões diversas das aqui apresentadas podem surgir no futuro, mas esperamos que este livro seja um ponto de partida para discussão desses e de novos temas.

Oscar Eduardo Fugita
Marcos Tobias Machado

I

Cirurgia das glândulas suprarrenais

1
Adrenalectomia total e parcial

Lísias Nogueira Castilho
Anuar Ibrahim Mitre
Tiago Moura Rodrigues

Introdução

O grupo de doenças adrenais, cujo tratamento é primariamente cirúrgico, compõe-se principalmente de tumores sólidos, que podem originar-se a partir de diversas linhagens celulares da glândula e exibem comportamentos clínicos variáveis, que dependem de sua capacidade de secretar ou não hormônios adrenais. A indicação de adrenalectomia está bem estabelecida em duas situações: nos tumores funcionantes e diante da suspeita de malignidade (Figura 1).[1]

Os adenomas adrenais são as neoplasias detectadas com mais frequência e responsáveis pela principal indicação de adrenalectomia.[2] A maioria desses tumores é detectada incidentalmente durante a realização de exames de imagem por motivos diversos, ao que se denomina "incidentaloma" de adrenal.

Uma metanálise envolvendo as maiores séries de incidentalomas de adrenal (n = 2.005) demonstrou que 90% dessas lesões eram adenomas, das quais apenas 7% demonstravam atividade metabólica (6% de hipercortisolismo, 1% de hiperaldosteronismo) e 93% eram não funcionantes.[3] Portanto, a maioria das neoplasias de adrenal detectadas incidentalmente é composta por tumores benignos e não funcionantes,[3] de modo que o urologista deve estar capacitado a indicar ou não a extração cirúrgica.

A atividade metabólica do tumor deve ser investigada sempre, independentemente do seu tamanho e da presença ou não de manifestações clínicas, sempre que possível por um endocrinologista. Cerca de 20% dos pacientes com incidentaloma de adrenal possuem alguma forma de disfunção hor-

Figura 1 – Diagrama simplificado para definição de conduta em tumores de adrenal.

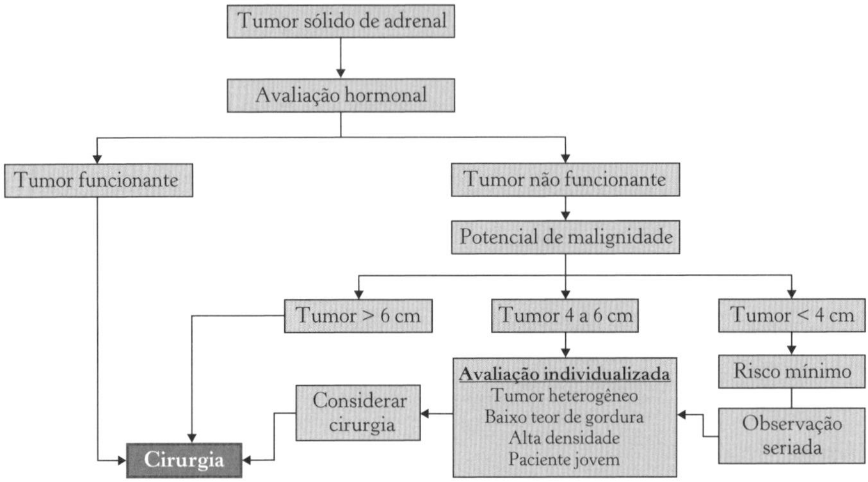

monal subclínica e podem representar uma população de maior risco para distúrbios metabólicos e cardiovasculares.[1] Quatro desordens devem ser rotineiramente pesquisadas: hipercortisolismo (Cushing), hipersecreção de catecolaminas (feocromocitoma), hiperaldosteronismo e virilização.[3,4] A detecção pré-operatória dessas disfunções hormonais é fundamental para a preparação prévia específica dos pacientes que serão tratados cirurgicamente, o que reduz o risco de complicações clínicas e anestésicas graves, especialmente relacionadas ao descontrole pressórico e desequilíbrio hidroeletrolítico (Quadro 1).

A suspeita de malignidade se faz mediante os achados radiológicos. Parâmetros como tamanho, homogeneidade, densidade, vascularização e relação com estruturas adjacentes devem ser considerados. Não raro, os carcinomas adrenocorticais são tumores grandes, de aspecto heterogêneo e que demonstram tendência ao acometimento de estruturas adjacentes.

Existe correlação direta entre o tamanho do tumor e o seu potencial de malignidade,[1,5,8] sendo o tamanho o principal parâmetro a ser considerado para estabelecer a conduta cirúrgica (Gráfico 1). Tumores maiores que 6 cm representam 25% dos carcinomas adrenocorticais e devem ser considerados malignos até prova em contrário, de modo que a sua ressecção está sempre indicada. Os tumores pequenos, menores de 3 cm, correspondem a 2% dos carcinomas de adrenais[1] e podem ser acompanhados. Já os tumores de tamanho intermediário (4-6 cm) devem ser avaliados individualmente,

Quadro 1 – Investigação metabólica básica de tumores adrenais.

Hipercortisolismo (Cushing adrenal):

- Cortisol urinário de 24 horas
- Supressão do cortisol basal com dexametasona
- Cortisol salivar da meia-noite
- Teste com estímulo com cortrosina

Feocromocitoma:

- Catecocaminas urinárias de 24 horas
- Metanefrinas urinárias de 24 horas
- Ácido vanilmandélico urinário de 24 horas
- Cintilografia com MIBG

Hiperaldosteronismo primário:

- Atividade da renina plasmática
- Aldosterona sérica
- Potássio sérico

Tumores virilizantes:

- Testosterona
- DHEA
- Androestenediona

considerando os demais aspectos radiológicos. A densidade da lesão na tomografia computadorizada retrata o teor de gordura do tumor e uma atenuação menor que 10 UH (unidades Hounsfield) na fase pré-contraste, sugere fortemente a presença de um adenoma.[4-7]

Gráfico 1 – Relação entre o tamanho do tumor e o potencial de malignidade.

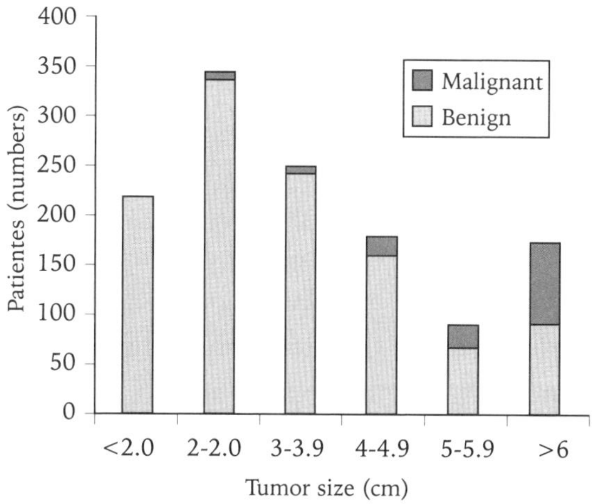

Fonte: Barzon et al. (2003).[8]

É importante considerar que a incidência de adenomas adrenais aumenta com a idade, de modo que tumores adrenais em jovens, mesmo de dimensões menores que 3-4 cm, devem ser vistos com maior atenção.

A biópsia dirigida é de utilização restrita, pois a maioria dos tumores é diagnosticada por meio dos achados clínicos e parâmetros laboratoriais e radiológicos, além de não ser possível a diferenciação apenas histológica entre adenomas e carcinomas. Portanto, a biópsia percutânea não traz qualquer benefício, salvo em situações raras, como tumores bilaterais e suspeita de doença metastática.

Adrenalectomia laparoscópica

A laparoscopia é considerada o padrão-ouro de tratamento das doenças benignas das glândulas adrenais. À medida que os benefícios do acesso laparoscópico foram sendo demonstrados e o aperfeiçoamento técnico foi se concretizando, as indicações dessa via de acesso se expandiram e as contraindicações absolutas foram reduzidas.[9,10]

Os benefícios da laparoscopia estão bem documentados em diversas séries retrospectivas e incluem menos dor no pós-operatório, menor tempo de internação hospitalar, menor tempo de convalescença, retorno precoce às atividades habituais e maior grau de satisfação dos pacientes.[9-17] Por esse motivo, estudos prospectivos randomizados que comparam as vias de acesso laparoscópica e convencional são escassos e o interesse dos estudiosos de cirurgias adrenais se voltou para a avaliação do papel da laparoscopia como via de acesso em casos que ainda são considerados desfavoráveis, por exemplo, os tumores grandes e aqueles provavelmente malignos.[18-20]

Não existem contraindicações absolutas específicas para a abordagem laparoscópica. A experiência do cirurgião determina qual caso é melhor tratado por essa via de acesso ou pela via convencional, considerando não somente o tamanho do tumor, mas também a extensão e a necessidade de ressecção de estruturas adjacentes.

Com o advento da cirurgia robótica, surgiram estudos comparativos entre a adrenalectomia laparoscópica pura e a laparoscópica assistida por robô. Os estudos prospectivos demonstraram que na adrenalectomia robótica o tempo operatório é superior, há um índice considerável de conversão para a cirurgia laparoscópica pura e o custo do procedimento é superior. Entretanto, após uma fase inicial de aprendizado, observou-se que, para tumores de maior volume e em pacientes obesos, a técnica robótica foi superior em tempo cirúrgico, demonstrou menor taxa de conversão e menor morbidade perioperatória em relação à laparoscopia convencional, sugerindo que o sistema robótico seja uma opção interessante nos casos mais difíceis, como nos grandes tumores e nos pacientes obesos.[21-23]

Aspectos técnicos

Preparo pré-operatório

A preparação clínica do paciente para o procedimento cirúrgico deve ser multidisciplinar, envolvendo, sempre que possível, o urologista, o endocrinologista e o anestesista. Os tumores funcionantes requerem cuidados específicos relacionados à sobrecarga-privação hormonal.

Cuidados pré-operatórios imediatos

- Quimioprofilaxia antimicrobiana na indução anestésica.
- Sonda oro ou nasogástrica, a qual deve ser retirada imediatamente ao término do procedimento. Dispensável nos procedimentos feitos por retroperitoneoscopia.
- Sonda vesical de demora.

Técnica operatória

A técnica da adrenalectomia laparoscópica já foi amplamente descrita.[24,25] Os principais pontos técnicos são relacionados a seguir.

Posicionamento do paciente

- *Procedimento transperitoneal* – decúbito lateral de 45 graus para o lado oposto ao da glândula a ser operada, membro superior ipsilateral elevado preso ao arco da mesa e o contralateral ao longo do corpo. A equipe cirúrgica se posiciona de frente para o abdome do paciente.

- *Procedimento retroperitoneal* – decúbito lateral total. Equipe cirúrgica posicionada de frente para a região dorsal do paciente. Coxins devem ser colocados para proteger as superfícies de atrito e o paciente deve ser posicionado na mesa com fitas adesivas.

Passo a passo dos procedimentos

- *Procedimento transperitoneal* – punção com agulha de Veress na linha média, na borda da cicatriz umbilical ou na linha hemiclavicular do lado a ser operado. O acesso inicial deve ser sempre seguro, de modo que em situações especiais a agulha de Veress deve ser substituída pela cânula de Hasson inserida por minilaparotomia.
- *Procedimento retroperitoneal* – incisão de aproximadamente 2 cm abaixo e imediatamente anterior à décima segunda costela (triângulo lombar inferior de Petit), seguida de perfuração da fáscia lombodorsal e introdução do dedo indicador na região retroperitoneal para criação do espaço por meio de digitodissecção. Nessa etapa, devem ser reconhecidos digitalmente o músculo psoas e o polo inferior do rim. O uso do balão de Gaur é opcional.
- *Insuflação* – na fase inicial do procedimento, a pressão intracavitária pode ser mantida entre 15 e 18 mmHg. Após a completa obtenção do acesso, a pressão pode ser reduzida para 12 mmHg.

Pontos de referência

- *Procedimento transperitoneal* – a crista ilíaca, o rebordo costal e a cicatriz umbilical são usados como pontos de referência para introdução dos trocartes (Figura 2).

Geralmente, utilizamos quatro trocartes de 10/11 mm (cicatriz umbilical, linha média abaixo da junção apêndice xifoide, rebordo costal e ponto entre cicatriz umbilical e espinha ilíaca anterossuperior). Em pacientes magros e crianças, utilizamos dois trocartes de 10/11 mm e dois de 5 mm.

Figura 2 – Pontos de referência para acesso transperitoneal: 1. Rebordo costal; 2. Cicatriz umbilical; 3. Crista ilíaca.

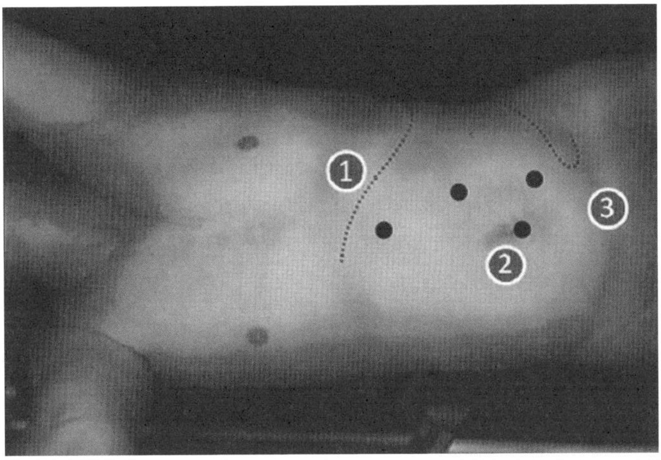

Fonte: adaptada de <www.websurg.com>.

- *Procedimento retroperitoneal* – a crista ilíaca, a décima segunda costela e a musculatura paravertebral são usadas como pontos de referência (Figura 3).

Os trocartes podem ser introduzidos por visão direta ou guiados pelo dedo indicador, uma vez criado o espaço operatório.

Figura 3 – Pontos de referência para retroperitoneoscopia: 1. Rebordo costal; 2. Crista ilíaca; 3. Musculatura paravertebral.

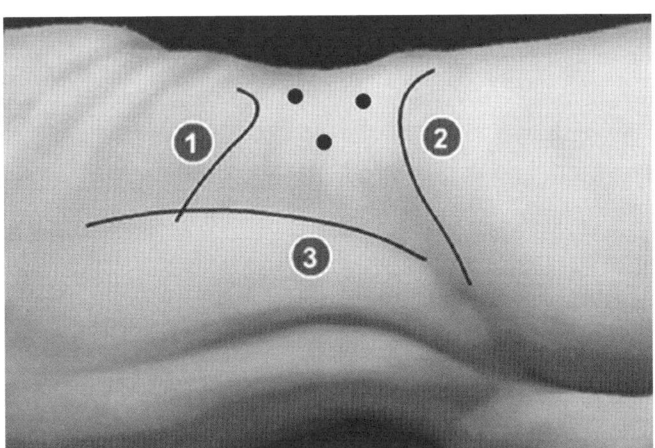

Fonte: adaptada de <www.websurg.com>.

- Procedimento transperitoneal

1. *Liberação medial do cólon* – exposição da fáscia renal anterior e grandes vasos. Nos procedimentos realizados do lado direito, geralmente o cólon não precisa ser mobilizado. Já do lado esquerdo, uma ampla mobilização do cólon desde o ângulo esplênico até o sigmoide é sempre necessária. Para a mobilização medial do baço e da cauda do pâncreas, nem sempre indicada, é necessário incisar o peritônio parietal cranialmente até a goteira parietocólica esquerda, em direção ao diafragma. Essa mobilização extensa permite que a força da gravidade desloque o cólon esquerdo e a cauda do pâncreas medialmente.
2. *Dissecção da face medial da glândula* – no lado direito a dissecção deve ser feita junto à veia cava inferior, por meio da incisão da reflexão peritoneal na borda direita da veia. Procede-se, então, à dissecção da veia adrenal direita, tributária da veia cava inferior, que é seccionada entre clipes metálicos ou de polímero. Essa dissecção medial inicial favorece a identificação da veia adrenal e sua junção com a veia cava inferior, quando a glândula é tracionada lateralmente.

No lado esquerdo, a porção ínfero-medial da glândula é o ponto de partida. Identifica-se a veia renal esquerda, mais precisamente sua borda superior, onde a veia adrenal esquerda é identificada e seccionada entre clipes. A glândula adrenal esquerda guarda íntimo contato com os vasos do pedículo renal, o que requer maior atenção na dissecção ínfero-medial (figuras 4 e 5).

Figura 4 – Clipagem com clipes de polímero e secção da veia adrenal esquerda.

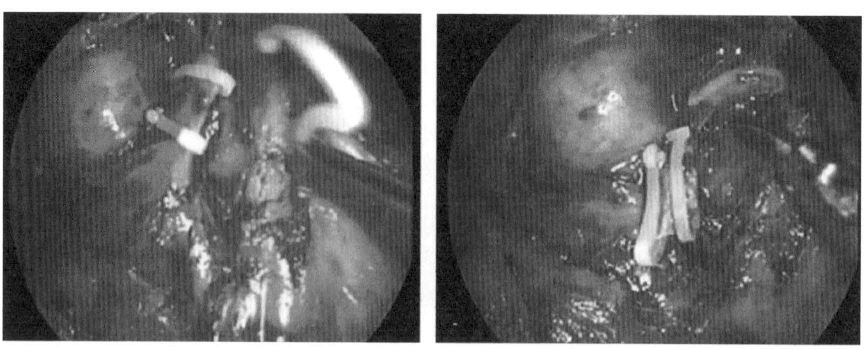

Figura 5 – Adrenalectomia direita por tumor de 6 cm e exposição da veia adrenal direita drenando para a porção ínfero-medial da veia cava inferior.

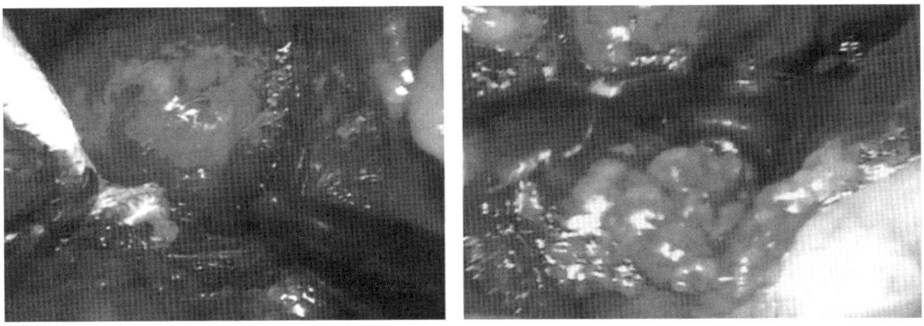

3. *Adrenalectomia* – após a dissecção medial e ligadura da veia adrenal, a fáscia renal é incisada e separa-se a glândula da superfície de contato com o polo superior do rim. Finalmente, as bordas superior e lateral são desmembradas das estruturas adjacentes por meio de dissecção delicada, cauterização e secção de pequenos vasos arteriais, venosos e linfáticos.
4. *Retirada do espécime* – feita com auxílio de saco extrator. A peça é inteiramente removida, não devendo ser morcelada.

- *Procedimento retroperitoneal* – o único ponto de referência seguro para cirurgias retroperitoneoscópicas é o músculo psoas. A presença contínua do músculo psoas no campo operatório é a garantia de que a dissecção está no plano adequado. A abordagem inicia-se pela exposição dos vasos renais e grandes vasos. No procedimento retroperitoneoscópico mostra-se muito difícil proceder à ligadura da veia adrenal antes da manipulação da glândula. Não raro, faz-se necessário dissecar parcialmente a glândula para depois identificar a veia.
- *Adrenalectomia parcial* – a adrenalectomia parcial obedece aos seguintes passos técnicos, além dos já descritos (Figura 6):

1. Dissecção da glândula, preferencialmente sem a ligadura da veia adrenal.
2. Secção da região comprometida, com margem de segurança, por meio de grampeador linear vascular de 35 mm, incisão com bisturi ultrassônico ou com clipes de polímero.
3. Revisão da hemostasia na parte cruenta da glândula.

Figura 6 – Adrenalectomia parcial: clipagem do parênquima com clipes de polímero.

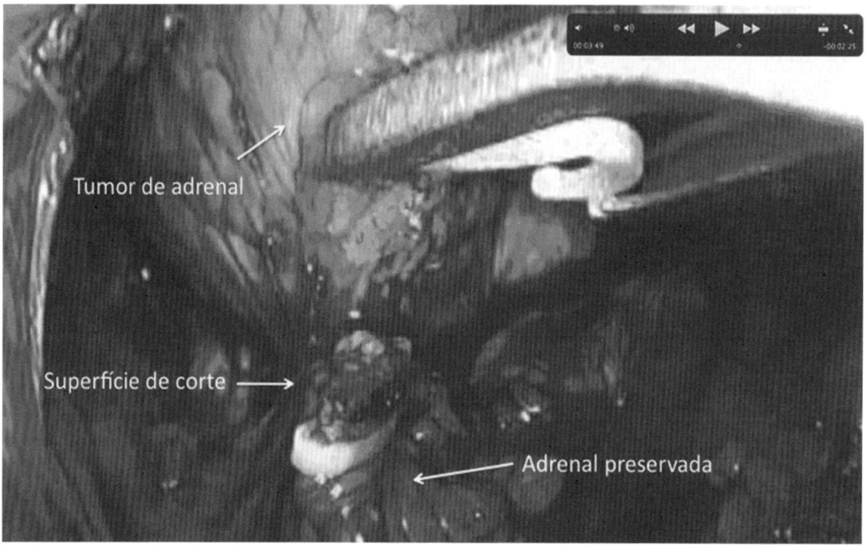

Complicações

Complicações transoperatórias

As complicações transoperatórias da adrenalectomia aberta ou laparoscópica são relacionadas, sobretudo, às lesões de estruturas e órgãos adjacentes. As mais comuns são as complicações hemorrágicas decorrentes das lesões vasculares (veia adrenal, veia cava inferior, veias lombares e veia renal). Na adrenalectomia esquerda podem ocorrer lesão esplênica e lesão da cauda do pâncreas. Essas duas podem ser evitadas pela ampla liberação medial do cólon esquerdo, desde a flexura esplênica ao sigmoide, e adequada mobilização do baço.

Complicações clínicas podem sobrevir nos tumores funcionantes e devem ser evitadas por meio do preparo pré-operatório adequado. Na cirurgia dos portadores de feocromocitoma, as equipes cirúrgica e anestésica devem estar preparadas para eventos relacionados ao descontrole pressórico durante o ato cirúrgico, sendo comum a hipertensão arterial e suas complicações (edema agudo de pulmão, acidentes vasculares, entre outros) na etapa inicial da cirurgia e uma queda brusca da pressão arterial logo após a ligadura da veia adrenal. O bloqueio alfa-adrenérgico pré-operatório objetiva controlar a hipertensão arterial. A hiper-hidratação pré-operatória imediata objetiva expandir o espaço intravascular, sempre contraído nos casos de feocromocitoma, antes da ligadura da veia adrenal, de modo a prevenir a hipotensão arterial e suas complicações.

Complicações pós-operatórias

As complicações pós-operatórias podem sobrevir do procedimento cirúrgico propriamente dito ou da doença de base. Além das complicações inerentes a qualquer procedimento cirúrgico, como infecção de sítio cirúrgico, hematomas de parede abdominal, entre outras, podem surgir aquelas decorrentes de lesões iatrogênicas não identificadas durante a cirurgia. A lesão da cauda do pâncreas na adrenalectomia esquerda, quando não reconhecida durante o ato operatório, pode resultar no desenvolvimento da fístula pancreática e abscessos na loja.

Os pacientes com hiperaldosteronismo devem ter o nível sérico de potássio monitorizado, já que podem desenvolver hipercalemia e/ou hiponatremia. Os portadores de síndrome de Cushing são pacientes extremamente doentes e passíveis de diversas complicações. Eles devem receber corticosteroides sistêmicos até que os níveis séricos de corticosteroides estejam restabelecidos pela glândula contralateral, o que leva meses para ocorrer. Nos pacientes com feocromocitoma, a atenção pré e intraoperatória é com a pressão arterial sistêmica.

Há que se considerar que um quadro de hipotensão arterial inexplicada, confusão mental, letargia, náuseas e vômitos ou febre pode tratar-se de insuficiência adrenal ou crise *addisoniana*. É mais comum em pacientes operados por síndrome de Cushing, como resultado da supressão de cortisol contralateral. O quadro pode ser fatal se não tratado a tempo por meio da administração de corticoides de ação rápida, como a hidrocortisona.

Comparação entre os acessos laparoscópicos transperitoneal e retroperitoneal

Alguns estudos demonstram benefícios da retroperitoneoscopia sobre a via laparoscópica transperitoneal nos parâmetros tempo operatório, perda de sangue estimada, dor pós-operatória, recuperação do trânsito intestinal e tempo de internação hospitalar.[26]

Rubinstein et al. (2005), em estudo prospectivo randomizado, comparando as duas vias de acesso laparoscópico, demonstraram claramente a ausência de diferenças significativas nesses parâmetros técnicos entre as vias trans e retroperitoneal.[27]

A opção pela abordagem transperitoneal em 113 de 116 intervenções baseou-se, exclusivamente, em nossa preferência e experiência pessoal. Presentemente, temos mais seis casos de abordagem adrenal retroperitoneal, sem conversões ou complicações. Nossa impressão é de que o acesso transperitoneal tem uma boa indicação para a maioria dos pacientes, exceto, talvez, para aqueles em que múltiplas aderências intestinais são esperadas.

A escolha entre ambas as vias deve ser individualizada e depende de situações especiais relacionadas ao paciente (obesidade, cirurgia prévia no andar superior do abdome, entre outros) e da preferência do cirurgião.

Resultados funcionais e oncológicos

Em nossa casuística, o diagnóstico anatomoclínico final foi o seguinte: adenoma cortical não funcionante, hiperaldosteronismo primário, síndrome de Cushing, feocromocitoma, doença hipofisária de Cushing, doença virilizante, metástase de câncer pulmonar, pseudocisto adrenal, ganglioneuroma, mielolipoma, feocromocitoma e hiperaldosteronismo na mesma glândula, feocromocitoma e adenoma não funcionante contralateral.[24]

Em seis casos de tumor adrenal primário unilateral, o patologista os considerou malignos, quatro pelos altos índices mitóticos e dois pela presença de trombos tumorais nas respectivas veias adrenais centrais. Em todos, os tumores demonstravam menos que 5 cm de maior eixo. Três eram casos de virilização, dois de síndrome de Cushing e um de tumor não funcionante. Até a publicação desta obra, em nenhum dos seis casos ocorreu progressão da doença, supostamente maligna.

O carcinoma de adrenal configura uma doença rara e que guarda prognóstico reservado. A doença, geralmente, encontra-se avançada no momento do diagnóstico e a ressecção completa do tumor e das estruturas adjacentes acometidas pode ser a única possibilidade de cura para os portadores de carcinoma adrenocortical. A sobrevida global em cinco anos varia de 35 a 68%, com sobrevida média de dois anos em pacientes submetidos à ressecção completa. A sobrevida média cai para menos de um ano em pacientes cuja ressecção foi incompleta.[28]

Cerca de 80% dos pacientes evoluem com recorrência local ou doença sistêmica após o tratamento cirúrgico inicial. O risco de recorrência é mais pronunciado nos tumores com extensão capsular, invasão vascular e ressecção incompleta.[29,30]

Os resultados da laparoscopia no tratamento dos carcinomas adrenocorticais são controversos. Os primeiros estudos mostraram resultados desoladores. Miller et al. (2010) mostraram que a taxa de recorrência foi similar nos dois grupos, mas o intervalo livre de recorrência foi maior nos pacientes submetidos à cirurgia convencional. Também detectaram incidência de margens positivas substancialmente maior nos tumores ressecados por laparoscopia. Por esses resultados, concluíram que essa via de acesso não é recomendada nos casos suspeitos de carcinoma adrenocortical.[31]

Porpiglia et al. (2010) compararam 18 pacientes com carcinoma adrenal submetidos à adrenalectomia laparoscópica com 25 casos operados por via convencional. Nos estádios I e II os resultados das duas vias foram equiparáveis.[32] Brix et al. (2010), em estudo multicêntrico recente, mostraram que para os tumores menores que 10 cm a taxa de recorrência e a sobrevida câncer-específica foram absolutamente iguais nos pacientes operados por laparoscopia e naqueles submetidos à cirurgia convencional. Parâmetros técnicos, como violação da cápsula tumoral e a presença de carcinomatose peritoneal quando da recorrência, foram detectados com igual frequência nos dois grupos.[33]

Adrenalectomia parcial foi indicada em três casos em que havia evidências de doença bilateral benigna. Todos foram submetidos à adrenalectomia total de um lado e parcial do outro, em que havia uma tumoração sólida < 3 cm. A intenção foi a de não deixar os pacientes dependentes de reposição hormonal, o que foi alcançado em todos os casos. Na literatura, essa indicação está limitada a poucos casos, e a técnica está bem padronizada.[34-37]

Seguimento

Todos os pacientes operados precisam ser seguidos por no mínimo cinco anos mediante exames de imagens (tomografia computadorizada de abdome) e exames laboratoriais, quando funcionantes. Os casos de feocromocitoma devem ser acompanhados, também, por meio de cintilografia com MIBG (meta-iodo-benzil-guanidina). A necessidade de seguimento se deve ao fato de que a malignidade de um tumor de adrenal, cortical ou medular, só pode ser definida ao longo do tempo, pois somente a recorrência local ou o surgimento de metástases conseguem definir a natureza maligna do tumor. O seguimento deve ser feito uma vez por semestre nos primeiros dois anos e anualmente nos três anos restantes.

Considerações finais

- A cirurgia é recomendada em todos os casos de massas adrenais corticais funcionantes e altamente recomendada em portadores de feocromocitoma [*Nível de evidência III*].[38]
- Pacientes com lesões acima de 6 cm devem ser submetidos a adrenalectomia, enquanto pacientes com lesões abaixo de 4 cm, sem imagem suspeita de neoplasia maligna, devem ser observados. As lesões entre 4 e 6 cm devem ser avaliadas quanto às suas características, antes que se defina a conduta, cirúrgica ou observação [*Nível de evidência IV*].[38]
- Se o tratamento cirúrgico for indicado, a adrenalectomia laparoscópica é a técnica com menor morbidade [*Nível de evidência III*].[38]
- Apesar de séries com grande casuística, não existe nível de evidência adequado que permita comprovar a superioridade de um procedimento sobre o outro (aberto e laparoscópico). Necessitamos de estudo controlado e randomizado para essa definição, porém a maioria dos autores acredita que essa pesquisa não é mais necessária, nem ética, pela larga experiência com procedimentos laparoscópicos e os bons resultados universalmente obtidos.[38]
- Para carcinomas invasivos maiores que 10 cm, a melhor abordagem não está determinada. Acredita-se que, havendo invasão de órgãos vizinhos, a lesão deva ser tratada por via aberta.[38]

Referências bibliográficas

1. NIH state-of-the-science statement on management of the clinically inapparent adrenal mass ("incidentaloma"). NIH Consens State Sci Statements 2002;19(2):1-23.

2. Murphy MM, Witkowski ER, Ng SC, McDade TP, Hill JS, Larkin AC, Whalen GF, Litwin DE, Tseng JF. Trends in adrenalectomy: a recent national review: Surg Endosc. 2010 Oct;24(10):2518-26. doi: 10.1007/s00464-010-0996-z. Epub 2010 Mar 25.
3. Young WF Jr. Clinical practice. The incidentally discovered adrenal mass. N Engl J Med. 2007 Feb 8;356(6):601-10.
4. Grumbach MM, Biller BM, Braunstein GD, Campbell KK, Carney JA, Godley PA, Harris EL, Lee JK, Oertel YC, Posner MC, Schlechte JA, Wieand HS. Management of the clinically inapparent adrenal mass ("incidentaloma"). Ann Intern Med. 2003 Mar 4;138(5):424-9.
5. Angeli A, Osella G, Alì A, Terzolo M. Adrenal incidentaloma: an overview of clinical and epidemiological data from the National Italian Study Group. Horm Res. 1997;47(4-6):279-83.
6. Lee MJ, Hahn PF, Papanicolaou N, Egglin TK, Saini S, Mueller PR, Simeone JF. Benign and malignant adrenal masses: CT distinction with attenuation coefficients, size, and observer analysis. Radiology. 1991 May;179(2):415-8.
7. Korobkin M, Giordano TJ, Brodeur FJ, Francis IR, Siegelman ES, Quint LE, Dunnick NR, Heiken JP, Wang HH. Adrenal adenomas: relationship between histologic lipid and CT and MR findings. Radiology. 1996 Sep;200(3):743-7.
8. Barzon L, Sonino N, Fallo F, Palu G, Boscaro M. Prevalence and natural history of adrenal incidentalomas. Eur J Endocrinol. 2003 Oct;149(4):273-85.
9. Gagner M, Lacroix A, Bolte E. Laparoscopic adrenalectomy in Cushing's syndrome and pheochromocytoma. N Engl J Med. 1992;327:1033.
10. Gagner M, Pomp A, Heniford BT, Pharand D, Lacroix A. Laparoscopic adrenalectomy – lessons learned from 100 consecutive procedures. Ann Surg. 1997;3:238-47.
11. Mac Gillivray DC, Shichman SJ, Ferrer FA, Malchoff CD. A comparison of open vs laparoscopic adrenalectomy. Surg Endo. 1996;10:987-90.
12. Smith CD, Weber CJ, Amerson JR. Laparoscopic adrenalectomy: new gold standard. World J Surg. 1999;23:389-96.
13. Brunt LM, Doherty GM, Norton JA, Soper NJ, Quasebarth MA, Moley JF. Laparoscopic adrenalectomy compared to open adrenalectomy for benign adrenal neoplasms. J Am Col Surg. 1996;183:1-10.
14. Vargas HI, Kavoussi LR, Bartlett DL, et al. Laparoscopic adrenalectomy: a new standard of care. Urol. 1997;49:673-8.
15. Thompson GB, Grant CS, van Heerden J, et al. Laparoscopic versus open posterior adrenalectomy: a case-control study of 100 patients. Ann Surg. 1997;6:132-6.
16. Prinz RA. A comparison of laparoscopic and open adrenalectomies. Arch Surg. 1995;130:489-94.
17. Castilho LN, Simões FA, Santos AM, Rodrigues TM, dos Santos Junior CA. Pheochromocytoma: a long-term follow-up of 24 patients undergoing laparoscopic adrenalectomy. Int Braz J Urol. 2009 Jan-Feb;35(1):24-31; discussion 32-5.

18. Henry JF, Defechereux T, Gramatica L, Raffaelli M. Should laparoscopic approach be proposed for large and/or potentially malignant adrenal tumors? Langenbecks Arch Surg. 1999;384:366-9.
19. Henry JF, Sebag F, Iacobone M, Mirallie E. Results of laparoscopic adrenalectomy for large and potentially malignant tumors. World J Surg. 2002;26:1043-7.
20. Porpiglia F, Destefanis P, Fiori C, et al. Does adrenal mass size really affect safety and effectiveness of laparoscopic adrenalectomy?. Urology 2002;60:801.
21. Morino M, Benincà G, Giraudo G, Del Genio GM, Rebecchi F, Garrone C. Robot-assisted vs laparoscopic adrenalectomy: a prospective randomized controlled trial. Surg Endosc. 2004 Dec;18(12):1742-6. Epub 2004 Oct 26.
22. Brunaud L, Bresler L, Ayav A, Zarnegar R, Raphoz AL, Levan T, Weryha G, Boissel P. Robotic-assisted adrenalectomy: what advantages compared to lateral transperitoneal laparoscopicadrenalectomy? Am J Surg. 2008 Apr;195(4):433-8. doi: 10.1016/j.amjsurg.2007.04.016.
23. Agcaoglu O, Aliyev S, Karabulut K, Mitchell J, Siperstein A, Berber E. Robotic versus laparoscopic resection of large adrenal tumors. Ann Surg Oncol. 2012 Jul;19(7):2288-94. doi: 10.1245/s10434-012-2296-4. Epub 2012 Mar 7.
24. Castilho LN. Adrenalectomia laparoscópica – 10 anos de experiência. Arq Bras Endocrinol Metab 2004; vol.48, n.5, São Paulo Oct.
25. Castilho LN, Mitre AI, Arap S. Laparoscopic adrenal surgery in a Brazilian center. J Endourol. 2003 Feb;17(1):11-8.
26. Bonjer HJ, Lange JF, Kazermier G, De Herder WW, Steyerberg EW, Bruining HA. Comparison of three techniques for adrenalectomy. Br J Surg 1997;84:679-82.
27. Rubinstein M, Gill IS, Aron M, Kilciler M, Meraney AM, Finelli A, Moinzadeh A, Ukimura O, Desai MM, Kaouk J, Bravo E. Prospective, randomized comparison of transperitoneal versus retroperitoneal laparoscopic adrenalectomy. J Urol. 2005 Aug;174(2):442-5; discussion 445.
28. Crucitti F, Bellantone R, Ferrante A, et al. The Italian Registry for Adrenal Cortical Carcinoma: analysis of a multiinstitutional series of 129 patients. The ACC Italian Registry Study Group. Surgery 1996;119(2):161-70.
29. Bertagna C, Orth DN. Clinical and laboratory findings and results of therapy in 58 patients with adrenocortical tumors admitted to a single medical center (1951 to 1978). Am J Med 1981;71(5):855-75.
30. Stojadinovic A, Ghossein RA, Hoos A, et al. Adrenocortical carcinoma: clinical, morphologic, and molecular characterization. J Clin Oncol 2002;20(4):941-50.
31. Miller BS, Ammori JB, Gauger PG, Broome JT, Hammer GD, Doherty GM. Laparoscopic resection is inappropriate in patients with known or suspected adrenocortical carcinoma. World J Surg 2010;34:1380-5.
32. Porpiglia F, Fiori C, Daffara F, et al. Retrospective evaluation of the outcome of open versus laparoscopic adrenalectomy for stage I and II adrenocortical cancer. Eur Urol 2010;57:873-8.

33. Brix D, Allolio B, Fenske W, Agha A, Dralle H, Jurowich C, Langer P, Mussack T, Nies C, Riedmiller H, Spahn M, Weismann D, Hahner S, Fassnacht M. German Adrenocortical Carcinoma Registry Group: Laparoscopic Versus Open Adrenalectomy for Adrenocortical Carcinoma: Surgical and Oncologic Outcome in 152 Patients. Eur Urol. 2010 Oct;58(4):609-15. Epub 2010 Jun 22.
34. Janetschek G, Lhotta K, Gasser R, et al. Adrenal-sparing laparoscopic surgery for aldosterone-producing adenoma. J Endourol 1997;11:145.
35. Neumann HP, Reincke M, Bender BU, et al. Preserved adrenocortical function after laparoscopic bilateral adrenal sparing surgery for hereditary pheochromocytoma. J Clin Endocrinol Metab 1999;84:2608.
36. Radmayr C, Neumann H, Bartsch G, et al. Laparoscopic partial adrenalectomy for bilateral pheochromocytoma in a boy with von Hippel-Lindau disease. Eur Urol 2000;38:344.
37. Walz MK, Peitgen K. Laparoscopic partial adrenalectomy. Surg Endosc 2000;14:1089.
38. Silvinato A, Mitre AI, Castilho LN, Machado MT, Rodrigues TM, Bernando W. Adrenalectomia total e parcial. Nardi, AC. [et al.] Diretrizes urologia AMB. 1ª edição. Rio de Janeiro: SBU – Sociedade Brasileira de Urologia, 2014. p.215-33.

II

Cirurgias do rim

2
Biópsia renal

Paulo R. Kawano
Marcelo C. Lamy Miranda
Hamilto Yamamoto

Introdução

A avaliação histológica do tecido renal é útil, principalmente, na investigação e no tratamento de inúmeras patologias que acometem o rim, em que o diagnóstico histopatológico fornece informações importantes para a determinação do prognóstico e orientação da terapia a ser instituída (C).[1-3] Dentre as indicações gerais para realização de biópsia renal destacam-se a insuficiência renal de etiologia desconhecida, a síndrome nefrótica, a proteinúria e as doenças sistêmicas com suspeita de comprometimento renal, como o lúpus eritematoso sistêmico (C).[1-5]

Embora existam várias formas de se obter amostras do tecido renal, a biópsia renal percutânea (BRP) configura o método mais comumente utilizado, porque é confiável, minimamente invasivo e pode ser realizado sob anestesia local. A obtenção do tecido renal pelas vias aberta ou laparoscópica pode ser utilizada em casos especiais (C).[6]

A biópsia renal por aspiração foi descrita pela primeira vez em 1951 (C).[4] A partir de então, a via percutânea passou a ser considerada a modalidade de escolha para esse tipo de procedimento. Ao longo do tempo, os riscos da biópsia percutânea do rim por agulha têm diminuído consideravelmente, em parte, graças ao aperfeiçoamento dos métodos de imagem utilizados para orientação, ao desenvolvimento de técnicas minimamente invasivas e à criação de protocolos para o adequado monitoramento dos pacientes no pós-operatório (C).[5] Da mesma forma, as agulhas de pequeno calibre têm contribuído para a maior segurança e conforto de referida técnica (C).[6]

A BRP pode ser orientada por diferentes métodos de imagem, no entanto, devido à comodidade e disponibilidade, é comumente realizada sob a orientação de um ultrassom, com baixos índices de complicações, desde que em mãos experientes (C).[2,3,7-9] Uma abordagem que se tornou bastante popular na década de 2000 foi a biópsia renal guiada por tomografia computadorizada (TC); um procedimento realizado ambulatorialmente e que evita anestesia geral. No entanto, ela não permite a visualização em tempo real nem oferece a possibilidade de intervenção, caso seja necessário assegurar a hemostasia, o que é uma preocupação primordial em situações de alto risco. Esse tipo de abordagem também não é viável para pacientes muito obesos, cuja estrutura corpórea ultrapassa os limites do *scanner* da TC convencional. Além disso, agulhas 18G, preferidas pela maioria dos radiologistas, muitas vezes não proporcionam amostras adequadas de tecido (C).[10] O advento da tomografia computadorizada em tempo real talvez possa ajudar a minimizar alguns desses inconvenientes.

Outros métodos alternativos considerados minimamente invasivos foram descritos para a obtenção de tecido renal, por exemplo, a abordagem transuretral, na qual um cateter 10 Fr é passado pelo ureter e pela pelve renal, obtendo uma amostra do tecido por via transpelviana (C).[11] Da mesma forma, foram relatados 200 casos em que adotou-se uma abordagem transjugular para fazer uma biópsia do rim sob orientação fluoroscópica. No entanto, em apenas 83% dos pacientes foi obtido tecido suficiente para o diagnóstico, e em 2% do total de casos houve sangramento significativo pós-procedimento, os quais necessitaram de transfusão sanguínea (C).[12]

Aspectos técnicos da biópsia renal por via laparoscópica

Técnica operatória retroperitoneal

A técnica cirúrgica é realizada, classicamente, sob anestesia geral. Em nosso serviço, já no momento de indução anestésica, administramos rotineiramente uma dose de cefalotina por via endovenosa (50 mg/kg ou 1 g em indivíduo adulto). Antes do início do procedimento e após a anestesia, procede-se a introdução das sondas vesical e orogástrica. O paciente é posicionado em decúbito lateral direito ou esquerdo, com o membro inferior contralateral flexionado e o ipsilateral estendido, fixando-se o tronco e membros com fita adesiva larga na região torácica, quadril e membro inferior, a fim de impedir a sua mobilização durante o procedimento. Pode-se realizar a flexão da mesa cirúrgica ou posicionamento de coxim na região subcostal contralateral para melhorar a exposição da loja renal durante o procedimento.

Uma incisão de 1,5 cm é realizada, inferior e distalmente à décima segunda costela, divulsionando-se cuidadosamente os tecidos até atingir o retroperitônio. Por essa abertura efetua-se a dissecção romba digital da gordura retroperitoneal para facilitar a introdução do balão dilatador, que tem por função ampliar a área de dissecção e, concomitantemente, realizar a hemostasia do espaço retroperitoneal. Um trocarte de 10 mm é introduzido pela incisão e, uma vez acoplado o sistema óptico, inicia a insuflação de CO_2 até atingir a pressão de 12 a 15 mmHg. Esse procedimento pode ser facilitado pela utilização do Visiport®, em que o cirurgião, com o auxílio de uma lente de zero grau, entra no retroperitônio sob visão direta. Procede-se à inspeção do espaço retroperitoneal dissecado e, com a óptica, pode-se ampliar a área de dissecção em direção ao polo inferior do rim. Uma vez criado espaço suficiente, sob visão direta, um segundo trocarte, agora de 5 mm, é posicionado para auxiliar o procedimento. Inicia-se a dissecção renal com a exposição do polo inferior, utilizando-se um instrumento de dissecção tipo *Maryland* e tesoura. Após eleita a área a ser biopsiada, com auxílio de uma pinça de biópsia laparoscópica, faz-se a remoção de uma peça cirúrgica com cerca de 0,5 cm, que é encaminhada ao patologista em soro fisiológico. Em caso de dúvida, deve-se aguardar a análise de congelação para confirmar se o fragmento é representativo.

Após a biópsia, realiza-se a hemostasia, comprimindo-se o local com uma gaze ou pedaço de compressa por alguns minutos. Caso seja necessário, pode-se utilizar o bisturi elétrico ou o bisturi de argônio para cauterização, recobrir a área cruenta com material hemostático (esponjas de gelatina ou celulose oxidada) ou mesmo aplicar um ponto hemostático utilizando-se fio absorvível. Quando opta-se pelo bisturi de argônio é importante abrir o portal de saída de CO_2, pois o fluxo de gás do argônio pode aumentar a pressão abdominal. Caso necessário, um terceiro trocarte pode ser posicionado para auxiliar o procedimento. Após cinco minutos, a pressão do retroperitônio é reduzida para 5 mmHg para inspeção da eficácia da hemostasia. Não sendo observado sangramento ativo, as incisões são suturadas e não há necessidade de drenagem. Finalmente, as sondas orogástrica e vesical são removidas.

Técnica operatória transperitoneal

A exemplo da técnica retroperitoneal, todos os cuidados com posicionamento e preparo pré-operatório são rigorosamente seguidos. Após a fixação do paciente em decúbito lateral a 45 graus em uma mesa que fornece lateralização, posiciona-se esta de modo a deixar o paciente em decúbito horizontal. Realiza-se uma pequena incisão na região periumbilical e, com auxílio da agulha de Veress, obtém-se o pneumoperitônio. Após atingir a pressão de 15 cmH_2O, um trocarte de 10 mm é introduzido para abrigar a vídeo-câmera. Procede-se então ao inventário da cavidade peritoneal e dois outros trocartes de 5 mm são introduzidos sob visão direta; um na região da fossa ilíaca e o segundo no 1/3 médio entre o apêndice xifoide e a cicatriz umbilical. Com a pinça de dissecção, tesoura e bisturi elétrico laparoscópico realiza-se uma pequena dissecção do retroperitônio com exposição do polo renal inferior. Segue-se, então, a obtenção de amostra do tecido renal com pinça laparoscópica ou com agulha de punção sob visão.[13] Após o procedimento, todos os cuidados antes descritos, relativos à hemostasia e sutura, são cuidadosamente observados.

A opção pela via de acesso a ser utilizada para realização da biópsia renal, seja trans ou retroperitoneal, deve considerar alguns aspectos, tais como a preferência do cirurgião, a dificuldade na obtenção do acesso cirúrgico (particularmente relevante em pacientes com cirurgias prévias) e a necessidade de avaliação concomitante de outros órgãos intraperitoneais. Cada acesso cirúrgico tem suas vantagens, como podemos identificar na via retroperitoneal, onde não ocorre a violação da cavidade e não há necessidade de mobilização das alças intestinais. Já no acesso transperitoneal, o campo cirúrgico é maior e a existência de pontos de referência facilita o procedimento. Seja qual for a via escolhida, o importante é observar todos os cuidados para minimizar os riscos do procedimento, principalmente no que diz respeito ao sangramento renal e muscular, infecção da ferida cirúrgica, hematúria e outras complicações, como a ausência de tecido renal (realizar biópsia de congelação em caso de dúvida), lesão inadvertida de alça intestinal ou de outros órgãos.

Após a cirurgia, a maioria dos pacientes recebe alta hospitalar dentro de 24 horas. Em pacientes que necessitam de anticoagulação oral ou subcutânea, essa terapia pode ser introduzida entre 24 e 48 horas após o procedimento e, no caso de terapia intravenosa com heparina, o paciente deve ser observado de perto quanto à possibilidade de sangramento no local da biópsia. Os pacientes que apresentam queda persistente ou importante do hematócrito e sinais de hipovolemia no pós-operatório devem ser avaliados com tomografia computadorizada para quantificação do sangramento.

Estudo de custos

Estudos sugerem que os custos da abordagem laparoscópica podem ser reduzidos por uso de material permanente, menor emprego de analgésicos e quando opta-se pela utilização de regime ambulatorial com alta no mesmo dia do procedimento (C).[14]

Existe alguma indicação para biópsia renal por via laparoscópica?

Nem todos os pacientes apresentam êxito à biópsia percutânea, em que entre 5 e 20% dos casos podem resultar em tecido inadequado para histopatologia. Alguma dificuldade em realizar a biópsia renal pode ser encontrada quando o rim é muito pequeno ou muito alto, quando o paciente é extremamente obeso, não cooperativo ou apresenta deformidades estruturais severas que impossibilitam o seu adequado posicionamento, como flexões e contraturas musculoesqueléticas devido à paralisia cerebral (C).[13]

Contraindicações relativas à BRP incluem falha em tentativas prévias de biópsia por via percutânea, a presença de um aneurisma da artéria renal, pacientes extremamente obesos ou pouco colaborativos, hipertensão não controlada, coagulopatia, pacientes *Testemunhas de Jeová* e rins ectópicos, muito pequenos ou solitários (C).[2,15-19] Com o aperfeiçoamento do método, algumas das condições que até recentemente eram consideradas contraindicações absolutas (rim único e obesidade mórbida, por exemplo) passaram a ser relativas.[18] Entretanto, mesmo com as melhorias obtidas, para alguns pacientes, o acesso percutâneo ainda representa uma situação de risco, em que a única opção viável é a realização do procedimento sob visão direta (como em casos em que há distúrbios de coagulação não corrigidos).

Nessas situações, nas quais a obtenção de tecido renal "às cegas" pode representar um risco importante de complicações, a biópsia renal aberta (BRA) constituiu uma opção a ser considerada. No passado, a BRA foi rotineiramente utilizada em pacientes em quem a via percutânea era contraindicada. A abordagem cirúrgica por via aberta assegura amostras adequadas de tecido renal e tem a distinta vantagem de proporcionar hemostasia sob visão direta. No entanto, o aumento do tempo de internação decorrente da dor e da morbidade de uma incisão no flanco ou na região lombar constitui grande empecilho ao seu uso rotineiro (C).[16,18,20,21]

Com os avanços na instrumentação endoscópica, o desenvolvimento da biópsia renal por via laparoscópica (BRL) surge como uma alternativa minimamente invasiva para a obtenção de amostras do tecido renal. Embora seja realizada, via de regra, sob anestesia geral, esse tipo de abordagem permite que o rim seja adequadamente identificado, oferece ao cirurgião a possibilidade de selecionar o local a ser biopsiado e assegura a realização de adequada hemostasia sob visão direta, de forma controlada. Tal fato é particularmente útil para pacientes que necessitam de anticoagulação crônica, em especial quando a sua privação por um período prolongado pode ser arriscada, como acontece quando uma abordagem percutânea é empregada. A pinça de biópsia utilizada no procedimento laparoscópico, mesmo retirando amostras generosas da camada cortical renal, não lesa camadas mais profundas, por exemplo, os vasos centrais ou a via excretora, diminuindo o risco de fístulas arteriovenosas. Em contraste, a agulha utilizada na técnica percutânea pode, algumas vezes, retirar tecidos da camada medular do rim ou até mesmo lesar a via excretora ou grandes vasos (C).[6]

A BRL é alternativa para pacientes pediátricos.[22] Com a evolução e melhoria dos instrumentais endoscópicos, a técnica de portal único com três canais de trabalho (LESS, do inglês *laparoendoscopic single-site surgery*) tem sido introduzida como modalidade técnica que reduz a morbidade e cicatriz comparada com a técnica laparoscópica clássica.[23] Recentemente, Guerra e colaboradores (2015) descreveram uma técnica utilizando apenas um trocarte de canal único pelo qual é introduzido o nefroscópio para a realização da biópsia renal retroperitoneal.[24]

Recomendações: A biópsia renal por agulha (BRP) é a técnica habitualmente utilizada. A biópsia renal via laparoscópica é uma alternativa em casos em que o acesso aberto está indicado.

Existe benefício da cirurgia laparoscópica em relação aos parâmetros perioperatórios?

Tempo operatório

O tempo operatório médio varia na literatura de 40 a 120 minutos em diferentes séries, quando utilizada a retroperitoneoscopia (C).[22,25,26]

Sangramento

O maior estudo, descrito por Shetye e colaboradores (2003),[26] descreve 74 pacientes submetidos à biópsia renal laparoscópica com uma taxa de sangramento médio de 67 ml, porém com um caso de sangramento de grande monta (2000 ml) (B).

Complicações

O maior estudo, descrito por Shetye e colaboradores (2003),[26] descreve 74 pacientes submetidos a biópsia renal laparoscópica, dentre os quais foram obtidas amostras satisfatórias em 96% dos casos, condizente com outros estudos publicados (C).[27,28] O autor relata taxas gerais de complicações da ordem de 13,5%, sendo o sangramento a mais frequente, observado em três casos (4%), incluindo uma circunstância de sangramento de grande monta (2000 ml).[26] Houve um óbito, sete dias após a biópsia, em uma paciente lúpica em atividade, tratada com altas doses de corticoides, que desenvolveu uma úlcera perfurada.[26]

As taxas de complicações em outros estudos variam de 11,8[28] a 50%[27] e incluem: enfisema subcutâneo, hematúria macroscópica, hematoma perinefrético, biópsias de outros tecidos e impossibilidade da realização da biópsia.[26-28] Caione e colaboradores (2000) (C)[25] relataram apenas uma complicação intraoperatória (5%) com abertura peritoneal inadvertida e uma conversão em 20 pacientes pediátricos. Embora, na maioria das vezes, as complicações sejam simples e de fácil resolução, situações incomuns podem ocorrer. Ricchiuti e colaboradores (2001)[29] relataram um caso de pneumoencéfalo após biópsia renal retroperitoneal laparoscópica, na qual foi aventada hipótese diagnóstica de lesão inadvertida da dura-máter que, possivelmente, ocorreu durante o posicionamento do trocarte de 5 mm. Esse mesmo paciente apresentou parestesia com paralisia de membro inferior devido ao posicionamento durante o procedimento. O pneumoencéfalo foi resolvido sem intervenção cirúrgica, enquanto a parestesia foi tratada com fisioterapia.

Conversão

As taxas de conversão variam entre 0 e 5%, e na maioria dos casos ocorreu devido a sangramento ou difícil visualização do rim pelo acesso retroperitoneoscópico.[14,22,26]

Resultados pós-operatórios

Devido a menores incisões utilizadas com a laparoscopia e consequentemente menor dor pós-operatória, o uso de analgésicos é mínimo. Não raro, a biópsia renal laparoscópica é bem tolerada e na literatura a permanência hospitalar oscilou entre 12 e 48 horas após o procedimento (C).[13,17,27]

Taxas de sucesso

As taxas de sucesso na obtenção de fragmentos de tecido renal adequados para avaliação e diagnóstico histopatológico mediante via laparoscópica variaram entre 90 e 100% dos casos (C).[9,13,17,25,27]

Recomendação: ainda que se possa presumir, baseado na experiência com nefrectomia parcial, que o acesso laparoscópico reduz a morbidade cirúrgica comparada à cirurgia aberta, não há estudos comparativos entre as técnicas aberta e laparoscópica para biópsia renal.

Referências bibliográficas

1. Morel-Maroger L. The value of renal biopsy. Am J Kidney Dis 1982;1:244-8.
2. Gault MH, Muehrcke RC. Renal biopsy: current views and controversies. Nephron 1983;34:1-34.
3. Manaligod JR, Pirani CL. Renal biopsy in 1985. Semin Nephrol 1985;5:237-9.
4. Iversen P, Brun C. Aspiration biopsy of the kidney. Am J Med 1951;11:324-30.
5. Donovan KL, Thomas DM, Wheeler DC, Macdougall IC, Williams JD. Experience with a new method for percutaneous renal biopsy. Nephrol Dial Transplant 1991;6:731-3.
6. Gimenez LF, Micali S, Chen RN, Moore RG, Kavoussi LR, Scheel PJ, Jr. Laparoscopic renal biopsy. Kidney Int 1998;54:525-9.
7. Dowd PE, Mata JA, Crow A, Culkin DJ, Venable DD. Ultrasound guided percutaneous renal biopsy using an automatic core biopsy system. J Urol 1991;146:1216-7.
8. Wiseman DA, Hawkins R, Numerow LM, Taub KJ. Percutaneous renal biopsy utilizing real time, ultrasonic guidance and a semiautomated biopsy device. Kidney Int 1990;38:347-9.
9. Kim D, Kim H, Shin G, et al. A randomized, prospective, comparative study of manual and automated renal biopsies. Am J Kidney Dis 1998;32:426-31.
10. Stiles KP, Yuan CM, Chung EM, Lyon RD, Lane JD, Abbott KC. Renal biopsy in high-risk patients with medical diseases of the kidney. Am J Kidney Dis 2000;36:419-33.
11. Leal JJ. A new technique for renal biopsy: the transurethral approach. J Urol 1993;149:1061-3.
12. Mal F, Meyrier A, Callard P, Kleinknecht D, Altmann JJ, Beaugrand M. The diagnostic yield of transjugular renal biopsy. Experience in 200 cases. Kidney Int 1992;41:445-9.
13. Bastos Netto JM, Portela WS, Choi M, Filho MF, de Toledo AC, Figueiredo AA. Laparoscopic-percutaneous kidney biopsy in children--a new approach. J Pediatr Surg 2009;44:2058-9.
14. Luque Mialdea R M-CIR, Díaz L, Fernández A, Morales D, Cebrían J. Renal biopsy through a retroperitoneoscopic approach: our experience in 53 pediatric patients. In: Arch Esp Urol; 2006:799-803.
15. Diaz-Buxo J, Donadio, Jv Jr. Complications of percutaneous renal biopsy: An analysis of 1000 consecutive cases. In: Clin Nephrol; 1975:223-7.

16. Bolton WK, Vaughan ED, Jr. A comparative study of open surgical and percutaneous renal biopsies. J Urol 1977;117:696-8.
17. Patil J, Bailey GL, Mahoney EF. Open-renal biopsy in uremic patient. Urology 1974;3:293-6.
18. Schow DA, Vinson RK, Morrisseau PM. Percutaneous renal biopsy of the solitary kidney: a contraindication? J Urol 1992;147:1235-7.
19. Kark RM, Muehrcke RC, Pollak VE, Pirani CL, Kiefer JH. An analysis of five hundred percutaneous renal biopsies. AMA Arch Intern Med 1958;101:439-51.
20. Squadrito JF, Jr., Coletta AV. Laparoscopic renal exploration and biopsy. J Laparoendosc Surg 1991;1:235-9.
21. Nomoto Y, Tomino Y, Endoh M, et al. Modified open renal biopsy: results in 934 patients. Nephron 1987;45:224-8.
22. Jesus CM, Yamamoto H, Kawano PR, Otsuka R, Fugita OE. Retroperitoneoscopic renal biopsy in children. Int Braz J Urol 2007;33:536-41; discussion 41-3.
23. Micali S, Zordani A, Galli R, Martorana E, Piccoli M, Cappelli G, Bianchi G. Retroperitoneoscopic single site renal biopsy surgery: right indications for the right technique. BMC Urol. 2014;13;14:80.
24. Guerra R, Ordones FV, Yamamoto HA, Kawano PR, Amaro JL. Single-port retroperitoneal renal biopsy using standard urological instruments. Int Braz J Urol 2015;41(1):168-71.
25. Caione P, Micali S, Rinaldi S, et al. Retroperitoneal laparoscopy for renal biopsy in children. J Urol 2000;164:1080-2; discussion 3.
26. Shetye KR, Kavoussi LR, Ramakumar S, Fugita OE, Jarrett TW. Laparoscopic renal biopsy: a 9-year experience. BJU Int 2003;91:817-20.
27. Healey DE, Newman RC, Cohen MS, Mars DR. Laparoscopically assisted percutaneous renal biopsy. J Urol 1993;150:1218-21.
28. Gaur DD, Agarwal DK, Khochikar MV, Purohit KC. Laparoscopic renal biopsy via retroperitoneal approach. J Urol 1994;151:925-6.
29. Ricchiuti VS, Seftel AD. Iatrogenic pneumocephalus after laparoscopic renal biopsy. J Urol 2001;166:982-3.

3
Nefrectomia para doença benigna

Felipe Brandão Araújo
Eduardo Simão Starling

Introdução

Após a publicação da nefrectomia videocirúrgica por Clayman et al. em 1991 (C),[1] este procedimento foi utilizado para o tratamento de doenças renais benignas e malignas (C).[2,3] Um grande número de estudos foi publicado avaliando a nefrectomia radical videocirúrgica para o tratamento do câncer renal, porém, a técnica também pode ser indicada para o tratamento de pacientes com rins não funcionantes quando associado a dor, infecções recorrentes ou hipertensão renovascular. Outras condições benignas são pielonefrites, tuberculose renal, pielonefrite xantogranulomatosa e doença renal policística autossômica dominante (C).[2,4,5] Um número menor de estudos foi publicado avaliando o resultado da nefrectomia laparoscópica para o tratamento dessas condições benignas a despeito da sua ampla utilização nos centros em que a videocirurgia é realizada (C).[2,4-7]

Aspectos técnicos

A nefrectomia laparoscópica pode ser realizada por via transperitoneal, retroperitoneal e assistida com a mão.

Acesso transperitoneal

- *Posição* – para nefrectomia transperitoneal, o paciente sob anestesia geral deve ser acomodado em decúbito lateral, com inclinação variando entre 45 e 90 graus para o lado oposto a ser operado e fixado à mesa operatória com esparadrapo largo. O cirurgião e o auxiliar ficam ao lado da mesa operatória e de frente ao abdome do paciente. O armário com os equipamentos da videocirurgia localiza-se atrás do paciente e em frente da equipe cirúrgica.

- *Acesso* – o pneumoperitônio pode ser obtido por meio de punção com agulha de Veress ou por via aberta. Geralmente, são colocados quatro trocartes. A localização do trocarte em relação à óptica (de 10 mm) foi descrita na cicatriz umbilical e também, lateralmente, a cicatriz umbilical na linha hemiclavicular. Um segundo trocarte de 10-12 mm é colocado sob visão direta, subcostal na linha axilar anterior, para o cirurgião. Um terceiro trocarte, também para o cirurgião, de 5 mm é colocado na linha axilar anterior abaixo da cicatriz umbilical. Um quarto trocarte de 5 mm é posicionado abaixo do apêndice xifoide para o auxiliar, quando o rim direito é operado, e na fossa ilíaca esquerda, quando o rim esquerdo é operado.
- *Dissecação* – após cuidadosa inspeção da cavidade abdominal a dissecação é iniciada com a incisão da goteira parietocólica, que, à direita, vai desde a borda inferior do fígado até os vasos ilíacos. À esquerda, incisa-se desde o diafragma, passando ao lado do baço, até os vasos ilíacos. O cólon é rebatido medialmente, preservando a fáscia de Gerota. O ureter é identificado sobre o músculo psoas e dissecado cranialmente até a identificação do pedículo renal. Quase sempre a veia renal é encontrada em posição anterior à artéria renal. Após cuidadosa dissecação a artéria renal é ligada com clipes, de preferência de polímeros (Hem-o-lok®) e clipada. A veia renal é ligada entre clipes de polímeros ou com grampeador vascular. A dissecação do rim foi descrita tanto com manutenção da fáscia de Gerota íntegra, exatamente como uma nefrectomia radical, quanto com abertura da fáscia de Gerota e dissecação apenas do rim. A remoção do espécime cirúrgico é feita, preferencialmente, dentro de um saco de remoção, íntegro ou morcelado. Os planos musculoaponeuróticos e a pele nos acessos de 10 mm são suturados. Nos acessos de 5 mm sutura-se somente a pele.

Acesso retroperitoneal

- *Posição* – o paciente é disposto em posição de lombotomia clássica e "quebra-se" a mesa com o objetivo de abrir o ângulo costovertebral, fato importante para a proteção dos pontos de estiramento ou compressão. A coluna de vídeo é colocada na frente do abdome e o cirurgião e o auxiliar na frente do dorso do paciente.
- *Acesso* – uma incisão cutânea de 10 mm, situada na extremidade da décima segunda costela e acima dos músculos paravertebrais. Por essa incisão é feita uma dissecação até o peritônio. A única aponeurose a esse nível é a do músculo grande dorsal. De início, o retroperitônio é dissecado com o dedo. Em seguida, o espaço de trabalho é criado com um balão pneumático de dilatação. Um trocarte de 10 mm é introduzido por essa incisão para a óptica. Um segundo trocarte de 10-12 mm é colocado entre a linha axilar posterior e a linha axilar média, acima da crista ilíaca. Um terceiro trocarte de 5 mm é posicionado acima da ponta da décima primeira costela sobre a linha axilar anterior. Um quarto trocarte de 5 ou 10 mm é colocado acima da crista ilíaca ao nível da linha axilar anterior.
- *Dissecação* – o músculo psoas é a referência anatômica inicial. Na sequência, identifica-se o ureter encontrado, geralmente, na borda medial do músculo. Seguindo-se cranialmente o ureter e rebatendo-se medialmente o rim com a gordura, a princípio localiza-se a artéria renal, que é dissecada e ligada entre clipes de polímero ou metálicos. A veia renal é então dissecada e atada entre clipes ou com grampeador vascular. O rim é dissecado em bloco com a fáscia de Gerota. A peça é retirada por ampliação de um dos orifícios dos trocartes dentro de um saco de remoção.

Técnica assistida com a mão (*hand assisted* ou "mão assistida")

O método consiste na introdução da mão do cirurgião ou do auxiliar, durante o procedimento, no interior da cavidade abdominal, permitindo a sensação tátil e a manipulação. A incisão pode ser realizada na linha mediana abdominal supraumbilical para nefrectomia direita ou esquerda. Outras alternativas são incisões tipo McBurney ou subcostal. São utilizados dispositivos (*hand ports*), que permitem a passagem da mão e evitam a perda de gás carbônico.

Existem vantagens entre os acessos transperitoneal, retroperitoneal, assistida com a mão ou assistido por robô?

Poucos trabalhos comparam os acessos trans e extraperitoneal nas nefrectomias laparoscópicas simples, porém, em dois estudos analisados, as cirurgias realizadas pelo acesso retroperitoneal apresentaram um menor tempo cirúrgico e os pacientes conseguiram alimentar-se de uma dieta plena de maneira mais precoce (B).[8,9] Nos estudos que analisaram os parâmetros perioperatórios entre ambos os acessos em crianças, não foram demonstradas diferenças significativas entre tempo cirúrgico, taxa de complicações, tempo de permanência hospitalar e necessidade do uso de analgésicos (B).[10,11]

Não existem estudos que comparem a técnica mão assistida com a laparoscopia pura, em que foram incluídos apenas casos de nefrectomia simples. Em recente revisão sistemática com 3050 pacientes, porém, com várias indicações para a nefrectomia, houve uma menor chance de conversão para cirurgia aberta com a técnica assistida com a mão e, quando analisados os parâmetros perioperatórios, os resultados foram equivalentes entre os acessos (B).[4]

Outros autores sugerem que, para casos em que os rins são maiores que 20 cm, como grandes hidronefroses ou doença renal policística, ou ainda para aqueles com dificuldade de progressão por intenso processo inflamatório, seja adotado o acesso assistido com a mão para facilitar a realização da nefrectomia e encurtar o tempo cirúrgico, sem perder as vantagens da cirurgia minimamente invasiva (C).[12-15]

A nefrectomia laparoscópica assistida por robô foi comparada com a nefrectomia laparoscópica e assistida com a mão em apenas um trabalho. Nos resultados não houve superioridade demonstrada para qualquer um dos acessos cirúrgicos (B).[16]

Recomendações: Não existem diferenças nos parâmetros perioperatórios quando comparados às várias vias de acesso. A técnica mão assistida parece facilitar em casos de maior dificuldade para a laparoscopia pura.

Existe benefício do acesso laparoscópico em relação aos parâmetros perioperatórios na nefrectomia simples?

A nefrectomia para doenças benignas apresenta espectro de indicações amplas, desde cirurgias de mais simples realização, por exemplo, a hidronefrose, até casos extremamente desafiadores, como as pielonefrites xantogranulomatosas (C).[17,18]

Um estudo randomizado e prospectivo comparou a nefrectomia laparoscópica e aberta para tratamento de pacientes com doença renal em estágio final; nenhuma diferença no tempo operatório, perda estimada de sangue ou taxa de complicações precoces foi demonstrada. A nefrectomia laparoscópica foi associada à menor dor pós-operatória, a um retorno mais rápido às atividades normais e a menos complicações associadas à ferida operatória a longo prazo (A).[17]

Em estudo retrospectivo que comparou 236 pacientes submetidos à nefrectomia aberta com 313 submetidos à nefrectomia laparoscópica por doença renal benigna, demonstrou-se que o tempo cirúrgico médio e a taxa de complicações entre as técnicas foram semelhantes (90 versus 90 min e 25 versus 18%, respectivamente). Quando analisados os parâmetros: uso de analgésicos, permanência hospitalar e recuperação pós-operatória, houve grande vantagem nos pacientes submetidos ao procedimento pelo acesso laparoscópico (B).[19]

Comparando os acessos laparoscópicos transperitoneal e retroperitoneal com o aberto, outro estudo prospectivo não randomizado demonstrou um tempo cirúrgico médio mais longo para os acessos laparoscópicos, porém, o tempo de analgesia necessário foi inferior nesses pacientes, assim como o tempo de internação hospitalar e de convalescência (B).[20]

Em estudo prospectivo sobre qualidade de vida relacionada à nefrectomia laparoscópica e nefrectomia aberta, utilizando um questionário validado (SF-36), indica-se que pacientes submetidos à nefrectomia laparoscópica tem uma melhor qualidade de vida no período pós-operatório com curto período de internamento e menos dor após um mês da cirurgia (B).[5]

Recomendação: O acesso laparoscópico é superior ao aberto quando analisados os parâmetros analgesia, permanência hospitalar e recuperação pós-operatória.

Existe vantagem para o acesso laparoscópico nas pielonefrites xantogranulomatosas e na tuberculose renal?

Enquanto condução laparoscópica de rins atróficos não funcionantes e atrofia renal secundária, a hipertensão renovascular é óbvia; condições infecciosas e inflamatórias, como pielonefrite xantogranulomatosa e tuberculose renal, são bastante desafiadoras (C).[21]

Pielonefrite xantogranulomatosa

É uma forma atípica e severa de infecção crônica do parênquima renal que ocorre, geralmente, na presença de obstrução crônica e supuração. Essa entidade foi descrita por Schlagenhaufer, em 1016, e com frequência é referida como o "grande imitador", porque é comumente confundida e erroneamente diagnosticada com outra doença inflamatória ou neoplásica do rim.[22]

Em estudo, analisando os 100 primeiros casos de nefrectomia laparoscópica tentou-se definir critérios de risco para complicações. Nesses 100 casos, 42 foram realizados por condições como pielonefrite xantogranulomatosa, pionefrose, cálculo coraliforme e, depois, cirurgia renal. A taxa de conversão foi de 12% nesses pacientes. Em quatro casos de inflamação renal, a conversão foi por falta de progresso na dissecação. Pacientes com condições inflamatórias tiveram maior tempo operatório e a taxa de complicações menores também foi maior (C).[23]

Estudo retrospectivo avaliando pacientes com pielonefrite xantogranulomatosa submetidos à nefrectomia laparoscópica e cirurgia aberta demonstrou segurança e eficácia na abordagem laparoscópica com resultados superiores em relação a tempo de internamento (3,8 versus 8,4 dias), complicações maiores (10 versus 20%) e melhor resultado cosmético a despeito de um tempo operatório mais prolongado (B).[24]

Esses achados foram corroborados por outros dois estudos comparativos, em que houve um menor tempo de internamento hospitalar com taxa de complicações equivalentes entre os acessos (B).[18,25]

Tuberculose renal

Nos relatos iniciais, a tuberculose renal foi considerada uma relativa contraindicação para a abordagem laparoscópica (C),[26] porém, recentemente, a nefrectomia laparoscópica, apesar de ser um procedimento de maior complexidade, tem sido realizada para rins com tuberculose com resultados peri e pós-operatórios, semelhantes às nefrectomias por outras patologias benignas (C).[27,28]

Em dois estudos que compararam a nefrectomia laparoscópica com a aberta para esse grupo de pacientes, os resultados obtidos demonstraram que a laparoscopia mantém as vantagens do acesso minimamente invasivo, como menor taxa de sangramento, menores doses de analgésicos requeridas no pós-operatório e um tempo de permanência hospitalar mais reduzido (B).[29,30]

Recomendação: A nefrectomia videolaparoscópica em doenças inflamatórias, apesar de desafiadora e de apresentar maiores taxas de conversão, demonstrava vantagens em relação à morbidade pós-operatória e ao período de internação hospitalar quando comparada com a cirurgia aberta.

É seguro utilizar o acesso laparoscópico nos pacientes com insuficiência renal crônica em hemodiálise? Existem vantagens quando comparado com a cirurgia aberta?

É sabido que os pacientes com insuficiência renal crônica em hemodiálise apresentam alterações em seu sistema de coagulação, aumentando, assim, o risco de sangramento e trombose comparados com pacientes não dialíticos, além de um maior risco de desenvolver acidose metabólica induzido pelo pneumoperitônio.

Existem dois estudos comparando a nefrectomia laparoscópica nesse grupo de pacientes com pacientes que não fazem hemodiálise e os resultados são controversos. Em um primeiro estudo, 19 pacientes em hemodiálise foram submetidos à nefrectomia laparoscópica simples e comparados com os resultados de 20 pacientes com função renal normal. Nos resultados analisados não houve diferença quanto aos seguintes parâmetros: tempo operatório (96 versus 111 min), sangramento intraoperatório (180 versus 190 ml), necessidade de analgesia e permanência hospitalar (7 versus 5 dias), porém houve diferença estatística quando analisada a diminuição média na taxa de hemoglobina no pós-operatório em 24 e 48 horas (9,1 e 8,8 versus 112 e 119 mg/dl), levando a uma maior taxa de hemotransfusão (6 versus 0 paciente) (B).[31]

Esses dados não foram corroborados em estudo mais recente, que avaliou 17 pacientes em hemodiálise submetidos à nefrectomia laparoscópica simples e comparou com 49 pacientes com função renal normal. Tanto a taxa de sangramento quanto a de hematócrito no pós-operatório foram semelhantes entre os grupos. Não houve alteração no PH pré e pós-anestesia (B).[32]

Apenas um estudo comparou a cirurgia laparoscópica com a aberta nesses pacientes e os resultados mostram uma diminuição de sangramento intraoperatório, menor uso de analgésico e mais rápida convalescência (B).[33]

Recomendação: A nefrectomia laparoscópica simples em pacientes com insuficiência renal terminal em hemodiálise é segura e mantém os benefícios da cirurgia minimamente invasiva quando comparada à cirurgia aberta.

Existe espaço para o acesso laparoscópico nos rins gigantes?

Rins gigantes são, geralmente, definidos como aqueles maiores que 20 cm, ademais alcançam ou cruzam a linha média e ocupam todo o hemiabdome. Os principais exemplos são as hidronefroses gigantes e a doença renal policística do adulto (C).[5]

Vários trabalhos já demonstraram que, apesar da maior dificuldade demonstrada, quando comparado com as nefrectomias laparoscópicas por pequenos rins exclusos, a cirurgia é factível tanto pelo acesso trans quanto retroperitoneal (C).[34,35] Quando necessário, devido à dificuldade técnica, a utilização da laparoscopia assistida pela mão é utilizada para diminuir o tempo cirúrgico sem comprometer os benefícios da cirurgia minimamente invasiva (C).[5]

Quando comparada com a cirurgia aberta, a laparoscopia, nesse cenário, demonstrou diminuir o sangramento, menor necessidade de uso de analgésicos e menor tempo de hospitalização com mais rápida convalescência (B).[36]

Recomendações: A nefrectomia laparoscópica simples em pacientes com rins gigantes é segura, quando necessário o acesso *hand assisted* facilita o procedimento. Quando comparada com a cirurgia aberta, é superior nos parâmetros perioperatórios.

Referências bibliográficas

1. Tugcu V, Ilbey YO, Mutlu B, Tasci AI. Laparoendoscopic single-site surgery versus standard laparoscopic simple nephrectomy: a prospective randomized study. J Endourol. Aug 2010;24(8):1315-20.
2. Scafuri AG, Miranda EP, Denes FT, Castilho LN, Mitre AI, Arap S. Comparison of videolaparoscopic versus open surgery for benign renal diseases in children. Actas Urol Esp. Nov 2009;33(10):1115-21.
3. Guerra R, Fugita OE. Re: A comparative study of quality of life issues relating to open versus laparoscopic nephrectomy: a prospective pragmatic study. O. A. Harryman, K. Davenport, S. Keoghane, F. X. Keeley and A. G. Timoney. J Urol 2009;181:998-1003. J Urol. Dec 2009;182(6):2979.
4. Silberstein J, Parsons JK. Hand-assisted and total laparoscopic nephrectomy: a comparison. Jsls. Jan-Mar 2009;13(1):36-43.
5. Harryman OA, Davenport K, Keoghane S, Keeley FX, Timoney AG. A comparative study of quality of life issues relating to open versus laparoscopic nephrectomy: a prospective pragmatic study. J Urol. Mar 2009;181(3):998-1003; discussion 1003.
6. Gupta NP, Hemal AK, Mishra S, Dogra PN, Kumar R. Outcome of retroperitoneoscopic nephrectomy for benign nonfunctioning kidney: a single-center experience. J Endourol. Apr 2008;22(4):693-8.
7. Korkes F, Favoretto RL, Broglio M, Silva CA, Castro MG, Perez MD. Xanthogranulomatous pyelonephritis: clinical experience with 41 cases. Urology. Feb 2008;71(2):178-80.
8. McDougall EM, Clayman RV. Laparoscopic nephrectomy for benign disease: comparison of the transperitoneal and retroperitoneal approaches. J Endourol. Feb 1996;10(1):45-9.
9. Ono Y, Ohshima S, Hirabayashi S, Hatano Y, Sakakibara T, Kobayashi H, Ichikawa Y. Laparoscopic nephrectomy using a retroperitoneal approach: comparison with a transabdominal approach. 1995:12-6. Located at: Int J Urol
10. Baez JJ, Luna CM, Mesples GF, Arias AJ, Courel JM. Laparoscopic transperitoneal and retroperitoneal nephrectomies in children: a change of practice. J Laparoendosc Adv Surg Tech A. Feb 2010;20(1):81-5.
11. Kim C, McKay K, Docimo SG. Laparoscopic nephrectomy in children: systematic review of transperitoneal and retroperitoneal approaches. Urology. Feb 2009;73(2):280-4.
12. Tobias-Machado M LM, Batista LT, Forseto PH Jr, Juliano RV, Wroclawski ER. Laparoscopic nephrectomy in inflammatory renal disease: proposal for a staged approach. 2005:22-8. Located at: Int Braz J Urol.
13. Pinto MA, Juliano RV, Tobias-Machado M, Borrelli M, Wroclawski ER. Hand-assisted bilateral nephrectomy in a patient with adult polycystic kidney disease. Sao Paulo Med J. Nov 1 2002;120(6):189-91.

14. Tobias-Machado M TA, Forseto PH Jr, Zambon JP, Juliano RV, Wroclawski ER. Hand assisted laparoscopic nephrectomy as a minimally invasive option in the treatment of large renal specimens. 2005;n.6:526-33. Located at: Int Braz J Urol.
15. Rosoff JS, Raman JD, Del Pizzo JJ. Feasibility of laparoscopic approach in management of xanthogranulomatous pyelonephritis. Urology. Oct 2006;68(4):711-4.
16. Boger M, Lucas SM, Popp SC, Gardner TA, Sundaram CP. Comparison of robot-assisted nephrectomy with laparoscopic and hand-assisted laparoscopic nephrectomy. Jsls. Jul- Sep 2010;14(3):374-80.
17. Burgess NA, Koo BC, Calvert RC, Hindmarsh A, Donaldson PJ, Rhodes M. Randomized trial of laparoscopic v open nephrectomy. J Endourol. Jun 2007;21(6):610-3.
18. Vanderbrink BA, Ost MC, Rastinehad A, et al. Laparoscopic versus open radical nephrectomy for xanthogranulomatous pyelonephritis: Contemporary outcomes analysis. J Endourol. Jan 2007;21(1):65-70.
19. Fornara P, Zacharias M, Steinacker M, Doehn C, Jocham D. [Laparoscopic vs. open nephrectomy. 10 years' results of a nonrandomized comparative study of 549 patients with benign kidney diseases]. Urologe A. Feb 2003;42(2):197-204.
20. Rassweiler J, Frede T, Henkel TO, Stock C, Alken P. Nephrectomy: A comparative study between the transperitoneal and retroperitoneal laparoscopic versus the open approach. Eur Urol. 1998;33(5):489-96.
21. Bercowsky E, Shalhav AL, Portis A, Elbahnasy AM, McDougall EM, Clayman RV. Is the laparoscopic approach justified in patients with xanthogranulomatous pyelonephritis? Urology. Sep 1999;54(3):437-42; discussion 442-433.
22. Anderson KR. Simple nephrectomy: managing the difficult case: xanthogranulomatous pyelonephritis and autosomal dominant polycystic kidney disease. J Endourol. Dec 2000;14(10):799-802; discussion 802-793.
23. Keeley FX, Tolley DA. A review of our first 100 cases of laparoscopic nephrectomy: defining risk factors for complications. Br J Urol. Nov 1998;82(5):615-8.
24. Kapoor R, Vijjan V, Singh K, et al. Is laparoscopic nephrectomy the preferred approach in xanthogranulomatous pyelonephritis? Urology. Nov 2006;68(5):952-5.
25. Khaira HS, Shah RB, Wolf JS, Jr. Laparoscopic and open surgical nephrectomy for xanthogranulomatous pyelonephritis. J Endourol. Sep 2005;19(7):813-7.
26. Gupta NP, Agrawal AK, Sood S. Tubercular pyelonephritic nonfunctioning kidney-- another relative contraindication for laparoscopic nephrectomy: a case report. J Laparoendosc Adv Surg Tech A. Apr 1997;7(2):131-4.
27. Lee KS, Kim HH, Byun SS, Kwak C, Park K, Ahn H. Laparoscopic nephrectomy for tuberculous nonfunctioning kidney: comparison with laparoscopic simple nephrectomy for other diseases. Urology. Sep 2002;60(3):411-4.
28. Kim HH, Lee KS, Park K, Ahn H. Laparoscopic nephrectomy for nonfunctioning tuberculous kidney. J Endourol. Jun 2000;14(5):433-7.
29. Zhang X, Zheng T, Ma X, et al. Comparison of retroperitoneoscopic nephrectomy versus open approaches to nonfunctioning tuberculous kidneys: a report of 44 cases. J Urol. May 2005;173(5):1586-9.

30. Hemal AK, Gupta NP, Kumar R. Comparison of retroperitoneoscopic nephrectomy with open surgery for tuberculous nonfunctioning kidneys. J Urol. Jul 2000;164(1):32-5.
31. Fornara P, Doehn C, Miglietti G, et al. Laparoscopic nephrectomy: comparison of dialysis and non-dialysis patients. Nephrol Dial Transplant. May 1998;13(5):1221-5.
32. Sanli O, Tefik T, Ortac M, et al. Laparoscopic nephrectomy in patients undergoing hemodialysis treatment. Jsls. Oct-Dec 2010;14(4):534-40.
33. Taweemonkongsap T, Nualyong C, Amornvesukit T, Srinualnad S, Sujijantararat P, Soontrapa S. Retroperitoneoscopic nephrectomy in dialysis dependent patients and comparison with open surgery. J Med Assoc Thai. Nov 2008;91(11):1719-25.
34. Challacombe B, Sahai A, Murphy D, Dasgupta P. Laparoscopic retroperitoneal nephrectomy for giant hydronephrosis: when simple nephrectomy isn't simple. J Endourol. Apr 2007;21(4):437-40.
35. Hemal AK, Wadhwa SN, Kumar M, Gupta NP. Transperitoneal and retroperitoneal laparoscopic nephrectomy for giant hydronephrosis. J Urol. Jul 1999;162(1):35-9.
36. Binsaleh S, Luke PP, Nguan C, Kapoor A. Comparison of laparoscopic and open nephrectomy for adult polycystic kidney disease: operative challenges and technique. Can J Urol. Dec 2006;13(6):3340-5.

4
Nefrectomia para doador renal vivo

Fernando Meyer
Christiano Machado
Luiz Sergio Santos

Introdução

Apesar de a cirurgia de transplante renal ser realizada há mais de cinquenta anos, nos dias atuais ainda existe uma grande carência de órgãos disponíveis para a realização do procedimento, em consequência a fila de espera por um rim exige um longo tempo. Mesmo com a utilização cada vez maior de doadores falecidos limítrofes, a necessidade de doadores vivos persiste alta (C).[1] Sabe-se que o transplante renal inter-vivos é superior ao transplante com rim de doador falecido, principalmente no que diz respeito à sobrevida do paciente e do enxerto. As dificuldades técnicas, legais e culturais para a doação de órgãos fazem do doador vivo a maior esperança na obtenção de rins para transplante. Tradicionalmente, a retirada do rim na doação inter-vivos vinha sendo realizada de maneira exclusiva por meio de nefrectomia aberta. Embora relativamente segura, a cirurgia causa ao doador um grau de morbidade significativo, o que, muitas vezes, pode dissuadi-lo de realizar o procedimento. A partir da primeira nefrectomia laparoscópica para doador, realizada em 1995, e após progressivas modificações da técnica, esse método evoluiu e ganhou grande popularidade, sendo cada vez mais utilizado (C).[2,3]

Aspectos técnicos

Nefrectomia laparoscópica para doador renal

O paciente é colocado em posição de decúbito lateral e, então, realiza-se confecção de pneumoperitônio por agulha de Veress, com dióxido de carbono (CO_2) a uma pressão de 12 cmH_2O. Em seguida, o trocarte primário de 10-12 mm é introduzido em cicatriz umbilical e dois a três trocartes secundários também são colocados. Mobiliza-se e desloca-se medialmente o cólon expondo o rim, seguido de abertura da fáscia renal, dissecção do ureter junto à veia gonadal, dissecção da artéria e da veia renais com controle de vasos acessórios. Após a ligadura do ureter e liberação do rim de suas aderências laterais e do polo superior, realiza-se incisão de Pfannenstiel. O controle vascular do pedículo renal é feito com endogrampeador vascular ou clipes (metálicos ou Hem-o-lok®) e o rim é extraído manualmente ou por endobag.

Nefrectomia laparoscópica para doador renal assistida com a mão

A nefrectomia assistida com a mão pode ser transperitoneal ou retroperitoneal. Basicamente, a cirurgia transperitoneal inicia com uma incisão para colocar o dispositivo para introdução da mão e confecção do pneumoperitônio. A incisão pode ser realizada em várias posições: umbilical, mediana supraumbilical, mediana infraumbilical e em fossa ilíaca. Em seguida, procede-se com mobilização e deslocamento medial do cólon e dissecção do rim, como descrito acima, controle vascular e retirada manual do rim.

Na cirurgia retroperitoneal assistida com a mão o paciente é posicionado em 90 graus, realiza-se incisão na linha média infraumbilical ou Pfannenstiel, mantendo o peritônio intacto. Logo, cria-se um espaço pré-peritoneal por dissecção manual e o dispositivo é, então, aplicado à ferida operatória. Após insuflação com CO_2 a uma pressão de 12 cmH_2O, colocam-se os trocartes secundários e procede-se com a dissecção renal através da abertura da fáscia renal, liberação do polo superior, controle de veias acessórias com clipes, dissecção da veia e artéria renal e do ureter. Depois da ligadura ureteral, artéria e veia renal são controladas com endogrampeador ou clipes e o rim é extraído manualmente por meio do dispositivo.

Nefrectomia retroperitonioscópica para doador renal

A nefrectomia retroperitonioscópica é realizada com o paciente em posição de decúbito lateral em 90 graus. Cria-se o espaço de trabalho por dilatação, com balão ou digitalmente, e após introdução do trocarte insufla-se CO_2 até pressão de 12 cmH_2O, segue-se a colocação de trocartes secundários, dissecção renal e controle vascular, como descrito acima.

Nefrectomia laparoscópica para doador renal robótica

O paciente é colocado em posição lateral, são utilizados quatro portais, dois para o cirurgião, um para a câmera e outro para o auxiliar. Procede-se com uma incisão mediana para extração do rim ou para assistência com a mão. O cirurgião opera à distância em um console com a visão magnificada e os instrumentos do braço robótico apresentam amplitude semelhante à do punho. Os passos da cirurgia são iguais aos da cirurgia laparoscópica.

E-NOTES e LESS

O conceito de cirurgia minimamente invasiva, com cicatrizes menores, ou mesmo sua completa eliminação, foi levado ao extremo com a utilização de orifícios naturais (NOTES). Gill et al. (2008) introduziram o conceito de utilização da cicatriz umbilical, um orifício natural embriogênico, chamado E-NOTES, e descreveram sua utilização em nefrectomia para doação renal em quatro pacientes, obtendo um tempo operatório médio de 3,3 horas e tempo de isquemia mediano de 6,2 minutos com convalescença total de duas semanas (C).[4] Atualmente, devido a um consenso, o termo mais aceito para cirurgias com uma única incisão é LESS (*laparoendoscopic single-site surgery*), e, além da cicatriz umbilical, pode ser utilizada uma incisão Pfannenstiel para sua realização. Há um número cada vez maior de nefrectomias para doador renal sendo realizadas por essa via de acesso, com pequenas séries que têm apresentado resultados animadores (C).[5-8]

Estudo de custos

Uma das preocupações quando se avalia um novo método refere-se ao custo do procedimento, não apenas durante a hospitalização, mas também a longo prazo, tanto para o indivíduo quanto para a sociedade. O impacto da cirurgia laparoscópica em transplante renal foi medido de forma retrospectiva, comparando-se o pagamento institucional de transplantes de doadores vivos, doadores falecidos e diálise com o pagamento à instituição que realiza transplante laparoscópico, de modo a evidenciar a equivalência da laparoscopia aos transplantes inter-vivos e o menor custo em relação aos outros procedimentos (C).[9] Ao avaliar custo-efetividade, Kok et al. (2007) observaram que a cirurgia laparoscópica apresentava custo adicional durante internação, comparada à cirurgia aberta, de aproximadamente € 1200, mais relacionada com o material descartável (endobag, endogrampeador e bisturi ultrassônico). Entretanto, ao se ajustar o custo para a sociedade, com o retorno mais precoce ao trabalho e melhor qualidade de vida, a cirurgia laparoscópica passa a ser custo-eficiente (A).[10]

Existe benefício da cirurgia laparoscópica comparada à cirurgia aberta em relação aos parâmetros perioperatórios?

Metanálises e revisões sistemáticas têm demonstrado superioridade da cirurgia laparoscópica em relação à cirurgia aberta, com respeito à estadia hospitalar, recuperação mais rápida, dor pós-operatória, perda sanguínea, retorno precoce ao trabalho e melhor qualidade de vida (B).[11-13] Apesar do tempo de isquemia quente e do tempo cirúrgico maiores na cirurgia laparoscópica, não se tem observado diferença na função do enxerto a curto e médio prazos (B).[14,15]

Alguns centros transplantadores introduziram alterações na cirurgia aberta, diminuindo o tamanho da incisão operatória – as chamadas mini-incisões –, que, em casos selecionados, podem apresentar resultados melhores em relação à cirurgia aberta tradicional (A).[16] Quando comparada à laparoscopia, em um estudo randomizado e controlado, observou-se que a mini-incisão apresenta período de internamento maior (4 dias versus 3 dias, $p = 0,003$), necessidade maior de analgésicos (19,5 mg versus 25 mg, $p = 0,005$) e pior qualidade de vida, porém, com segurança e função renal semelhantes (A).[17]

Bachmann et al. (2008) avaliaram 164 casos de pacientes submetidos à nefrectomia retroperitonioscópica para doação renal e encontraram 3% de complicações intraoperatórias, tais como lesão vascular, laceração pleural e lesão diafragmática, além de complicações pós-operatórias menores (17,7%) e maiores (4,3%), porém, nenhuma por lesão de órgão intra-abdominal (C).[18] Em estudo retrospectivo, comparando dados de cirurgias por retroperitonioscopia ou aberta, observou-se tempo de isquemia quente semelhante entre os grupos, tempo operatório maior no grupo de retroperitonioscopia ($p < 0,001$), entretanto, com estadia hospitalar menor nos pacientes submetidos à nefrectomia retroperitonioscópica. Não houve diferença no uso de analgésicos entre os grupos (C).[19] Quando comparada à cirurgia aberta, a retroperitonioscopia apresentou menos dor pós-operatória mensurada por meio de escala visual de dor (C).[20] Outro estudo comparou a laparoscopia e retroperitonioscopia em 47 pacientes em estudo retrospectivo não randomizado e encontraram menor tempo cirúrgico ($p = 0,025$) e menor tempo de isquemia quente (0,023) no grupo laparoscópico transperitoneal (C).[21]

Recomendação: O acesso laparoscópico apresenta resultados perioperatórios semelhantes ou superiores ao acesso aberto.

Qual a melhor opção de acesso laparoscópico para a nefrectomia em doador vivo?

Em um estudo de metanálise observou-se que a nefrectomia assistida com a mão apresentava tempo de isquemia quente e tempo de cirurgia menores ($p < 0,001$ e $p = 0,02$, respectivamente), além de menor perda sanguínea ($p = 0,008$) em relação à cirurgia laparoscópica pura (B).[22] Porém, um estudo randomizado controlado demonstrou maior tempo de cirurgia na técnica assistida com a mão ($p = 0,02$) e tempo de isquemia quente ($p = 0,32$) e sangramento estimado ($p = 0,41$) iguais (A).[23]

Existem poucos trabalhos na literatura sobre retroperitonioscopia assistida com a mão, sendo na maioria estudos retrospectivos e séries de casos, com apenas um estudo prospectivo não randomizado. Um estudo revisou 305 casos com várias técnicas minimamente invasivas em doação renal (laparoscopia pura, retroperitonioscopia, laparoscopia assistida com a mão e retroperitonioscopia assistida com a mão), e observou menor tempo de cirurgia e isquemia ($p < 0,01$) e menor taxa de complicações ($p = 0,02$) em cirurgias com assistência da mão, porém, o autor não diferencia entre laparoscopia e retroperitonioscopia (C).[24] No único estudo prospectivo não randomizado, foi comparado retroperitonioscopia assistida com a mão (n = 11), cirurgia aberta (n = 11) e laparoscopia (n = 14), com resultados favoráveis em tempo de cirurgia, tempo de isquemia quente e função renal pós-operatória no grupo de retroperitonioscopia assistida com a mão (B).[25]

Um estudo randomizado e controlado foi realizado comparando LESS e laparoscopia convencional, com 25 pacientes em cada grupo. LESS apresentou estadia hospitalar menor (3,9 versus 4,6 dias), melhora da dor mais precoce e tempo de isquemia maior (7,1 versus 5,1 min) com função do enxerto igual (A).[26] Entretanto, mais recentemente, uma revisão sistemática e metanálise foi conduzida comparando 461 casos de LESS e 1006 pacientes submetidos à nefrectomia de doador laparoscópica convencional; os resultados demonstraram que a laparoscopia convencional apresenta menor tempo de cirurgia, sem diferença no tempo de isquemia quente, porém a LESS apresenta menor necessidade de analgésicos. Os resultados funcionais entre os grupos foram semelhantes, tendo o grupo LESS apresentado maior taxa de conversão, o que demonstra uma maior complexidade da cirurgia (A).[27]

Recomendação: Os acessos laparoscópicos são equivalentes na realização de nefrectomia para doadores renais.

Existe equivalência em relação aos resultados funcionais entre o acesso laparoscópico e o aberto?

Apesar de trabalhos iniciais demonstrarem que a recuperação da função do enxerto retirado por laparoscopia era mais lenta que na cirurgia aberta,[28] trabalhos recentes e metanálises têm mostrado que a função do enxerto a longo prazo é semelhante entre as técnicas.[29] O impacto de um procedimento cirúrgico sobre a qualidade de vida dos doadores renais está diretamente relacionado à dor e convalescença pós-operatória, além de complicações que porventura venham a ocorrer durante ou após a cirurgia. Poucos estudos investigam de forma objetiva essa questão. Um estudo avaliou retrospectivamente a qualidade de vida de doadores renais submetidos à nefrectomia laparoscópica ou mini-incisão mediante o questionário SF-36 e observaram-se escores mais altos em três domínios do questionário, favorecendo a cirurgia laparoscópica (C).[30] Kok et al. (2006) encontraram diferença estatística em seis domínios do questionário SF-36, além de menor fadiga pós-operatória (C).[17] Em outro estudo, doadores renais submetidos à cirurgia laparoscópica referiram menos dor corporal durante as primeiras seis semanas, após a doação, e relataram recuperação de problemas de saúde mental a partir desse momento, retornando ao padrão pré-doação, o que não ocorreu nos doadores da cirurgia aberta no mesmo período (C);[31] entretanto, a longo prazo, após um ano de acompanhamento, essa diferença apenas é notada quando se ajusta o grupo laparoscópico, retirando pacientes reoperados ou que receberam conversão para cirurgia aberta (A).[32]

Recomendações: Os resultados funcionais com relação à função do enxerto são similares. A qualidade de vida nos doadores é superior no acesso laparoscópico.

Existe alguma vantagem da cirurgia laparoscópica auxiliada por robô?

Apesar de ser uma tecnologia recente com algumas facilidades, como magnificação do campo e movimentação mais ampla dos instrumentos, poucas cirurgias de nefrectomia para doação renal foram realizadas, limitando-se a pequenas séries de casos que não demonstraram qualquer vantagem sobre a cirurgia laparoscópica convencional (C).[33-36]

Recomendação: O acesso laparoscópico auxiliado por robô é uma opção terapêutica, porém não há estudos comparativos que evidenciem vantagens entre os métodos.

Referências bibliográficas

1. Garcia VD. A política de transplantes no Brasil. Revista da AMRIGS, 2006; 50(4):313-20.
2. Ratner LE, Ciseck LJ, Moore RG, Cigarroa FG, Kaufman HS, Kavoussi LR. Laparoscopic live donor nephrectomy. Transplantation. Nov 15 1995;60(9):1047-9.

3. Baumert H, Ballaro A, Arroyo C, Kaisary AV, Mulders PF, Knipscheer BC. The use of polymer (Hem-o-lok) clips for management of the renal hilum during laparoscopic nephrectomy. Eur Urol. May 2006;49(5):816-9.
4. Gill IS, Canes D, Aron M, et al. Single port transumbilical (E-NOTES) donor nephrectomy. J Urol. Aug 2008;180(2):637-41; discussion 641.
5. Andonian S, Herati AS, Atalla MA, Rais-Bahrami S, Richstone L, Kavoussi LR. Laparoendoscopic single-site pfannenstiel donor nephrectomy. Urology. Jan 2010;75(1):9-12.
6. Ganpule AP, Dhawan DR, Kurien A, et al. Laparoendoscopic single-site donor nephrectomy: a single-center experience. Urology. Dec 2009;74(6):1238-40.
7. Canes D, Berger A, Aron M, et al. Laparo-endoscopic single site (LESS) versus standard laparoscopic left donor nephrectomy: matched-pair comparison. Eur Urol. Jan 2010;57(1):95-101.
8. Gimenez E, Leeser DB, Wysock JS, Charlton M, Kapur S, Del Pizzo JJ. Laparoendoscopic single site live donor nephrectomy: initial experience. J Urol. Nov 2010;184(5):2049-53.
9. Mullins CD, Thomas SK, Pradel FG, Bartlett ST. The economic impact of laparoscopic living-donor nephrectomy on kidney transplantation. Transplantation. May 15 2003;75(9):1505-12.
10. Kok NF, Adang EM, Hansson BM, et al. Cost effectiveness of laparoscopic versus mini-incision open donor nephrectomy: a randomized study. Transplantation. Jun 27 2007;83(12):1582-7.
11. Handschin AE WM, Dermartines N, Clavien PA. Laparoscopic donor nephrectomy.2003:1323-32. Located at: Br J Surg.
12. Tooher RL, Rao MM, Scott DF, et al. A systematic review of laparoscopic live-donor nephrectomy. Transplantation. Aug 15 2004;78(3):404-14.
13. Nanidis TG, Antcliffe D, Kokkinos C, et al. Laparoscopic versus open live donor nephrectomy in renal transplantation: a meta-analysis. Ann Surg. Jan 2008;247(1):58-70.
14. Dols LF, Kok NF, Ijzermans JN. Live donor nephrectomy: a review of evidence for surgical techniques. Transpl Int. Feb 2010;23(2):121-30.
15. Greco F, Hoda MR, Alcaraz A, Bachmann A, Hakenberg OW, Fornara P. Laparoscopic living-donor nephrectomy: analysis of the existing literature. Eur Urol. Oct 2010;58(4):498-509.
16. Antcliffe D, Nanidis TG, Darzi AW, Tekkis PP, Papalois VE. A meta-analysis of mini-open versus standard open and laparoscopic living donor nephrectomy. Transpl Int. Apr 2009;22(4):463-74.
17. Kok NF, Lind MY, Hansson BM, et al. Comparison of laparoscopic and mini incision open donor nephrectomy: single blind, randomised controlled clinical trial. Bmj. Jul 29 2006;333(7561):221.
18. Bachmann A, Wyler S, Wolff T, et al. Complications of retroperitoneoscopic living donor nephrectomy: single center experience after 164 cases. World J Urol. Dec 2008;26(6):549-54.

19. Yoshimura K, Takahara S, Kyakuno M, et al. Retroperitonioscopic living related--donor nephrectomy: clinical outcomes of 50 consecutives cases and comparison with open donor nephrectomy. J Endourol 2005:808-12.
20. Bachmann A, Giannini O, Wolff T, et al. Retroperitoneoscopic living donor nephrectomy: a comparison with the open approach in respect of early postoperative pain management. Transplant Proc. Mar 2005;37(2):609-12.
21. Gao ZL, Wu JT, Liu YJ, et al. Comparison of transperitoneal and retroperitoneal laparoscopic living donor nephrectomy. Chin Med J (Engl). Dec 20 2007;120(24):2314-6.
22. Kokkinos C, Nanidis T, Antcliffe D, Darzi AW, Tekkis P, Papalois V. Comparison of laparoscopic versus hand-assisted live donor nephrectomy. Transplantation. Jan 15 2007;83(1):41-7.
23. Bargman V, Sundaram CP, Bernie J, Goggins W. Randomized trial of laparoscopic donor nephrectomy with and without hand assistance. J Endourol. Oct 2006;20(10):717-22.
24. Mjoen G, Holdaas H, Pfeffer P, Line PD, Oyen O. Minimally invasive living donor nephrectomy - introduction of hand-assistance. Transpl Int. Oct 2010;23(10):1008-14.
25. Sundqvist P, Feuk U, Haggman M, Persson AE, Stridsberg M, Wadstrom J. Hand-assisted retroperitoneoscopic live donor nephrectomy in comparison to open and laparoscopic procedures: a prospective study on donor morbidity and kidney function. Transplantation. Jul 15 2004;78(1):147-53.
26. Kurien A, Rajapurkar S, Sinha L, et al. Standard laparoscopic donor nephrectomy versus laparoendoscopic single-site donor nephrectomy: a randomized comparative study. J Endourol. Mar 2011;25(3):365-70.
27. Autorino R, Brandao LE, Sankari B, et al. Laparoendoscopic single-site (LESS) vs laparoscopic donor-nephrectomy: a sistematic review and meta-analysis. BJU int 2015; 115(2): 206-15.
28. Nogueira JM, Cangro CB, Fink JC, et al. A comparison of recipient renal outcomes with laparoscopic versus open live donor nephrectomy. Transplantation. Mar 15 1999; 67(5):722-8.
29. Wilson CH, Sanni A, Rix DA, Soomro NA. Laparoscopic versus open nephrectomy for live kidney donors. Cochrane Database of Systematic Reviews 2011, Issue 11. Art. No.: CD006124. DOI: 10.1002/14651858. CD 006124.pub2.
30. Perry KT, Freedland SJ, Hu JC, et al. Quality of life, pain and return to normal activities following laparoscopic donor nephrectomy versus open mini-incision donor nephrectomy. J Urol. Jun 2003; 169(6):2018-21.
30. Nicholson ML, Elwell R, Kaushik M, Bagul A, Hosgood SA. Health-related quality of life after living donor nephrectomy: a randomized controlled trial of laparoscopic versus open nephrectomy. Transplantation. Feb 27 2011; 91(4):457-61.
31. Andersen MH, Mathisen L, Veenstra M, et al. Quality of life after randomization to laparoscopic versus open living donor nephrectomy: long-term follow-up. Transplantation. Jul 15 2007;84(1):64-9.

32. Horgan S, Vanuno D, Sileri P, Cicalese L, Benedetti E. Robotic-assisted laparoscopic donor nephrectomy for kidney transplantation. Transplantation. May 15 2002;73(9):1474-9.
33. Horgan S, Benedetti E, Moser F. Robotically assisted donor nephrectomy for kidney transplantation. Am J Surg. Oct 2004;188(4A Suppl):45S-51S.
34. Gorodner V, Horgan S, Galvani C, et al. Routine left robotic-assisted laparoscopic donor nephrectomy is safe and effective regardless of the presence of vascular anomalies. Transpl Int. Aug 2006;19(8):636-40.
35. Hubert J, Renoult E, Mourey E, Frimat L, Cormier L, Kessler M. Complete robotic assistance during laparoscopic living donor nephrectomies: an evaluation of 38 procedures at a single site. Int J Urol. Nov 2007;14(11):986-9.

5
Nefrectomia radical

Eliney Faria
Oscar Eduardo Fugita
Tibério Moreno Siqueira Jr.

Introdução

Nas duas últimas décadas houve um interesse crescente dos urologistas pela utilização da via laparoscópica como alternativa minimamente invasiva à cirurgia aberta tradicional. A nefrectomia radical permanece como o procedimento renal laparoscópico mais importante e mais realizado (C).[1,2] Se no passado aconteceram debates sobre a capacidade de a cirurgia laparoscópica reproduzir os resultados oncológicos da cirurgia convencional aberta (C),[3-9] hoje não mais se discute esse procedimento.

As indicações da nefrectomia radical laparoscópica incluem pacientes com tumores renais sólidos ou massas císticas complexas, em que não seria possível a realização de nefrectomia parcial pelos critérios de localização, tamanho ou multifocalidade. Essa cirurgia é considerada por alguns autores o padrão-ouro para tratamento de tumores T1 e T2 quando não há possibilidade de preservação renal (B).[10] Em séries de publicações de nefrectomia radical laparoscópica, o tamanho tumoral de 8 cm foi o valor de corte para realização do procedimento (C).[11] Entretanto, essa decisão deve ser baseada na experiência do cirurgião, e tumores com tamanhos de até 15 cm ou maiores podem ser passíveis de exérese por essa via (C).[12] Em mãos experientes, esse procedimento pode ser realizado ainda em casos de tumores localmente avançados (T3a-b). Para esses casos, não há consenso sobre o tamanho máximo da lesão ou grau de invasão das estruturas adjacentes que contraindique o procedimento.[13] Gill e cols. (2001) demonstraram a factibilidade da NRL em tumores de até 12 cm, de estádio T1-3a.[14] Essa decisão deve ser baseada não só na experiência do cirurgião, mas também nas características da lesão.

Aspectos técnicos

Qual a melhor opção de acesso laparoscópico para a nefrectomia radical?

Os principais acessos para a nefrectomia radical laparoscópica são: a via transperitoneal convencional, a via retroperitoneal, a laparoscopia assistida com a mão (*hand assisted*) e a robô-assistida.

Nefrectomia radical laparoscópica transperitoneal

A abordagem transperitoneal é a técnica mais largamente utilizada pelo fato de proporcionar uma otimização dos movimentos instrumentais, oferecer um maior espaço de trabalho e promover um maior espaço entre os portais de trabalho. Ha e cols. (2011) mostraram, em um grande estudo multicêntrico para análise oncológica, que não existe diferença entre as vias de acesso, mesmo em estádio T2 (C).[15] Essas vantagens são mais evidentes quando massas grandes são ensacadas e morceladas antes da remoção, para minimizar o tamanho da incisão. Comparando a via transperitoneal e retroperitoneal, estudos prospectivos randomizados não demonstraram diferença entre os dois acessos (A).[16,17] Outra vantagem potencial do acesso transperitoneal é que o procedimento pode ser mais facilmente convertido a *hand assisted*, em caso de dificuldade.[18,19]

A peça pode ser removida tanto por via transvaginal e por incisão no flanco quanto por uma incisão de Pfannenstiel (C).[20,21]

Com relação às complicações, o acesso transperitoneal apresentou duas vezes mais risco em comparação ao acesso retroperitoneal, tanto para complicações gerais quanto perioperatórias. Não houve diferença entre os acessos em relação às complicações pós-operatórias, taxa de conversão para cirurgia aberta ou necessidade de transfusão de sangue. Tampouco houve diferença nas taxas de recorrência global, local ou à distância quando comparados ambos os acessos.[15-17]

Nefrectomia radical laparoscópica retroperitoneal

A abordagem retroperitoneal evita a necessidade de mobilizar o cólon e órgãos vizinhos, ganhando-se no acesso ao rim, já que a artéria é encontrada de forma precoce durante o procedimento. Embora o tempo de internação hospitalar e o de recuperação das atividades habituais no pós-operatório sejam similares, o tempo operatório tem sido descrito cerca de 30% mais rápido em relação à transperitoneal (C).[18,19] O acesso retroperitoneal está indicado na presença de aderências abdominais ou cirurgias prévias.[13] A escolha dessa via como alternativa à via transperitoneal pode ser feita com intuito de reduzir tempo operatório pelo acesso mais rápido ao hilo renal (em especial, à artéria renal), visto que estudos prospectivos comparando as duas vias demonstraram resultados favoráveis à via retroperitoneal com relação à duração do procedimento.[15,16,22] Fan e cols. (2012)[22] publicaram uma metanálise com 12 estudos comparando os dois acessos em relação a dados peri e pós-operatórios, complicações e resultados oncológicos. No que se refere ao tempo operatório, a via retroperitoneal mostrou-se ligeiramente mais rápida (diferença de 13,40 min; 95% IC 0,12 – 26,27; $p = 0,05$). Apenas dois estudos reportaram tempo até controle vascular e a via retroperitoneal mais uma vez mostrou-se mais rápida tanto para controle arterial (68,65 min; 95% CI 40,80 – 96,50; $p < 0,001$) quanto para controle venoso (53,52 min; 95% IC 40,41 – 66,63; $p < 0,001$). Não houve diferença em relação à perda sanguínea, tempo de internação ou uso de analgésicos. Em paciente com história de diálise peritoneal ou de múltiplos procedimentos abdominais, a abordagem retroperitoneal é a de escolha.[22]

A peça pode ser removida por incisão no flanco ou por uma incisão de Pfannenstiel (C).[20,21] A principal desvantagem dessa abordagem é o restrito espaço de trabalho, que dificulta o ensacamento e morcelamento da peça cirúrgica.

Nefrectomia radical laparoscópica *hand assisted*

Alguns autores defendem o uso de dispositivos próprios para passagem das mãos, porque eles podem funcionar como uma ponte entre a cirurgia aberta e a puramente laparoscópica; como tática cirúrgica, na maioria dos casos, a cirurgia assistida pelas mãos tem abreviado o tempo da cirurgia em relação à abordagem laparoscópica tradicional e, eventualmente, ao da abordagem retroperitoneal (C).[18,23-26] As maiores desvantagens dessa abordagem são a dificuldade de instalação dos dispositivos em pacientes pequenos, fadiga da mão, maiores cicatrizes e aumento da taxa de complicações relacionadas à parede abdominal (C).[26,27] Apesar disso, quando comparada à abordagem-padrão, o uso de grandes incisões no portal das mãos não necessariamente é traduzido em aumento no tempo de recuperação pós-operatório (C).[18,25,29,30]

As três abordagens não apresentam diferenças significantes na perda sanguínea estimada, taxa de complicação, uso total de analgésicos, tempo de permanência hospitalar ou tempo de recuperação (B).[3-6,8,9,30]

Extração do espécime

O morcelamento do espécime para extração da cavidade continua a ser praticada em alguns centros. No entanto, consideramos preferível a extração intacta da peça em um saco impermeável, pois essa técnica permite o adequado estadiamento patológico do tumor, o que alteraria o padrão de seguimento e a futura terapia adjuvante (C).[31] A extração intacta parece não aumentar a morbidade da incisão, com relação a analgesia pós-operatória, convalescença ou complicações, porém, utilizando-se da morcelação, eleva-se o tempo operatório em até 45 minutos, cujos benefícios são apenas cosméticos (C).[32]

NOTES e LESS

A cirurgia utilizando orifícios naturais (*natural orifice transluminal endoscopic surgery* – NOTES) e aquela utilizando portal único (*laparoendoscopic single-site surgery* – LESS) foram desenvolvidas para reduzir a morbidade e as cicatrizes associadas com a cirurgia laparoscópica, e se fundamentam na redução do número de acessos através da parede abdominal.

NOTES continua a ser uma abordagem em investigação no campo da urologia, necessitando refinamento das indicações e desenvolvimento futuro de novas tecnologias em instrumentação. No entanto, LESS mostrou ser uma técnica aplicável na nefrectomia radical, sendo segura e viável nas mãos de cirurgiões experientes em laparoscopia e em pacientes bem selecionados. Estudos prospectivos randomizados são aguardados para definir os benefícios dessa técnica e elucidar a relação custo-benefício.

Estudo de custos

Implicações financeiras são fatores importantes na disseminação da cirurgia videolaparoscópica junto à comunidade urológica. Vencida a curva de aprendizado, a nefrectomia radical laparoscópica mostrou ser 12% menos dispendiosa do que a aberta convencional. Devido aos custos intraoperatórios, principalmente relativos ao material laparoscópico descartável e um discreto aumento no tempo operatório, o custo da cirurgia laparoscópica, em geral, é maior que a cirurgia convencional aberta. No pós-operatório, uma redução de cuidados de enfermagem e redução do tempo de internação hospitalar resultam na compensação desses custos.[33,34] Quando fatores não relacionados a internação são considerados, por exemplo, retorno precoce ao trabalho e aumento da produtividade, a abordagem laparoscópica torna-se ainda mais vantajosa e atrativa.

Recomendação: Não há diferença significativa entre os diferentes acessos utilizados para a nefrectomia radical laparoscópica. A escolha dependerá de características específicas de cada caso e da preferência do cirurgião.

Recomendações: A via retroperitoneal possibilita controle precoce do hilo renal mais rápido e pode ser considerada tão segura quanto a via transperitoneal, com resultados oncológicos semelhantes. As taxas de complicações perioperatórias mostraram-se maiores na via transperitoneal, fato que pode ser minimizado pela maior familiarização desse acesso pelos urologistas.

Existem limitações para aplicabilidade da técnica laparoscópica?

Existem alguns casos em que a utilização da cirurgia laparoscópica pode ser bastante dificultada, neles a cirurgia aberta é mais utilizada. A nefrectomia radical laparoscópica também pode ser realizada em casos selecionados de pacientes com envolvimento da veia renal (T3b) e, raramente, para casos ainda mais complexos, onde há extensão para a veia cava inferior. A abordagem pode ser feita por via laparoscópica pura, assistida com a mão ou laparoscópica híbrida com sucesso (C).[35,36] Casos com extensa invasão local de órgãos adjacentes ou de linfonodos também conferem um alto grau de dificuldade, sendo a laparoscopia uma opção de acordo com o grau de habilidade do cirurgião.

Outra área que tem ganhado destaque é a da nefrectomia radical citorredutora. Pacientes submetidos à cirurgia laparoscópica citorredutora para carcinoma de células renais podem iniciar tratamento adjuvante mais precocemente que os procedimentos tradicionais abertos (C).[37,38]

Cirurgias abdominais prévias podem ocasionar maior dificuldade para o acesso laparoscópico transperitoneal devido à presença de aderências. No entanto, essa condição não contraindica formalmente o procedimento e tal fato pode ser contornado pela colocação dos portais em sítios diferentes aos habituais, de forma que se evite regiões de possíveis aderências. Outra solução é a realização da primeira punção através de minilaparotomia (técnica aberta de Hasson), colocar um ou dois portais em locais visualizados sem aderências e desfazer estas antes de colocar os portais nos lugares adequados ou realizar a abordagem retroperitoneal.

Outros fatores relacionados ao paciente, como idade avançada, obesidade e comorbidades não se mostraram impeditivos, visto que estudos mostraram resultados peri e pós-operatórios favoráveis à laparoscopia.[39]

Doença pulmonar obstrutiva grave, na qual níveis elevados de CO^2 ocasionados pela absorção do pneumoperitônio podem acarretar complicações durante o ato anestésico, deve ser considerada na indicação da laparoscopia, mas é facultativa na contraindicação relativa ao procedimento.[39]

Recomendação: Invasão vascular ou locorregional são fatores limitantes que tornam a cirurgia laparoscópica de alta complexidade. Nesses casos a experiência do cirurgião é importante para decidir se a cirurgia deve ser realizada pela técnica aberta ou laparoscópica.

Existe benefício do acesso laparoscópico em relação aos parâmetros perioperatórios?

Geralmente, os resultados são melhores para o grupo da nefrectomia radical laparoscópica em relação à nefrectomia radical aberta convencional. O uso da laparoscopia permite alcançar menores taxas de perdas sanguíneas, menor tempo de internação hospitalar e menor necessidade de uso de analgésicos (C).[40]

Tempo operatório

O tempo operatório médio em várias séries é de 180 minutos. Lesões menores e experiência da equipe cirúrgica permitem diminuir o tempo cirúrgico. Nos primeiros casos da curva de aprendizado ou em tumores de maior volume, um maior tempo para realização do procedimento pode ser necessário. Nas maiores séries relatadas, o tempo operatório tem variado de 170 a 270 minutos na nefrectomia radical laparoscópica transperitoneal, de 170 a 240 minutos na assistida com as mãos e de 155 a 260 minutos na retroperitoneal. O tempo médio da cirurgia quando realizada por via aberta varia de 130 a 200 minutos (B).[4,6,7,30,40-42]

Sangramento e transfusão

Na cirurgia laparoscópica o sangramento é minimizado pelo pneumoperitônio, que exerce compressão sobre vasos de menor calibre, minimizando o sangramento. Ainda, a exposição do campo e a magnificação da imagem permitem um melhor controle da hemostasia. O sangramento estimado varia de 125 a 290 ml na nefrectomia radical laparoscópica transperitoneal, de 190 a 240 ml na assistida com as mãos e 150 a 230 ml na retroperitoneal. Na cirurgia por via aberta, o sangramento varia entre 310 e 480 ml (B).[4,6,7,30,40-42]

Complicações

As complicações associadas à nefrectomia radical laparoscópica podem ser divididas em três categorias: relacionadas ao acesso, intraoperatórias e pós-operatórias. Como qualquer técnica operatória, a nefrectomia radical laparoscópica está relacionada a uma significante curva de aprendizado e estima-se que um número mínimo de 50 casos sejam necessários para redução significativa das complicações.[2] Em revisão multi-institucional envolvendo 185 pacientes, 71% das complicações ocorreram durante os 20 primeiros casos de cada instituição (C).[43] A taxa de complicações maiores tem variado de 3,3 a 15% (C).[19,30,44,45] Outras séries de casos relatam taxas de complicações que variam de 4 a 14%, sendo a maioria de menor complexidade (Clavien I-II).[14]

Conversão

As principais causas de conversão são: sangramento, falha mecânica do material laparoscópico (pinças, grampeadores vasculares, clipadores), lesões de órgãos adjacentes e dificuldade técnica. A taxa de conversão para procedimento aberto varia de 1,5 a 3,6%, sendo maior nos casos iniciais, antes de ultrapassar a curva de aprendizado (C).[3,9,30,36] Jeon e cols. (2011) relataram taxa de conversão de 4,5% em série de 88 casos de NRL para tumores estádio cT2, a maioria relacionada a lesões vasculares. Apenas um caso foi devido a falha de equipamento.[41] Para tumores > 10 cm, Pierorazio e cols. demonstraram taxa de conversão de 13,8%. [46]

Uso de analgésicos

A necessidade de uso de opioides (morfina) variou de 20 a 30 mg na Nefrectomia radical laparoscópica transperitoneal, de 30 a 40 mg na assistida com as mãos e 20 a 25 mg na retroperitoneal, quantidades muito inferiores às utilizadas na cirurgia aberta convencional (B).[3,9,30,41]

Íleo funcional

A cirurgia laparoscópica retroperitoneal apresenta menor índice de íleo paralítico pós-operatório em comparação com a transperitoneal e ambas menor do que a aberta (B).[3,9,30,41]

Tempo de permanência hospitalar

O tempo de internação hospitalar variou de 1,3 a 2,4 dias para nefrectomia radical laparoscópica transperitoneal, de 2,6 a 4,4 dias na assistida com as mãos e de 1,6 a 3,6 dias na retroperitoneal. Na cirurgia convencional aberta, o tempo variou de 3,6 a 8,8 dias (B).[3,4-9,11,18,20,30,41]

Tempo para retorno às atividades habituais

O tempo de recuperação pós-operatório varia de 23 a 25 dias para a laparoscopia (sendo que entre 75 e 77% recuperam-se em tempo inferior a 15 dias), enquanto varia de 50 a 60 dias para a via aberta convencional (B).[3,4,6,8,9,11,18,20,30,41]

Recomendação: O acesso laparoscópico apresenta resultados superiores em todos os parâmetros perioperatórios comparados com o acesso aberto.

O acesso laparoscópico apresenta eficácia oncológica?

Os resultados oncológicos da nefrectomia radical laparoscópica são comparáveis àqueles da nefrectomia radical aberta convencional (Tabela 1),[4,9,35-38,47] desde que os princípios oncológicos sejam respeitados (B).[3,4,6-9,11]

Tabela 1 – Resultados oncológicos de seguimen to NRL, NRA e NRL HA.

Séries	Abordagem	Nº de pacientes	Tamanho médio tumoral (cm)	*Follow-up* (meses)	SLD 5 anos (%)	SCE 5 anos (%)	SG 5 anos (%)
Portis AJ., et al.[5]	NRL	64	4,3	54	92	98	81
	NRA	69	6,2	69	91	92	89
Saika A., et al.[6]	NRL	195	3,7	40	91	–	94
	NRA	68	4,4	65	87	–	94
Permpongkosol S., et al.[2]	NRL	67	5,1	73	94	97	85
	NRA	54	5,4	80	87	89	72
Colombo Jr., et al.[3]	NRL	45	5,8	60	–	90	81
	NRA	43	6,2	72	–	92	79
Hemal AK., et al.[4]	NRL	41	9,9	51,2	92,6	95	88
	NRA	71	10,1	57,2	90,1	94	88
Kawauchi A., et al.[7]	NRL HA	123	4,35	41	92	92	–
	NRA	70	4,38	74,5	91	94	–
Chung SD., et al.[8]	NRL HA	54		47	91	94	93
	NRA	70		70	89	94	94

NRL: nefrectomia radical laparoscópica; NRA: nefrectomia radical aberta; NRL HA: nefrectomia radical laparoscópica assistida com as mãos; SLD: sobrevida livre de doença; SCE: sobrevida câncer específica; SG: sobrevida global

Recomendação: O acesso laparoscópico apresenta eficácia oncológica semelhante ao acesso aberto.

Existe alguma vantagem da cirurgia laparoscópica auxiliada por robô?

A nefrectomia assistida por robô não se mostrou até o momento vantagem sobre a nefrectomia laparoscópica convencional. Tumores renais com envolvimento venoso podem representar um campo onde existam benefícios para o uso do robô, dada a complexidade da abordagem do trombo vascular (na veia renal ou cava inferior) e a facilidade que a tecnologia robótica permite na realização de movimentos finos. Esses procedimentos foram descritos com sucesso (C).[48-51] Apenas 1 estudo prospectivo randomizado com número reduzido de pacientes (n = 30) e seguimento de poucos meses comparou nefrectomia radical laparoscópica e robô-assistida. Ambos tiveram resultados comparáveis em relação às morbidades peri e pós-operatórias com efeitos oncológicos semelhantes, exceto pelo maior tempo cirúrgico e maior custo relacionados à cirurgia robô-assistida.[52]

Recomendação: O acesso laparoscópico robô-assistido é uma opção terapêutica que se demonstrou equivalente à laparoscopia convencional quanto a morbidades associadas e eficácia oncológica. No entanto, o seu alto custo pode ser fator determinante para a escolha do procedimento.

Referências bibliográficas

1. Borin JF. Laparoscopic radical nephrectomy: long-term outcomes. Curr Opin Urol. Mar 2008;18(2):139-44.
2. Van Poppel H, Becker F, Cadeddu JF, Gill IS, Janetschek G, Jewett MAS, Laguna MP, Marberger M, Montorsi F, Polascik TJ, Ukimura O, Zhu G. Treatment of Localised Renal Cell Carcinoma. European Urol,October 2011;60(4):662-72.
3. Permpongkosol S, Chan DY, Link RE, Jarrett TW, Kavoussi LR. Laparoscopic radical nephrectomy: long-term outcomes. J Endourol. Jul-Aug 2005;19(6):628-33.
4. Colombo JR, Jr., Haber GP, Aron M, et al. Oncological outcomes of laparoscopic radical nephrectomy for renal cancer. Clinics (Sao Paulo). Jun 2007;62(3):251-6.
5. Hemal AK, Kumar A, Kumar R, Wadhwa P, Seth A, Gupta NP. Laparoscopic versus open radical nephrectomy for large renal tumors: a long-term prospective comparison. J Urol. Mar 2007;177(3):862-6.

6. Portis AJ, Yan Y, Landman J, et al. Long-term followup after laparoscopic radical nephrectomy. J Urol. Mar 2002;167(3):1257-62.
7. Saika T, Ono Y, Hattori R, et al. Long-term outcome of laparoscopic radical nephrectomy for pathologic T1 renal cell carcinoma. Urology. Dec 2003;62(6):1018-23.
8. Kawauchi A, Fujito A, Ukimura O, Yoneda K, Mizutani Y, Miki T. Hand assisted retroperitoneoscopic nephroureterectomy: comparison with the open procedure. J Urol. Mar 2003;169(3):890-4; discussion 894.
9. Chung SD, Huang KH, Lai MK, et al. Long-term follow-up of hand-assisted laparoscopic radical nephrectomy for organ-confined renal cell carcinoma. Urology. Apr 2007;69(4):652-5.
10. Raghuram S, Godbole HC, Dasgupta P. Laparoscopic nephrectomy: the new gold standard? Int J Clin Pract. Feb 2005;59(2):128-9.
11. Hemal AK, Kumar A, Gupta NP, Kumar R. Oncologic outcome of 132 cases of laparoscopic radical nephrectomy with intact specimen removal for T1-2N0M0 renal cell carcinoma. World J Urol. Dec 2007;25(6):619-26.
12. Steinberg AP, Finelli A, Desai MM, et al. Laparoscopic radical nephrectomy for large (greater than 7 cm, T2) renal tumors. J Urol. Dec 2004;172(6 Pt 1):2172-6.
13. Al-Aown A, Kallidonis P, Kontogiannis S, Kyriayis I, Panagopoulus V, Stolzemburg JU, Liatsikos E. Laparoscopic radical and partial nephrectomy: The clinical efficacy and acceptance of the techniques. Urology Annals. Apr-Jun 2014;6(2):101-6.
14. Gill IS, Meraney AM, Schweizer DK, et al. Laparoscopic radical nephrectomy in 100 patients: a single center experience from the United States. Cancer, 2001;92:1843.
15. Ha US, Hwang TK, Kim YJ, et al. Comparison of oncological outcomes of transperitoneal and retroperitoneal laparoscopic radical nephrectomy for the management of clear-cell renal cell carcinoma: a multi-institutional study. BJU Int. May 2011;107(9):1467-72.
16. Desai MM, Strzempkowski B, Matin SF, et al. Prospective randomized comparison of transperitoneal versus retroperitoneal laparoscopic radical nephrectomy. J Urol. Jan 2005;173(1):38-41.
17. Taue R, Izaki H, Koizumi T, et al. Transperitoneal versus retroperitoneal laparoscopic radical nephrectomy: a comparative study. Int J Urol. Mar 2009;16(3):263-7.
18. Kercher KW, Joels CS, Matthews BD, Lincourt AE, Smith TI, Heniford BT. Hand-assisted surgery improves outcomes for laparoscopic nephrectomy. Am Surg. Dec 2003;69(12):1061-6.
19. Lee SE, Ku JH, Kwak C, Kim HH, Paick SH. Hand assisted laparoscopic radical nephrectomy: comparison with open radical nephrectomy. J Urol. Sep 2003;170(3):756-9.
20. Gill IS, Cherullo EE, Meraney AM, Borsuk F, Murphy DP, Falcone T. Vaginal extraction of the intact specimen following laparoscopic radical nephrectomy. J Urol. Jan 2002;167(1):238-41.

21. Matin SF, Gill IS. Modified Pfannenstiel incision for intact specimen extraction after retroperitoneoscopic renal surgery. Urology. Apr 2003;61(4):830-2.
22. Fan X, Xu K, Lin T, Liu H, Yin Z, Dong W, Huang H, Huang J. Comparison of Transperitoneal and retroperitoneal Laparoscopic Nephrectomy for Renal Cell Carcinoma: A Systematic Review and meta-analysis. BJU Int. 2012;111:611-21.
23. Baldwin DD, Dunbar JA, Parekh DJ, et al. Single-center comparison of purely laparoscopic, hand-assisted laparoscopic, and open radical nephrectomy in patients at high anesthetic risk. J Endourol. Apr 2003;17(3):161-7.
24. Batler RA, Campbell SC, Funk JT, Gonzalez CM, Nadler RB. Hand-assisted vs. retroperitoneal laparoscopic nephrectomy. J Endourol. Nov 2001;15(9):899-902.
25. Nelson CP, Wolf JS, Jr. Comparison of hand assisted versus standard laparoscopic radical nephrectomy for suspected renal cell carcinoma. J Urol. May 2002;167(5):1989-94.
26. Okeke AA, Timoney AG, Keeley FX. Hand-assisted laparoscopic nephrectomy: complications related to the hand-port site. BJU Int. Sep 2002;90(4):364-7.
27. Gill IS. Hand-assisted laparoscopy: con. Urology. Sep 2001;58(3):313-7.
28. Wolf JS, Jr. Hand-assisted laparoscopy: pro. Urology. Sep 2001;58(3):310-2.
29. Wolf JS, Jr., Moon TD, Nakada SY. Hand assisted laparoscopic nephrectomy: comparison to standard laparoscopic nephrectomy. J Urol. Jul 1998;160(1):22.
30. Dunn MD, Portis AJ, Shalhav AL, et al. Laparoscopic versus open radical nephrectomy: a 9-year experience. J Urol. Oct 2000;164(4):1153-9.
31. Novick AC. Laparoscopic radical nephrectomy: specimen extraction. BJU Int. Mar 2005;95 Suppl 2:32-3.
32. Ono Y, Kinukawa T, Hattori R, et al. Laparoscopic radical nephrectomy for renal cell carcinoma: a five-year experience. Urology. Feb 1999;53(2):280-6.
33. Meraney AM, Gill IS. Financial analysis of open versus laparoscopic radical nephrectomy and nephroureterectomy. J Urol. Apr 2002;167(4):1757-62.
34. Park S, Pearle MS, Cadeddu JA, Lotan Y. Laparoscopic and open partial nephrectomy: cost comparison with analysis of individual parameters. J Endourol. Dec 2007;21(12):1449-54.
35. Hsu TH, Jeffrey RB, Jr., Chon C, Presti JC, Jr. Laparoscopic radical nephrectomy incorporating intraoperative ultrasonography for renal cell carcinoma with renal vein tumor thrombus. Urology. Jun 2003;61(6):1246-8.
36. Desai MM, Gill IS, Ramani AP, Matin SF, Kaouk JH, Campero JM. Laparoscopic radical nephrectomy for cancer with level I renal vein involvement. J Urol. Feb 2003;169(2):487-91.
37. Walther MM, Lyne JC, Libutti SK, Linehan WM. Laparoscopic cytoreductive nephrectomy as preparation for administration of systemic interleukin-2 in the treatment of metastatic renal cell carcinoma: a pilot study. 1999:496-501. Located at: Urology.
38. Mosharafa A, Koch M, Shalhav A, et al. Nephrectomy for metastatic renal cell carcinoma: Indiana University experience. Urology. Oct 2003;62(4):636-40.

39. Bordes AR, Bayarri JS, Rodríguez O, Peña JA, Gaya JM, Moreno RP, Fernández SE, Domínguez A, Redorta JP, Mavrich HV. Límites de la cirurgía laparoscópica en el tratamiento del tumor renal. Actas Urol Esp 2009;33(5):550-61.
40. Chatterjee S, Nam R, Fleshner N, Klotz L. Permanent flank bulge is a consequence of flank incision for radical nephrectomy in one half of patients. 2004:36-9. Located at: Urol Oncol. 2004.
41. Jeon SH, Kwon TG, Rha KH, et al. Comparison of laparoscopic versus open radical nephrectomy for large renal tumors: a retrospective analysis of multi- center results. BJU Int. Mar 2011;107(5):817-21.
42. Makhoul B, De La Taille A, Vordos D, et al. Laparoscopic radical nephrectomy for T1 renal cancer: the gold standard? A comparison of laparoscopic vs open nephrectomy. BJU Int. Jan 2004;93(1):67-70.
43. Gill IS, Kavoussi LR, Clayman RV, et al. Complications of laparoscopic nephrectomy in 185 patients: a multi-institutional review. J Urol. Aug 1995;154(2 Pt 1):479-83.
44. Shuford MD, McDougall EM, Chang SS, LaFleur BJ, Smith JA, Jr., Cookson MS. Complications of contemporary radical nephrectomy: comparison of open vs. laparoscopic approach. Urol Oncol. Mar-Apr 2004;22(2):121-6.
45. Siqueira TM, Jr., Kuo RL, Gardner TA, et al. Major complications in 213 laparoscopic nephrectomy cases: the Indianapolis experience. J Urol. Oct 2002;168(4 Pt 1):1361-5.
46. Pierorazio PM, Hyams ES, Lin BM, et al. Laparo- scopic radical nephrectomy for large renal masses: critical assessment of perioperative and oncologic outcomes of stage T2a and T2b tumors. Urology, 79:570.
47. Nabi G, Cleves A, Shelley M. Surgical management of localised renal cell carcinoma. Cochrane Database Syst Rev. 2010(3):CD006579.
48. Su LM. Expansion of robotics in urology: the pioneer and the ostrich. Curr Opin Urol. Jan 2010;20(1):55.
49. Rogers C, Laungani R, Krane LS, Bhandari A, Bhandari M, Menon M. Robotic nephrectomy for the treatment of benign and malignant disease. BJU Int. Dec 2008;102(11):1660-5.
50. Abaza R. Robotic surgery and minimally invasive management of renal tumors with vena caval extension. Curr Opin Urol. Mar 2011;21(2):104-9.
51. Autorino R, Cadeddu JA, Desai MM, et al. Laparoendoscopic single-site and natural orifice transluminal endoscopic surgery in urology: a critical analysis of the literature. Eur Urol. Jan 2011;59(1):26-45.
52. Hemal AK, Kumar A. A prospective comparison of lapa- roscopic and robotic radical nephrectomy for T1-2N0M0 renal cell carcinoma. World J Urol, 27:89.

6
Nefrectomia parcial laparoscópica

Mauricio Rubinstein
José Roberto Colombo Jr.

Introdução

Com o aumento da detecção incidental de lesões renais pequenas (≤ 4 cm), observou-se a expansão de procedimentos das técnicas preservadoras de néfrons em pacientes com tumor renal; nesse sentido, a nefrectomia parcial aberta (NPA) e a nefrectomia radical (NR) tradicional oferecem resultados oncológicos semelhantes a médio e longo prazos.[1-6] O crescimento da utilização do acesso laparoscópico em cirurgias urológicas gerou maior experiência no controle vascular renal, ressecção do tumor e nas suturas hemostáticas e de via excretora. Como resultado, a nefrectomia parcial laparoscópica (NPL) surgiu como uma alternativa atraente para a realização da nefrectomia parcial em pacientes selecionados. O procedimento minimamente invasivo duplica os princípios do acesso aberto.[6, 7]

As indicações atuais de NPL, inicialmente limitadas aos tumores renais pequenos, únicos, periféricos, superficiais e exofíticos, agora têm sido criteriosamente expandidas, incluindo pacientes com tumores que atinjam o sistema coletor ou seio renal, tumores completamente intrarrenais e próximos ao hilo renal.[6, 7] A grande limitação do procedimento ainda é manter o tempo de isquemia quente < 25 minutos, assim como minimizar os índices de complicação.[8, 9, 10, 11]

Este texto é baseado em levantamento da literatura realizado no Pubmed (<www.ncbi.nlm.nih.gov/pubmed>), utilizando-se os termos *partial, nephectomy* e *laparoscopic* de forma isolada e combinada. Nenhum estudo randomizado ou controlado foi publicado comparando os acessos disponíveis para a realização do procedimento: aberto, laparoscópico puro e robô-assistido. Portanto, as conclusões aqui presentes são baseadas em séries comparativas não randomizadas, com um número limitado de casos, quase que na sua totalidade realizados com dados retrospectivos e uni-institucionais, gerando um nível de evidência limitado (3a, 3b), com grau de recomendação C.

Aspectos técnicos

A NPL é um procedimento avançado, e a equipe cirúrgica deve estar familiarizada com todos os equipamentos e tempos operatórios. Utiliza-se um conjunto laparoscópico básico, clipes Hem-o-lok® (10 mm) e respectivo aplicador permanente (Weck Closure System, NC, USA), Satinsky ou bulldogs laparoscópicos para realizar o clampeamento do hilo renal. Um sistema de aspiração que permita sucção e irrigação adequadas é fundamental.

Os pacientes são orientados a interromper o uso de qualquer medicação anticoagulante, em tempo apropriado para a realização da cirurgia em condições normais de coagulação. Produtos à base de aspirina devem ser suspensos dez dias antes do procedimento e a Varfarina de 5 a 7 dias. O preparo compreende dieta líquida sem resíduos no dia anterior à cirurgia, com jejum de oito horas previamente ao procedimento. O paciente recebe antibiótico e profilaxia no momento da indução anestésica.

Após a anestesia geral, uma sonda orogástrica é utilizada para o esvaziamento do estômago. A escolha pelo acesso transperitoneal justifica-se por um maior campo de trabalho, possibilitando melhores ângulos de sutura e facilitando a reconstrução renal. Para a NPL transperitoneal, o paciente é posicionado em decúbito lateral (45-60 graus). Para evitar lesões neuromusculares, cabeça, pescoço, braços, axilas, quadris, pernas e tornozelos são colocados em posição neutra e protegidos com material acolchoado. Compressores pneumáticos são colocados nos membros inferiores. O paciente é fixado à mesa de operação ao nível do tórax e da crista ilíaca, tomando-se o cuidado de não restringir a expansão torácica.

A hidratação adequada que permita diurese efetiva é essencial. O aporte de volume administrado varia de acordo com as condições cardiopulmonares e a função renal do paciente. Utiliza-se manitol (12,5 g) e furosemida (20 mg) 30 a 45 minutos antes do clampeamento do hilo renal, sendo repetida a mesma dose 2 a 3 minutos antes da liberação do fluxo sanguíneo, de forma que se estimule a diurese, minimizando as sequelas da revascularização renal, tais como edema tubular e liberação de radicais livres. Para obtenção do pneumoperitônio, é colocada a agulha de Veress no quadrante abdominal inferior ipsilateral ao rim de interesse, ao longo da linha hemiclavicular. Cria-se o espaço de trabalho após atingir pressão ao redor de 15 mmHg. Um trocarte de 10 mm é o primeiro a ser posicionado, lateralmente ao músculo reto abdominal, ao nível da linha que passa pela ponta da décima segunda costela. São colocadas mais 3 ou 4 portas: 1 – trocarte a 2 cm da borda do rebordo costal, na lateral do músculo reto abdominal (no lado direito: trocarte de 10-12 mm permite a passagem de agulhas para um cirurgião destro; no lado esquerdo: tipicamente emprega-se um trocarte de 5 mm); 2 – trocarte posicionado 5-10 cm na parte inferior ao trocarte inicial (para cirurgiões com mão dominante direita, durante NPL esquerdas esse trocarte é de 12 mm); 3 – trocarte de 5 mm na projeção da linha axilar média 5 cm acima da crista ilíaca, usado para realizar contratração durante dissecção do hilo renal e segurar os fios de sutura do parênquima durante a renorrafia. A configuração-padrão pode variar de acordo com a anatomia individual do paciente e a localização do tumor.

Durante a NPL direita, o fígado é tracionado ântero-superiormente, expondo o polo superior do rim. Na NPL à esquerda, o baço, flexura esplênica do cólon e pâncreas são rebatidos medialmente. Em ambos os lados, o cólon é mobilizado para expor o hilo renal. À direita, a mobilização do duodeno é também necessária.

O ureter e a veia gonadal são dissecados em bloco, separados do músculo psoas e levados para posição anterolateral, em relação ao hilo renal. Estendendo-se cranialmente essa dissecção, pode-se localizar a veia renal e visualizar toda sua superfície anterior. Não se utiliza de rotina o isolamento da artéria e veia renal se o Satinsky for empregado, mas esse passo é fundamental em caso de clampeamento hilar com bulldogs. Durante a curva de aprendizado do procedimento, o isolamento completo dos vasos é recomendável para facilitar seu clampeamento individual em caso de conversão para o acesso aberto.

O hilo em bloco, nas suas projeções anterior, posterior, superior e inferior, além de alguma quantidade de gordura peri-hilar ainda intacta, é preparado para clampeamento. Uma quantidade excessiva de tecido gorduroso pode ser cuidadosamente retirada para evitar oclusão incompleta pelo Satinsky. A pinça vascular semirreta é inserida sem a utilização de trocarte adicional paralelamente à veia cava abdominal ou aorta, para um clampeamento adequado, seguro e eficaz. Quaisquer artérias ou veias secundárias devem ser identificadas nessa fase e, se necessário, cuidadosamente clampeadas de maneira individual com bulldog.

Abrindo-se a fáscia de Gerota mobiliza-se o rim, expondo-o suficientemente para que se visualize o tumor e parte do parênquima íntegro ao redor. A remoção da gordura da maior parte da superfície renal proporciona algumas vantagens: a) aumenta a mobilidade renal, o que facilita o seu manuseio; b) permite maior identificação de tumores secundários satélites; c) permite o uso de ultrassonografia intraoperatória; e d) aumenta as possibilidades para a ressecção do tumor e realização da renorrafia.

Com o uso do probe de ultrassom estéril e flexível, posicionado em contato direto com a superfície renal, pode-se obter informações acerca do tamanho do tumor, extensão e profundidade de invasão no parênquima, distância até o sistema pielocalicial, além de possibilitar a identificação de vasos intrarrenais maiores e de qualquer tumor satélite eventualmente não visualizado na TC pré-operatória. Após a visualização precisa dos limites tumorais, utiliza-se a ponta do gancho ou tesoura, para a marcação na cápsula renal correspondente ao local de excisão.

O clampeamento do pedículo renal proporciona o adequado campo cirúrgico para trabalho, que é necessário para se alcançar a ressecção tumoral e o reparo do parênquima e do sistema coletor, tecnicamente precisos. A extremidade do aspirador permite uma cuidadosa apresentação da porção posterior do hilo, evitando-se lesão acidental dos vasos lombares. Embora exista pouca evidência na literatura, o clampeamento arterial único pode ser utilizado para tentar minimizar os efeitos da isquemia renal completa; além disso, durante a ressecção tumoral, o fato de o sistema venoso estar desclampeado proporciona uma menor turgidez renal, facilitando a clara visualização do leito renal. Para tumores completamente exofíticos, a realização do procedimento sem clampeamento é também factível, mas faz-se necessária grande experiência prévia com o procedimento.

O tumor é ressecado a frio, utilizando-se a tesoura. A gordura perirrenal preservada neste momento é apreendida, a fim de se realizar contratração, suspendendo e afastando o tumor do leito do rim. A aspiração, por parte do auxiliar, de forma ativa e intermitente, é fundamental para a aquisição de um campo operatório limpo e seguro para a realização da ressecção.

A sutura contínua do leito tumoral na nefrectomia parcial com o uso de Poliglactina 2-0 em CT-1 visa: reparo impermeável de qualquer abertura do sistema pielocalicial e sutura hemostática de todos os consideráveis vasos sanguíneos intrarrenais, utilizando-se a técnica sem nós, empregando-se clipes de Hem-o-lok® nas extremidades do fio para manter a compressão do parênquima renal. A renorrafia externa é realizada com fios de Poliglactina 0 em CT. Um clipe Hem-o-lok® é previamente colocado a 2 cm do final de cada fio, servindo como ponto de ancoragem e suporte para o início da sutura. O planejamento preciso do ângulo e da profundidade de cada passagem da agulha é necessário para evitar múltiplas passagens desta, levando-se assim a um maior número de lesões e pontos sangrantes. Após a passagem do ponto, outro clipe é aplicado sobre a extremidade livre do fio, tracionando-o levemente, de forma a pressionar e comprimir o parênquima renal. Não raro, esse tempo operatório requer a passagem de 3 a 5 pontos, dependendo do tamanho tumoral.

Após a abertura do Satinsky, ou retirada dos bulldogs, o cirurgião observa se houve hemostasia efetiva do leito renal, que é observada laparoscopicamente e reavaliada após desinsuflação temporária da cavidade peritoneal.

A simples extensão de uma das portas de trocartes permite a retirada da peça cirúrgica intacta, previamente alocada no interior de um saco coletor adequado. Coloca-se um dreno a vácuo próximo ao leito renal. O dispositivo de Carter-Thomason é usado para o fechamento musculoaponeurótico nas portas de 10-12 mm. O cirurgião deve inspecionar a peça e encaminhá-la ao patologista, para se confirmar as margens negativas, antes do final do procedimento.

Orienta-se repouso no leito por 24 horas, seguido de mobilização gradativa. Após drenagem inferior a 100 mL/dia, o dreno abdominal é retirado. Depois da alta, o paciente é orientado a evitar atividades físicas ao longo de quatro semanas para prevenir sangramentos na porção renal remanescente. Com a confirmação patológica de câncer renal, o paciente deve ser seguido com tomografia e radiografia de tórax de acordo com o mesmo protocolo para nefrectomia parcial convencional.

Os acessos trans e retroperitoneal apresentam resultados perioperatórios semelhantes, e seu uso depende da preferência do cirurgião, tamanho e posição do tumor. No acesso retroperitoneal encontramos um espaço de trabalho limitado e uso restrito a tumores posteriores de pequeno tamanho.

O acesso robô-assistido vem ganhando aplicabilidade na nefrectomia parcial devido a longa curva de aprendizado no acesso laparoscópico puro. Utiliza-se normalmente um acesso com quatro ou cinco trocartes, dependendo da preferência do cirurgião com a utilização do quarto braço robótico. Os passos cirúrgicos são semelhantes, e, em geral, o emprego da pinça de Satinsky é evitado por causa do risco de colisão extracorpórea com os braços do robô.

Resultados perioperatórios

Quase a totalidade dos estudos publicados comparativos apontam no grupo operados pelo acesso aberto de tumores maiores, de maior complexidade e em pacientes com maiores comorbidades.[6,12,13] Nesse contexto, os pacientes abordados com acesso laparoscópico apresentam em média menor tempo operatório (200 min), menor perda sanguínea e menor índice de transfusão (300 ml e 4,5%, respectivamente); com índice de conversão variando entre 2 e 5% dos casos.[6,12,13] A maior série comparativa publicada até o momento mostrou que os índices de complicação intraoperatória entre os acessos abertos e laparoscópico são semelhantes (1 versus 1,8%).[13] No entanto, a taxa de complicação pós-operatória, particularmente as complicações urológicas, foram maiores no grupo laparoscópico (9 versus 5,2%). Nesse estudo, o tempo de isquemia quente também foi significativamente maior no grupo laparoscópico (30,7 versus 20,1 min).[13] É importante salientar que esta publicação reflete a realidade do início da experiência com a nefrectomia parcial laparoscópica, compilando os casos das instituições envolvidas entre 1998 e 2005.

Em publicação mais recente, abordando o maior número de casos (800) operados por um único cirurgião, em que foram empregadas modificações técnicas para otimizar o tempo de isquemia quente, esse tempo atual foi de

14,4 minutos, ou seja, bastante inferior ao da série inicial mostrada acima.[14] Esse mesmo estudo demonstrou ainda a diminuição importante do índice de complicação global, intra e pós-operatória com o aumento da experiência do cirurgião (10,6, 2,6 e 8,5%, respectivamente). Não houve conversão para o acesso aberto nos casos mais atuais nessa investigação.[14]

Embora os dados disponíveis na literatura não apresentem uniformidade nos resultados,[15,16,17] a maior série multi-institucional disponível até o momento, comparando 129 pacientes operados com o acesso robô-assistido com 118 operados com o acesso laparoscópico puro, o uso do sistema robótico proporcionou benefício no tempo de isquemia quente (19,7 versus 28,4 min) e sangramento (155 versus 196 ml).[16]

Nos últimos anos muitos artigos surgiram sobre desclampeamento precoce do hilo renal. Peyronnet e cols. (2014) compararam retrospectivamente pacientes de oito centros acadêmicos franceses entre 2009 e 2013, estudando os resultados entre desclampear o pedículo precoce e usar a técnica standard. O desclampeamento precoce pode diminuir o tempo de isquemia e com isso abrandar a morbidade do procedimento mesmo em casos complexos, quando realizados por cirurgiões experientes.[17]

Recuperação pós-operatória

A literatura contemporânea é consensual quando analisamos a recuperação pós-operatória da nefrectomia parcial aberta e laparoscópica. O acesso minimamente invasivo proporciona menor utilização de analgésicos, menor tempo de internação hospitalar, e menor tempo para o retorno às atividades habituais.[6,12,13,14]

Aparentemente, não existia diferença nos parâmetros supracitados quando avaliamos a recuperação pós-operatória, tampouco quando comparamos o acesso laparoscópico puro e o acesso robô-assistido.[15,16,17]

Em 2015, Wu e cols. compararam os resultados perioperatórios e pós-operatórios recentes do acesso laparoscópico puro e do acesso robô-assistido. Avaliaram 237 pacientes (146 laparoscópicos e 91 robóticas), em que um resultado favorável seria definido, como tempo de isquemia quente < 20 minutos, margem cirúrgicas negativas, sem conversão cirúrgica, sem complicações Clavien ≥ 3 e sem piora de doença renal crônica. Como resultados, o acesso robótico foi superior ao laparoscópico para sangramento perioperatório, tempo de isquemia quente e complicações intraoperatórias, além da preservação precoce da função renal.[22]

Resultados oncológicos

Não existe diferença oncológica quando comparamos o acesso minimamente invasivo ao acesso aberto. Analisando a sobrevida global e câncer-específica nas séries mais atuais é possível concluir que os acessos são igualmente seguros no tratamento de tumores renais.[18,19,20,21]

Referências bibliográficas

1. Chow WH, Devesa SS, Warren JL, et al. Rising incidence of renal cell cancer in the United States. JAMA 1999;281:162.
2. Fergany AF, Hafez KS, Novick AC. Long-term results of nephron sparing surgeryfor localized renal cell carcinoma: 10-year follow-up. J Urol 2000;163:442.
3. Belldegrun A, Tsui KH, deKernion JB, et al. Efficacy of nephron-sparing surgery for renal cell carcinoma: analysis based on the new 1997 tumor-node-metastasis staging system. J Clin Oncol 1999;17:2868.
4. Leibovich BC, Blute ML, Cheville JC, et al. Nephron sparing surgery for appropriately selected renal cell carcinoma between 4 and 7 cm results in outcome similar to radical nephrectomy. J Urol 2004;171:1066.
5. Lee CT, Katz J, Shi W, et al. Surgical management of renal tumors 4 cm or less in a contemporary cohort. J Urol 2000;163:730.
6. Gill IS, Desai MM, Kaouk JH, et al. Laparoscopic partial nephrectomy for renal tumor: duplicating open surgical techniques. J Urol 2002;167:469.
7. Frank I, Colombo JR Jr, Rubinstein M, et al. Laparoscopic partial nephrectomy for centrally located renal tumors J Urol 2006;175:849.
8. Thompson RH, Frank I, Lohse CM, et al. The impact of ischemia time during open nephron sparing surgery on solitary kidneys: a multi-institutional study. J Urol 2007;177:471.
9. Thompson RH, Lane BR, Lohse CM, et al. Every minute counts when the renal hilum is clamped during partial nephrectomy. Eur Urol 2010;58:340.
10. Baumert H, Ballaro A, Shah N, et al. Reducing warm ischemia time during laparoscopic partial nephrectomy: a prospective comparison of 2 renal closure techniques. Eur Urol 2007;52:1164.

11. Nguyen MM, Gill IS. Halving ischemia time during laparoscopic partial nephrectomy. J Urol 2008;179:627.
12. Eisenberg MS, Brandina R, Gill IS. Current status of laparoscopic partial nephrectomy. Curr Opin Urol 2010;20:365.
13. Gill IS, Kavoussi LR, Lane BR, et al. Comparison of 1,800 laparoscopic and open partial nephrectomies for single renal tumors. J Urol 2007;178:41.
14. Gill IS, Kamoi K, Aron M, et al. 800 Laparoscopic Partial Nephrectomies: A Single Surgeon Series. J Urol 2010;183:34.
15. Benway BM, Bhayani SB, Rogers CG, et al. Robot-assisted partial nephrectomy: an international experience. Eur Urol 2010;57:815.
16. Benway BM, Bhayani SB, Rogers CG, et al. Robot assisted partial nephrectomy versus laparoscopic partial nephrectomy for renal tumors: a multi-institutional analysis of perioperative outcomes. J Urol 2009;182:866.
17. Peyronnet B, Baumert H, Mathieu R, Masson-Lecomte A, Grassano Y, Roumiguié M, Massoud W, Abd El Fattah V, Bruyère F, Droupy S, de la Taille A, Doumerc N, Bernhard JC, Vaessen C, Rouprêt M, Bensalah K. Early unclamping technique during robot-assisted laparoscopic partial nephrectomy can minimise warm ischaemia without increasing morbidity. BJU Int. 2014 Nov;114(5):741-7. doi: 10.1111/bju.12766. Epub 2014 Aug 13.
18. Haber GP, White WM, Crouzet S, et al. Robotic versus laparoscopic partial nephrectomy: single-surgeon matched cohort study of 150 patients. Urology 2010;76:754.
19. Permpongkosol S, Bagga HS, Romero FR, et al. Laparoscopic versus open partial nephrectomy for the treatment of pathological T1N0M0 renal cell carcinoma: a 5-year survival rate. J Urol 2006;176:1984.
20. Lane BR, Gill IS. 5-Year outcomes of laparoscopic partial nephrectomy. J Urol 2007;177:70.
21. Lane BR, Gill IS. 7-year oncological outcomes after laparoscopic and open partial nephrectomy. J Urol 2010;183:473.
22. Wu Z, Li M, Song S, Ye H, Yang Q, Liu B, Cai C, Yang B, Xiao L, Chen Q, Lü C, Gao X, Xu C, Gao X, Hou J, Wang L, Sun Y. Propensity-score matched analysis comparing robot-assisted with laparoscopic partial nephrectomy. BJU Int. 2015 Mar;115(3):437-45. doi: 10.1111/bju.12774. Epub 2014 Aug 13.

7
Crioablação e radiofrequência nos tumores renais

Lucas Nogueira

Introdução

Nos últimos anos, avanços importantes ocorreram em relação ao diagnóstico, epidemiologia, etiologia, patologia e tratamento dos tumores renais corticais (TRC). Evidências a respeito da importância da preservação renal associadas à segurança oncológica comparável à nefrectomia radical foram responsáveis, entre outros fatores, pela ampliação da utilização de terapias preservadoras de néfrons em pacientes com lesões em estádio clínico I (C).[1-3] Entretanto, alguns grupos específicos de pacientes portadores de TRC pequenos (< 4 cm), incluindo idosos ou portadores de comorbidades importantes, apresentam risco elevado, muitas vezes, proibitivo, de se submeterem à ressecção cirúrgica. Para estes, terapias menos agressivas, por exemplo, a ablação térmica, podem representar alternativa segura.

A ablação térmica de massas renais é realizada através da inserção de agulhas ou "probes" no interior da lesão, a fim de gerar temperaturas capazes de promover morte celular (C).[4] Dentre os métodos atualizados para esse fim, a crioablação (CA) e a radiofrequência (RF) são os mais estudados. A biópsia percutânea para determinação histológica da lesão é recomendada antes da realização de ambos os métodos (C).[5]

Mecanismo de ação

Crioablação

A CA é baseada na destruição e morte celular através da manutenção de temperatura constante de aproximadamente 40°C negativos. Mecanismos envolvidos na destruição celular incluem desidratação osmótica, desnaturação enzimática, disfunção e ruptura da membrana celular e alterações estruturais vasculares (C).[6]

Após a inserção dos probes, mecanismo utilizando gás (argônio é o mais utilizado atualmente) resulta na formação de uma esfera de gelo que, não raro, deve se estender de 0,5 a 1 cm dos limites da lesão (C).[7]

Radiofrequência

Nesta modalidade o calor é gerado pela fricção de moléculas de água, que reage a radiofrequências e ocasiona a destruição do tecido tumoral. A morte celular resultante ocorre a partir de 5 minutos de exposição a temperaturas acima de 50°C. Entretanto, temperaturas acima de 105°C são maléficas ao processo devido à excessiva vaporização e às alterações teciduais, que dificultam a condução. Portanto, temperaturas entre 50°C e 100°C devem ser mantidas constantes na área a ser tratada (C).[8]

Técnica operatória

Previamente à realização da ablação térmica, uma biópsia percutânea deve ser realizada para determinação histológica da lesão (C).[5,9]

Crioablação

A crioablação pode ser realizada mediante cirurgia aberta, laparoscopia ou por via percutânea (C).[10-12] Devido às vantagens oferecidas pelas técnicas minimamente invasivas em relação à morbidade, dor, estética e recuperação precoce, a via aberta raramente é utilizada hoje em dia. A maioria dos centros realiza a crioablação de massas renais através de acesso laparoscópico, guiado por ultrassonografia. A localização do tumor determina a escolha da via de acesso: tumores posteriores e laterais são abordados por acesso retroperitoneal, enquanto nas massas anteriores prefere-se o acesso transperitoneal.

A crioablação por via percutânea pode ser realizada em lesões posteriores menores que 3 cm. Apresenta a vantagem de poupar o paciente de um procedimento cirúrgico aberto ou laparoscópico. Já a tomografia computadorizada (TC) é utilizada para a localização do tumor, o que proporciona maior segurança na confirmação do posicionamento correto dos probes.

Independentemente da via de acesso, probes são inseridos na lesão renal guiados por métodos de imagem, gerando uma esfera de gelo que deve se estender cerca de 0,5 a 1 cm das margens da lesão. De acordo com o tamanho da lesão, mais de um probe pode ser inserido. Usualmente dois ciclos de congelamento e descongelamento são utilizados (C).[13,14]

Radiofrequência

Semelhante à crioablação, a RF pode ser realizada por via laparoscópica ou percutânea. No contexto dessa técnica, existe hoje maior experiência com a via percutânea. A escolha da via se baseia na localização do tumor, além de sua relação com estruturas vizinhas. Quando realizada por via laparoscópica, efeitos térmicos locais não permitem acompanhamento simultâneo da lesão através da ultrassonografia.

A radiofrequência por via percutânea está indicada em lesões posteriores menores que 3 cm (com distância maior que 1 cm do ureter), pelve renal, intestino delgado ou cólon.[15] Na presença de lesões próximas do cólon, a hidrodissecção, através de injeção de solução salina entre os órgãos, aumenta a segurança do procedimento (C).[16] Presença de fígado ou baço aumentados, que possam interferir na passagem segura do probe, representa contraindicações à via percutânea.

A ablação é realizada utilizando aparelhos com impedância de 200Ω. Mais de um probe pode ser inserido, dependendo do tamanho da lesão. Ablações sequenciais podem ser realizadas para garantir o tratamento completo da lesão.

Estudo de custos

Estudos sobre custos médicos ainda são escassos no Brasil. Há uma grande variação de preços entre as diferentes regiões e os financiadores de saúde (SUS, seguradoras, convênios). Para a realização dos procedimentos ablativos, a equipe necessita de um forte aparato tecnológico, o qual é disponível em poucos centros de excelência. Devemos levar em conta os custos do procedimento, materiais descartáveis (probes), a possibilidade de reintervenções, bem como as despesas relacionadas aos exames de seguimento.

Destacam-se na literatura dois estudos a respeito dos custos das técnicas ablativas no tratamento de tumores renais. Badwan et al. (2008) compararam o custo da CA em relação às vias laparoscópica e percutânea (U$ 29.617,00 versus U$ 6.861,00). Link et al. (2006) demonstraram custo entre 2,2 e 2,7 vezes menor para os procedimentos percutâneos, se comparado à laparoscopia ou à cirurgia convencional (GR C).[18]

Qual a melhor via de acesso para a realização da ablação térmica de tumores renais?

A ablação térmica de tumores renais por via laparoscópica proporciona um acesso mais fácil e seguro às lesões localizadas na porção anterior do rim. Permite também a identificação e dissecção de estruturas adjacentes ao tumor, como alças intestinais e ureter, protegendo-os de lesões térmicas indesejadas. Biópsias incisionais perioperatórias também podem ser realizadas durante o procedimento (C).[19] Devido à necessidade de posicionamento de mais de um probe, essa via é preferida em lesões maiores que 3 cm.

A via percutânea tem a vantagem de representar um procedimento ainda menos invasivo, estando associada a menor perda sanguínea, necessidade de analgesia e permanência hospitalar. Apresenta ainda a vantagem de maior definição das imagens pela tomografia computadorizada, o que permite uma localização das lesões e posicionamento mais precisos dos probes. Entretanto, estudos recentes têm demonstrado que as taxas de ablação incompletas são maiores quando o acesso percutâneo é realizado (13,9 versus 2,1%) (D).[5] Devemos considerar, contudo, que a maioria dos casos realizados por via percutânea são concretizados por meio de radiofrequência.

Recomendações: As vias laparoscópica e percutânea podem ser utilizadas dependendo da particularidade de cada caso. O acesso laparoscópico é preferencialmente utilizado em lesões anteriores (GR C).

Existe benefício da ablação térmica dos tumores renais em relação aos parâmetros perioperatórios?

A taxa de conversão (definida como necessidade de mudança do acesso ou tipo de tratamento) é mais alta na CA (3,5%) em comparação à RF (1,6%) (C).[5]

As taxas de complicações urológicas e não urológicas após CA e RF são de 4,9 versus 6,0% e 5,0 versus 4,5%, respectivamente (B).[29] Após crioablação pode ocorrer a fratura da bola de gelo, principalmente nos casos de lesões de maior volume. Em decorrência, pode ocorrer sangramento agudo, porém autolimitado na maioria das vezes (C).[5] As complicações mais comumente associadas à RF são dor, parestesia e pneumotórax no local de inserção do probe (nos casos de acesso percutâneo), sendo geralmente autolimitadas (C).[20,21] O sangramento representa uma complicação incomum após RF, ocorrendo em menos de 2% dos pacientes (C).[22] Outras complicações incluem obstrução ureteral por coágulos e lesões de estruturas adjacentes.

Em geral, a ablação térmica está associada a excelentes resultados em relação à recuperação pós-operatória. Independentemente da técnica (CA ou RF), a via percutânea está associada a menor tempo operatório, tempo de internação e retorno ao trabalho mais precoce em relação à via laparoscópica (Tabela 1) (C).[23,24]

Tabela 1 – Comparação de parâmetros perioperatórios e convalescência.[23]

	CA laparoscópica	CA percutânea	RF percutânea
Tempo operatório médio (min)	247	148	158
Sangramento estimado (ml)	64	1 hematoma	1 hematoma
Tempo de internação (dias)	2,5	1,1	2
Uso médio de opioides (mg morfina)	19	5	4
Retorno ao trabalho (dias)	17,5	6,2	4

Recomendações: O acesso percutâneo está associado a menor morbidade perioperatória em relação à via laparoscópica. Não há diferença perioperatória em relação à fonte de energia utilizada.

A ablação térmica dos tumores renais apresenta eficácia oncológica?

A ausência de padronização entres os diversos estudos sobre os resultados oncológicos dificulta uma análise acurada. É recomendada a realização de biópsia anterior ao tratamento, além de rigoroso acompanhamento radiológico com TC helicoidal contrastada ou RNM (6 semanas, 6, 12, 18 e 24 meses) e rebiópsia em casos selecionados. Cerca de 10% das biópsias realizadas no sexto mês após a ablação identificam tumores viáveis (C).[25,26]

A definição do sucesso terapêutico nas técnicas ablativas ainda é controversa. No entanto, redução do tamanho do tumor e, principalmente, ausência de captação TC de controle são os melhores indicadores (C).[27] Outro fator que dificulta conclusões definitivas é o curto período de seguimento dessas modalidades (C).[28]

Em uma metanálise, considerando os resultados da crioablação e radiofrequência, foram avaliados os resultados do tratamento de 1.735 lesões renais. Seiscentos pacientes foram tratados com CA (65% por laparoscopia) e 775 pela RF (94% via percutânea). A progressão do tumor local foi mais frequente após o tratamento com a RF (12,9 versus 5,2%). Biópsia pré-tratamento foi realizada com maior frequência no grupo submetido a CA (82,3 versus 62,2%), e a taxa de necessidade de repetição do tratamento foi maior no grupo da RF (8,5 versus 1,3%). Metástases foram relatadas em menor frequência no grupo da CA (1 versus 2,5%, p = 0,06) (B).[29] As tabelas 2 e 3 resumem os resultados oncológicos e o tempo de seguimento nas séries mais importantes.

Tabela 2 – Resultados oncológicos e tempo de seguimento em pacientes tratados por CA.

	Via de acesso	Número de tumor (confirmado com biópsia)	Follow-up (meses)	Sobrevida câncer específica (%)	Taxa de recorrência 1º tratamento (%)
Gill et al.[30]	Laparoscópica	56 (36 Bx)	36	98	3,6
Schwarz et al.[31]	Aberta/lap.	85 (50 Bx)	10	–	2,4
Davol et al.[32]	Aberta/lap.	48 (38 Bx)	64	100	12,5
Hegarty et al.[33]	Laparoscópica	179	36	98	1,7
Cestari et al.[34]	Laparoscópica	37 (29 Bx)	20,5	–	5,7
Silvermann et al.[35]	Percutânea	26 (24 Bx)	14	–	13
Aron et al.[36]	Laparoscópica	88	83	95 (5 anos)	22 (5 anos)

Tabela 3 – Resultados oncológicos e tempo de seguimento em pacientes tratados por RF.

	Via de acesso	Número de tumor (confirmado com biópsia)	Follow-up (meses)	Sobrevida câncer específica (%)	Taxa de recorrência 1º tratamento (%)
Zagoria et al.[37]	Percutânea	125 (125 Bx)	13,8	98	13
McDougal et al.[38]	Percutânea	20 (20 Bx)	55,2	94	5
Hegarty et al.[33]	Percutânea	82	12	100	11,1
Park et al.[39]	Percutânea/ lap.	94 (65 Bx)	25	98,5	3,2

A Tabela 4 mostra resultados oncológicos e complicações em pacientes submetidos a CA e RF.

Tabela 4 – Análise comparativa: crioablação versus radiofrequência.[29,39]

	Crioablação	Radiofrequência
Complicações maiores *	1,8%	2,7%
Complicação menores **	9,2%	4,3%
Taxa de retratamento	0,9%	8,8%
Recorrência local	4,6%	11,7%
Progressão metastática	1,2%	2,3%
Sobrevida câncer específica	98%	97%

* Hemorragia, íleo, obstrução da junção ureteropélvica, conversão aberta ou fístula urinária.

** Dor e parestesia no sítio de punção, ITU, pneumonia, infecção de parede, elevação transitória de creatinina.

Numa recente metanálise comparando ablação com cirurgia, Katsanos et al. (2014) reportaram recorrência local similar nos dois grupos (3,6 versus 3,6%; RR: 0,92, 95% CI: 0,4-2,14, p = 0,79) com sobrevida livre de doença similar após 5 (HR: 1,04, 95% CI: 0,48-2,24, p = 0,92). A maior crítica a esse estudo é a inclusão de apenas um ensaio clínico randomizado.[46]

Recomendações: Independentemente da fonte de energia utilizada, a ablação térmica está associada a taxas de recorrência mais elevadas em comparação à nefrectomia parcial. A RF está associada a maiores taxas de progressão tumoral, desenvolvimento de metástases e necessidade de retratamento quando comparada à CA.

Existe benefício funcional na utilização das técnicas ablativas no tratamento dos tumores renais?

A terapia ablativa parece causar menor perda da função renal quando comparada a nefrectomia parcial e certamente muito menor do que a nefrectomia radical.

Após três anos, 95,2% dos indivíduos que receberam radiofrequência, 70,7% dos submetidos à nefrectomia parcial e 39,9% dos submetidos à nefrectomia radical estavam livres de insuficiência renal (RFG > 60 ml/min/1,73 m^2) (C).[40,41] Em recente publicação, não houve necessidade de tratamento dialítico em pacientes com rim único tratados com crioablação percutânea (C).[42]

Apesar de a melhor preservação do parênquima renal remanescente nas ablações ser observada como uma tendência, algumas séries comparativas com excelente preservação do rim após cirurgia parcial mostram que não houve diferenças significativas na taxa de insuficiência renal a longo prazo.[43-47]

Recomendações: A terapia ablativa parece estar associada a menor perda da função renal em relação às técnicas de ressecção. Não foi demonstrada diferença em relação à fonte de energia.

Referências bibliográficas

1. Russo P. Deleterious renal functional outcomes after radical nephrectomy. Eur Urol 2011;59:340-1.
2. Russo P. Partial nephrectomy for renal cancer: Part I. BJU Int 2010;105:1206-20.
3. Touijer K, Jacqmin D, Kavoussi LR, et al. The expanding role of partial nephrectomy: a critical analysis of indications, results, and complications. Eur Urol 2010;57:214-22.
4. Goldberg SN, Grassi CJ, Cardella JF, et al. Image-guided tumor ablation: standardization of terminology and reporting criteria. Radiology 2005;235:728-39.
5. Campbell SC, Novick AC, Belldegrun A, et al. Guideline for management of the clinical T1 renal mass. J Urol 2009;182:1271-9.
6. Hoffmann NE, Bischof JC. The cryobiology of cryosurgical injury. Urology 2002;60:40-9.
7. Finelli A, Rewcastle JC, Jewett MA. Cryotherapy and radiofrequency ablation: pathophysiologic basis and laboratory studies. Curr Opin Urol 2003;13:187-91.

8. Goldberg SN, Gazelle GS, Mueller PR. Thermal ablation therapy for focal malignancy: a unified approach to underlying principles, techniques, and diagnostic imaging guidance. AJR Am J Roentgenol 2000;174:323-31.
9. Karam JA, Ahrar K, Matin SF. Ablation of kidney tumors. Surg Oncol Clin N Am 2011;20:341-53, viii.
10. Delworth MG, Pisters LL, Fornage BD, von Eschenbach AC. Cryotherapy for renal cell carcinoma and angiomyolipoma. J Urol 1996;155:252-4; discussion 4-5.
11. Lowry PS, Nakada SY. Renal cryotherapy: 2003 clinical status. Curr Opin Urol 2003;13:193-7.
12. Shingleton WB, Sewell PE, Jr. Percutaneous renal tumor cryoablation with magnetic resonance imaging guidance. J Urol 2001;165:773-6.
13. Woolley ML, Schulsinger DA, Durand DB, Zeltser IS, Waltzer WC. Effect of freezing parameters (freeze cycle and thaw process) on tissue destruction following renal cryoablation. J Endourol 2002;16:519-22.
14. Aron M, Gill IS. Minimally invasive nephron-sparing surgery (MINSS) for renal tumours. Part II: probe ablative therapy. Eur Urol 2007;51:348-57.
15. Ogan K, Jacomides L, Dolmatch BL, et al. Percutaneous radiofrequency ablation of renal tumors: technique, limitations, and morbidity. Urology 2002;60:954-8.
16. Ginat DT, Saad W, Davies M, Walman D, Erturk E. Bowel displacement for CT-guided tumor radiofrequency ablation: techniques and anatomic considerations. J Endourol 2009;23:1259-64.
17. Badwan K, Maxwell K, Venkatesh R, et al. Comparison of laparoscopic and percutaneous cryoablation of renal tumors: a cost analysis. J Endourol 2008;22:1275-7.
18. Link RE, Permpongkosol S, Gupta A, Jarrett TW, Solomon SB, Kavoussi LR. Cost analysis of open, laparoscopic, and percutaneous treatment options for nephron-sparing surgery. J Endourol 2006;20:782-9.
19. Margulis V, Matsumoto ED, Lindberg G, et al. Acute histologic effects of temperature-based radiofrequency ablation on renal tumor pathologic interpretation. Urology 2004;64:660-3.
20. Johnson DB, Solomon SB, Su LM, et al. Defining the complications of cryoablation and radio frequency ablation of small renal tumors: a multi-institutional review. J Urol 2004;172:874-7.
21. Bhayani SB, Allaf ME, Su LM, Solomon SB. Neuromuscular complications after percutaneous radiofrequency ablation of renal tumors. Urology 2005;65:592.
22. Gupta A, Raman JD, Leveillee RJ, et al. General anesthesia and contrast- enhanced computed tomography to optimize renal percutaneous radiofrequency ablation: multi-institutional intermediate-term results. J Endourol 2009;23:1099-105.
23. Bandi G, Hedican S, Moon T, Lee FT, Nakada SY. Comparison of postoperative pain, convalescence, and patient satisfaction after laparoscopic and percutaneous ablation of small renal masses. J Endourol 2008;22:963-7.
24. Hui GC, Tuncali K, Tatli S, Morrison PR, Silverman SG. Comparison of percutaneous and surgical approaches to renal tumor ablation: metaanalysis of effectiveness and complication rates. J Vasc Interv Radiol 2008;19:1311-20.

25. Matin SF, Ahrar K, Cadeddu JA, et al. Residual and recurrent disease following renal energy ablative therapy: a multi-institutional study. J Urol 2006;176:1973-7.
26. Matsumoto ED, Watumull L, Johnson DB, et al. The radiographic evolution of radio frequency ablated renal tumors. J Urol 2004;172:45-8.
27. Beemster P, Phoa S, Wijkstra H, de la Rosette J, Laguna P. Follow-up of renal masses after cryosurgery using computed tomography; enhancement patterns and cryolesion size. BJU Int 2008;101:1237-42.
28. Rodriguez R, Chan DY, Bishoff JT, et al. Renal ablative cryosurgery in selected patients with peripheral renal masses. Urology 2000;55:25-30.
29. Kunkle DA, Uzzo RG. Cryoablation or radiofrequency ablation of the small renal mass: a meta-analysis. Cancer 2008;113:2671-80.
30. Gill IS, Remer EM, Hasan WA, et al. Renal cryoablation: outcome at 3 years. J Urol 2005;173:1903-7.
31. Schwartz BF, Rewcastle JC, Powell T, Whelan C, Manny T, Jr., Vestal JC. Cryoablation of small peripheral renal masses: a retrospective analysis. Urology 2006;68:14-8.
32. Davol PE, Fulmer BR, Rukstalis DB. Long-term results of cryoablation for renal cancer and complex renal masses. Urology 2006;68:2-6.
33. Hegarty NJ, Gill IS, Desai MM, Remer EM, O'Malley CM, Kaouk JH. Probe-ablative nephron-sparing surgery: cryoablation versus radiofrequency ablation. Urology 2006;68:7-13.
34. Cestari A, Guazzoni G, dell'Acqua V, et al. Laparoscopic cryoablation of solid renal masses: intermediate term followup. J Urol 2004;172:1267-70.
35. Silverman SG, Tuncali K, vanSonnenberg E, et al. Renal tumors: MR imaging-guided percutaneous cryotherapy--initial experience in 23 patients. Radiology 2005;236:716-24.
36. Aron M, Kamoi K, Remer E, Berger A, Desai M, Gill I. Laparoscopic renal cryoablation: 8-year, single surgeon outcomes. J Urol 2010;183:889-95.
37. Zagoria RJ, Traver MA, Werle DM, Perini M, Hayasaka S, Clark PE. Oncologic efficacy of CT-guided percutaneous radiofrequency ablation of renal cell carcinomas. AJR Am J Roentgenol 2007;189:429-36.
38. McDougal WS, Gervais DA, McGovern FJ, Mueller PR. Long-term followup of patients with renal cell carcinoma treated with radio frequency ablation with curative intent. J Urol 2005;174:61-3.
39. Park S, Anderson JK, Matsumoto ED, Lotan Y, Josephs S, Cadeddu JA. Radiofrequency ablation of renal tumors: intermediate-term results. J Endourol 2006;20:569-73.
40. Lucas SM, Stern JM, Adibi M, Zeltser IS, Cadeddu JA, Raj GV. Renal function outcomes in patients treated for renal masses smaller than 4 cm by ablative and extirpative techniques. J Urol 2008;179:75-9; discussion 9-80.
41. Raman JD, Raj GV, Lucas SM, et al. Renal functional outcomes for tumours in a solitary kidney managed by ablative or extirpative techniques. BJU Int 2010;105:496-500.

42. Weisbrod AJ, Atwell TD, Frank I, et al. Percutaneous cryoablation of masses in a solitary kidney. AJR Am J Roentgenol 2010;194:1620-5.
43. Haber GP, Lee MC, Crouzet S, et al. Tumour in solitary kidney: laparoscopic partial nephrectomy vs laparoscopic cryoablation. BJU Int 2012 Jan;109(1):118-24.
44. Guillotreau J, Haber GP, Autorino R, et al. Robotic partial nephrectomy versus laparoscopic cryoablation for the small renal mass. Eur Urol 2012 May;61(5):899-904.
45. Klatte T, Mauermann J, Heinz-Peer G, et al. Perioperative, oncologic, and functional outcomes of laparoscopic renal cryoablation and open partial nephrectomy: a matched pair analysis. J Endourol 2011 Jun;25(6):991-7.
46. Katsanos, Mailli, Krokidis, McGrath, Sabharwal, Adam. Systematic review and meta-analysis of thermal ablation versus surgical nephrectomy for small renal tumours. Cardiovasc Intervent Radiol. 2014 Apr;37(2):427-37.
47. Lian H, Guo H, Zhang G, et al. Single-center comparison of complications in laparoscopic and percutaneous radiofrequency ablation with ultrasound guidance for renal tumors. Urology 2012 Jul;80(1):119-24.

8
Nefropexia

Breno Dauster
José Cocisfran Alves Milfont

Introdução

A nefroptose é definida como a queda do rim em mais de cinco centímetros (ou dois corpos vertebrais) quando o indivíduo muda da posição de decúbito para ortostase. O diagnóstico é facilmente demonstrável no exame de urografia excretora. Historicamente, a tentativa de correção cirúrgica da ptose renal surgiu com a descrição da primeira técnica de nefropexia em 1881 por Hahn[1] e da popularização desse procedimento por Edebhlos[2] em 1893. O entusiasmo com os bons resultados em termos de fixação do rim levou a que esta fosse uma das cirurgias mais realizadas pelos urologistas da época.

Quando analisada a taxa de sucesso da nefropexia em relação à melhora completa da dor lombar, essa era de apenas 43%.[3] Como a ptose renal está presente em até 20% dos exames de urografia excretora em mulheres assintomáticas,[4] e 80 a 90% dos indivíduos que apresentam essa condição não expressam sintomas,[5] passou-se a questionar a necessidade de realizar procedimentos para fixar um rim com ptose.[6,7]

Nas décadas de 1980 e 90, as cirurgias abertas para fixação do rim caíram em descrédito, pela morbidade considerável e pelos resultados insatisfatórios. Não havia consenso se essa condição estava relacionada às causas de dor lombar, e até hoje ainda existe desconfiança desse procedimento.

O advento da técnica laparoscópica para nefropexia descrita em 1993 pelo dr. Clayman[8] reduziu a morbidade relacionada ao procedimento, e retomou a discussão sobre o benefício da realização de nefropexia. O refinamento na avaliação pré-operatória, com exames dinâmicos que comprovam redução do fluxo renal com a mudança para ortostase, ou hidronefrose, ou hipertensão relacionada a ortostase, permitiu identificar melhor os pacientes que realmente poderiam se beneficiar da fixação do rim. Atualmente, os resultados em termos de alívio da dor chegam a 91%,[9] havendo alguns relatos na literatura de melhora da hipertensão renovascular relacionada à correção de ptose renal.[10-12]

O levantamento da literatura sobre nefropexia foi feito através do Pubmed, utilizando "Nephropexy". Foram encontrados 276 artigos, sendo 4 de revisão. Na busca da melhor evidência efetuou-se um cruzamento com *randomized controlled trial* e *metanalysis*, não sendo encontrado nenhum artigo. Apenas quando buscados artigos cruzando com *comparative study* é que foi possível resgatar 11 citações.

Diagnóstico clínico

Um grande desafio é identificar os indivíduos com nefroptose sintomática verdadeira. O sintoma mais característico é dor lombar exacerbada ao se levantar, ou sentar, que melhora com o decúbito. O rim pode ser palpado em abdome inferior com o paciente em ortostase.[13] Quando a elevação do rim ptótico melhora o quadro de dor, isto reforça o diagnóstico. As hipóteses para a patogênese da dor na nefroptose são hidronefrose por obstrução da junção ureteropiélica, tração do pedículo vascular e isquemia renal.

A urografia excretora é a ferramenta primária para definição do diagnóstico. Porém, deve-se buscar evidências de hidronefrose ou redução da perfusão renal relacionada com a ortostase. O renograma com diurético na posição ereta e supina é o exame-padrão para documentar a obstrução da excreção renal. Podem-se utilizar também a redução de perfusão arterial e mudanças no grau de função renal relacionada ao decúbito. O ultrassom permite documentar a queda do rim, assim como avaliar hidronefrose relacionada com a posição. Recentemente, a avaliação da medida do índice de resistência das artérias segmentares com Doppler colorido parece ser mais sensível que o renograma com diurético[14] na avaliação da isquemia renal relacionada com a posição do rim.

Tratamento

Comparando os resultados de nefropexia aberta ou laparoscópica, Fornara et al. (1997) avaliaram dados de 27 pacientes, analisando o tempo cirúrgico, a demanda por analgésicos no pós-operatório, o tempo de estadia hospitalar, o tempo para retorno ao trabalho e o sucesso do tratamento. A laparoscopia foi superior à cirurgia aberta em todos os itens, exceto por um tempo operatório maior, em média 61 minutos, enquanto na técnica aberta o tempo foi de 49 minutos. Apesar de ser trabalho retrospectivo, comparando série de pacientes atual com série histórica (nível de evidência 4, grau de recomendação C), não existe dúvida sobre as vantagens da técnica laparoscópica e a técnica aberta não deve ser realizada atualmente.

Na laparoscopia a técnica de fixação mais popular é pela via transperitoneal com a confecção de sutura intracorpórea, fixando a borda lateral do rim à fáscia do quadrado lombar por meio de fio inabsorvível.[15,16] Existem outras possibilidades, como: utilizar clipe de polímero não absorvível para fixar a fáscia de Gerota na musculatura lombar,[17] cola de histocril[18] ou tela de TVT.[5] Essas alternativas, apesar de reduzirem o tempo operatório, aumentam o custo da cirurgia e os resultados com tais técnicas ainda são iniciais. Outra via de acesso bastante utilizada atualmente é a nefropexia retroperitoneal. Vários trabalhos comprovam a eficácia, porém, não existem estudos que comparem a técnica retroperitoneal com a cirurgia transperitoneal.[19-21] O treinamento da técnica retroperitoneal é mais complexo e o espaço de trabalho é mais restrito.

Recentemente, foi descrito um caso de nefropexia utilizando a técnica de LESS[22] com sucesso. Assim como um caso com a utilização do robô, em que houve realização de pieloplastia combinada.[23] Essas novas opções ainda não têm papel bem definido no tratamento da ptose renal.

Uma opção à técnica laparoscópica é a nefropexia percutânea.[24-26] O procedimento consiste em fixar o rim na posição normal através da fibrose que se desenvolve após a presença do cateter de nefrostomia. É uma opção aparentemente menos invasiva do que a cirurgia, porém existe risco potencialmente maior de lesão inadvertida a outros órgãos, assim como sangramento e infecção. Tem ainda o inconveniente do tempo que o paciente precisa ficar com a sonda (de 2 a 3 semanas) no pós-operatório. Não existem trabalhos que comparem essa técnica com a laparoscópica.

Técnica cirúrgica

Acesso transperitoneal

O preparo do paciente segue as rotinas gerais da técnica laparoscópica. Deve-se colocar sonda vesical e nasogástrica após a indução anestésica. Não há necessidade de preparo intestinal. Posicionar o paciente em decúbito lateral a 70° com o lado a ser operado superiormente. É importante proteger os pontos de pressão. Coloca-se um trocarte de 10 mm na borda lateral do reto 2 cm acima da linha do umbigo para a câmera de vídeo e dois trocartes de 5 mm para passar as pinças. O segundo portal é colocado 2 cm abaixo do rebordo costal, na linha médio clavicular. O terceiro na linha axilar anterior, entre o rebordo costal e a crista ilíaca.

Realizam-se incisão no peritônio, abertura da fáscia de Gerota, mobilização do rim com exposição da cápsula renal e das fáscias do psoas e quadrado lombar. Com o paciente em posição de Trendelenburg, realiza-se sutura intracorpórea com fio inabsorvível 2.0. A princípio, procede-se com a fixação do polo superior, posteriormente do terço médio e inferior. Devem-se passar os pontos na cápsula renal e fáscias da musculatura lombar, evitando transfixar o parênquima.

Acesso retroperitoneal

O paciente é posicionado em decúbito lateral a 90° com a mesa flexionada. Uma incisão de 15 mm é feita no triângulo lombar 2 cm abaixo da décima segunda costela. É realizada dissecção romba dos tecidos até a fáscia lombodorsal, digitalmente se separa a Gerota criando um espaço retroperitoneal. Coloca-se um balão dilatador instilando de 800 a 1000 ml de ar. Nessa incisão se coloca o trocarte de 10 mm e, após iniciar a insuflação utilizando ótica de 10 mm e 30°, colocam-se dois trocartes de 5 mm sobre visão direta. O primeiro na borda lateral da musculatura paravertebral abaixo da décima segunda costela. O outro na linha axilar anterior 2 cm abaixo da margem costal. É feita abertura da Gerota com dissecção do rim, anterior, lateral e posteriormente. Disseca-se o retroperitônio, expondo as fáscias do psoas e do quadrado lombar. O rim é fixado de forma semelhante à técnica transperitoneal.[27]

Resultados

O tempo operatório das principais séries da literatura com a nefropexia laparoscópica foi em média 61 minutos com a técnica transperitoneal[9] e de 95 minutos com a técnica retroperitoneal. Os índices de complicações com ambas as técnicas são muito baixos e não foi descrita a necessidade de conversão.

O sucesso nessa cirurgia é definido pela resolução dos sintomas relacionados com a correção da nefroptose. Mesmo avaliando os resultados a longo prazo, maior do que cinco anos, observamos remissão completa da dor na maioria dos pacientes.[20] Os resultados de sucesso, em termos de melhora na qualidade de vida avaliados por Gozen (2008),[28] demonstram 70,7% de melhora no QoL e que 87% dos pacientes fariam o procedimento novamente. Alguns casos de insucesso na nefropexia laparoscópica foram atribuídos à utilização de fio absorvível.[29]

Referências bibliográficas

1. Hahn E. Operative behandlung der beweglichen niere durch fixation. Zbl Chir, 1881;8:449.
2. Edebohls GM. Moveable kidney, with a report of 12 casses treated by nephrorraphy. Am J Med Sci, 1893;105:247.
3. Billington W. The indications for nephropexy. Br Med J, 1909;1:1055.
4. Braasch WF, Greene LF, Goyanna R. Renal ptosis and its treatment. J Am Med Assoc, 1948;138:399.
5. Hubner WA, Schlarp O, Riedl C, Plas E, Reiter WJ. Laparoscopic nephropexy using tension-free vaginal tape for symptomatic nephroptosis. Urology, 2004;64:372.
6. O'Dea MJ, Furlow WL. Nephropexy: fact or fiction? Urology, 1976;8:9.
7. McWhinnie DL, Hamilton DN. The rise and fall of surgery for the "floating" kidney. Br Med J (Clin Res Ed), 1984;288:845.
8. Urban DA, Clayman RV, Kerbl K, Figenshau RS, McDougall EM. Laparoscopic nephropexy for symptomatic nephroptosis: initial case report. J Endourol, 1993;7:27.
9. Fornara P, Doehn C, Jocham D. Laparoscopic nephropexy: 3-year experience. J Urol, 1997;158:1679.
10. McDougall EM, Afane JS, Dunn MD, Collyer WC, Clayman RV. Laparoscopic nephropexy: long-term follow-up-Washington University experience. J Endourol, 2000;14:247.

11. Temizkan M, Wijmenga LF, Ypma AF, Hazenberg HJ. Nephroptosis: a considerable cause of renovascular hypertension. Neth J Med, 1995;47:61.
12. Zajaczkowski T, Straube W. [Hypertension and nephroptosis]. Urologe A, 1991;30:143.
13. Burford CE. Nephroptosis with co-existing lesions. J Urol, 1946;55:220.
14. Strohmeyer DM, Peschel R, Effert P, Borchert O, Janetschek G, Bartsch G, et al. Changes of renal blood flow in nephroptosis: assessment by color Doppler imaging, isotope renography and correlation with clinical outcome after laparoscopic nephropexy. Eur Urol, 2004;45:790.
15. Hubner WA, Schramek P, Pfluger H. Laparoscopic nephropexy. J Urol, 1994; 152:1184.
16. Elashry OM, Nakada SY, McDougall EM, Clayman RV. Laparoscopic nephropexy: Washington University experience. J Urol, 1995;154:1655.
17. Tunc L, Yesil S, Guneri C, Biri H, Ure I, Bozkirli I. The use of polymer clips in transperitoneal laparoscopic nephropexy. Surg Laparosc Endosc Percutan Tech, 2008;18:124.
18. Gyftopoulos KI, Fokaefs E, Barbalias GA. The use of the tissue adhesive enbucrilate (histoacryl) in the treatment of symptomatic nephroptosis. Urol Int, 2002;69:313.
19. Rassweiler JJ, Frede T, Recker F, Stock C, Seemann O, Alken P. Retroperitoneal laparoscopic nephropexy. Urol Clin North Am, 2001;28:137.
20. Chueh SC, Hsieh JT, Chen J, Young YL, Chen SC, Tu YP. Retroperitoneoscopic nephropexy for symptomatic nephroptosis. Surg Endosc, 2002;16:1603.
21. Ichikawa T, Yamada D, Takao A, Saegusa M, Aramaki K, Kumon H. Retroperitoneoscopic nephropexy for symptomatic nephroptosis. J Endourol, 2003;17:767.
22. Tsai YC, Ho CH, Tai HC. Laparoendoscopic single-site (LESS) retroperitoneal nephropexy with standard laparoscopic instruments. J Laparoendosc Adv Surg Tech A, 2010;20:257.
23. Boylu U, Lee BR, Thomas R. Robotic-assisted laparoscopic pyeloplasty and nephropexy for ureteropelvic junction obstruction and nephroptosis. J Laparoendosc Adv Surg Tech A, 2009;19:379.
24. Toth C, Ficsor E, Holman E, Pasztor I, Papp F. [Percutaneous nephropexy]. Orv Hetil, 1993;134:2309.
25. Castillo RM, Larrea ME, Hernandez SD, Carauna Valdes-Gomez A, Labrada Rodriguez MV, Cuesta MT. [Percutaneous nephropexy in the treatment of renal ptosis]. Arch Esp Urol, 1999;52:250.
26. Machado BM, Decia MR, Suarez BR. [Percutaneous nephropexy]. Arch Esp Urol, 2001;54:151.
27. Inderbir S.Gill: Textbook of Laparoscopic Urology. 2006.
28. Gozen AS, Rassweiler JJ, Neuwinger F, Bross S, Teber D, Alken P, et al. Long-term outcome of laparoscopic retroperitoneal nephropexy. J Endourol, 2008;22:2263.
29. Plas E, Daha K, Riedl CR, Hubner WA, Pfluger H. Long-term followup after laparoscopic nephropexy for symptomatic nephroptosis. J Urol, 2001;166:449.

9
Marsupialização de cisto renal

Francisco J. Cavalcante
Felipe Brandão Araújo

Introdução

O rim é um dos órgãos do corpo humano mais acometido pelos cistos simples, atingindo uma prevalência de cerca de 5%. O uso rotineiro de métodos de imagem, como a ultrassonografia, tomografia e ressonância magnética tornou frequente o diagnóstico de lesões renais incidentais, dentre elas as lesões císticas renais. Cistos renais simples, doença renal policística e doença renal multicística são doenças com etiologias, incidência e prognósticos distintos (C).[1,2]

Os cistos renais benignos constituem coleções líquidas, normalmente periféricas, compostas por uma camada de células epiteliais cuboides ou planas com conteúdo líquido e sem irregularidades na sua parede. Sua ocorrência é frequente na população em geral, aproximadamente 50% das pessoas com mais de 50 anos apresentam cistos.[1] Em quase todas as ocasiões esses cistos são achados incidentais assintomáticos,[2] porém em alguns casos podem se apresentar com hipertensão, infecção recorrente, hematúria e obstrução de vias excretoras, causando hidronefrose e, às vezes, levando à formação de cálculos. Sintomas como massa palpável, dor devido à hemorragia no interior do cisto, são apresentações raras. O tamanho dos cistos é variável, contudo a média de tamanho na revisão da literatura foi de 10 cm (C).[3-6]

Cistos maiores podem causar desconforto lombar pelo efeito de massa e peso sobre o pedículo renal e compressão do parênquima. A localização do cisto na estrutura do rim também reflete a sua manifestação clínica, sendo pequenos cistos parapiélicos algumas vezes compressivos à via excretora e, portanto, sintomáticos, enquanto cistos maiores, porém, localizados na periferia do órgão são assintomáticos. O cisto renal simples pode trazer complicações significantes, tais como dor, hipertensão, infecção, obstrução do trato urinário alto e até falência renal. Os tratamentos com agentes esclerosantes são comuns, mas apresentam uma alta taxa de recorrência (C).[7-13] O manejo laparoscópico do cisto renal é altamente efetivo, seguro e é uma alternativa minimamente invasiva se comparada com a cirurgia aberta e procedimentos endoscópicos retrógrados ou anterógrados. O cisto renal simples pode ser abordado por via peritoneal ou extraperitoneal.[20] Os estudos sobre a abordagem laparoscópica dos cistos renais têm demonstrado grande satisfação em termos de eficácia, baixa taxa de complicações, tempo operatório reduzido, mínima perda de sangue e curto tempo de hospitalização, além de rápida recuperação e melhor cosmética quando comparado com procedimentos a céu aberto (C).[14]

Abordagem laparoscópica da doença renal policística (DRP)

A decorticação de cistos na DRP tem por objetivo a redução sintomática da dor e do volume abdominal e, em pacientes candidatos a transplante, permite que a fossa ilíaca esteja livre para o enxerto renal. A marsupialização laparoscópica é um procedimento trabalhoso, porém bastante eficiente. As vantagens em relação à menor morbidade pós-operatória puderam ser observadas.[15]

Em alguns casos a nefrectomia é necessária para o tratamento da dor, hematúria e infecções do rim; nessas circunstâncias podem ser utilizadas a técnica laparoscópica pura ou a cirurgia assistida com a mão, que tem como vantagem uma redução significativa no tempo operatório.[15,16]

Cistos policísticos

Melhora da dor em alguns casos pode ser necessário nefrectomia com rins grandes pré-transplante, lap pode ser realizada com tempo operatório elevado, a técnica *hand assisted* diminui o tempo.[16]

Aspectos técnicos

Técnica operatória

Várias técnicas e vias de acesso foram descritas na literatura como: retroperitoneal, transperitoneal, LESS e NOTES (C).[8-12]

Qual a melhor via de acesso laparoscópico?

Um estudo comparativo entre as técnicas retroperitoneal e transperitoneal mostrou que quando utilizada a via retroperitoneal o tempo operatório foi menor; da mesma forma, o tempo para iniciar dieta líquida e a deambulação foi mais rápida, um menor volume de analgésicos também foi utilizado, os demais parâmetros avaliados mostraram resultados similares (B).[10,20]

Recomendação: Dentre os acessos laparoscópicos, a via extraperitoneal tem melhor recuperação pós-operatória.

Existe benefício da cirurgia laparoscópica em relação aos parâmetros perioperatórios?

Tempo operatório

O tempo operatório variou na literatura de 35 até 293 minutos. Existe outra média que varia entre 70 e 100 minutos (C).[6,10,17]

Sangramento

O sangramento é pequeno, variando entre 10 e 150 ml com uma média de 50 ml. Não há relatos de hemotransfusão nos trabalhos estudados (C).[2,6,10,17]

Complicações

A maioria dos trabalhos não mostrou complicações. Em duas séries de casos, complicações menores foram descritas. As mais frequentes são infecção de ferida operatória, enfisema subcutâneo, lesão de via excretora com fístula – no caso, descrito em um paciente com cisto parapiélico (C).[18,19]

Analgésicos

O uso de analgésicos pode ser dispensado, normalmente procede-se uma injeção de anestésicos locais, como bupivacaína, e o paciente não apresenta dores no pós-operatório. Algumas vezes, em caso de dor, podem ser administrados analgésicos comuns, anti-inflamatórios não hormonais e raramente opioides.

Íleo e realimentação

A realimentação deve ser precoce após seis horas de pós-operatório, porque o íleo, normalmente, é muito discreto ou inexistente.

Estada operatória

A recuperação pós-operatória é rápida e, na maioria das vezes, o paciente recebe alta hospitalar no mesmo dia ou no dia seguinte do pós-operatório, embora haja relato de internação de até 3,4 dias (C).[8]

Recomendação: O tratamento laparoscópico dos cistos renais simples apresenta baixa morbidade e rápida recuperação pós-operatória.

O acesso laparoscópico é eficaz no tratamento dos cistos renais simples?

Os resultados funcionais variaram na literatura estudada de 83 a 100% dos casos livres de dor e com controle radiológico livre de doença em médio prazo (dois anos), através de ultrassom ou tomografia computadorizada (C).

O tratamento robótico e a cirurgia de portal único na doença cística renal apresentam poucos relatos na literatura, com resultados perioperatórios satisfatórios.[21]

Recomendação: O índice de cura é elevado e semelhante aos resultados obtidos com a cirurgia aberta.

Referências bibliográficas

1. Agarwal MM, Hemal AK. Surgical management of renal cystic disease. Curr Urol Rep 2011;12:3-10.
2. Abbaszadeh S, Taheri S, Nourbala MH. Laparoscopic decortication of symptomatic renal cysts: experience from a referral center in Iran. Int J Urol 2008;15:486-9.
3. Kilciler M, Istanbulluoglu MO, Basal S, Bedir S, Avci A, Ozgok Y. Finger assisted laparoscopic renal cyst excision: a simple technique. Urol J 2010;7:90-4; discussion 4.
4. Micali S, Pini G, Sighinolfi MC, De Stefani S, Annino F, Bianchi G. Laparoscopic simultaneous treatment of peripelvic renal cysts and stones: case series. J Endourol 2009;23:1851-6.
5. Rane A. Laparoscopic management of symptomatic simple renal cysts. Int Urol Nephrol 2004;36:5-9.
6. Lutter I, Weibl P, Daniel I, Pechan J, Pindak D. Retroperitoneoscopic approach in the treatment of symptomatic renal cysts. Bratisl Lek Listy 2005;106:366-70.
7. Dunn MD, Clayman RV. Laparoscopic management of renal cystic disease. World J Urol 2000;18:272-7.
8. Li EC, Hou JQ, Yang LB, et al. Pure natural orifice translumenal endoscopic surgery management of simple renal cysts: 2-year follow-up results. J Endourol 2011;25:75-80.
9. Morgan C, Jr., Rader D. Laparoscopic unroofing of a renal cyst. J Urol 1992; 148:1835-6.
10. Ryu DS, Oh TH. Laparoscopic decortication of large renal cysts: a comparison between the transperitoneal and retroperitoneal approaches. J Laparoendosc Adv Surg Tech A 2009;19:629-32.
11. White WM, Haber GP, Goel RK, Crouzet S, Stein RJ, Kaouk JH. Single-port urological surgery: single-center experience with the first 100 cases. Urology 2009;74:801-4.
12. Lee SW LJ. Laparoendoscopic Single-Site Urological Surgery Using a Homemade Single Port Device: The First 70 Cases Performed at a Single Center by One Surgeon. In: J Endourol; 2010:in press.
13. Arisan S, Dalkilinc A, Caskurlu T, Sonmez NC, Guney S, Ergenekon E. Laparoscopic unroofing and aspiration-sclerotherapy in the management of symptomatic simple renal cysts. ScientificWorldJournal 2006;6:2296-301.
14. Hemal AK. Laparoscopic management of renal cystic disease. Urol Clin North Am 2001;28:115-26.
15. Lee DI, Andreoni CR, Rehman J, et al. Laparoscopic cyst decortication in autosomal dominant polycystic kidney disease: impact on pain, hypertension, and renal function. J Endourol 2003;17:345-54.
16. Pinto MA, Juliano RV, Tobias-Machado M, Borrelli M, Wroclawski ER. Hand-assisted bilateral nephrectomy in a patient with adult polycystic kidney disease. Sao Paulo Med J 2002;120:189-91.

17. Thwaini A, Shergill IS, Arya M, Budair Z. Long-term follow-up after retroperitoneal laparoscopic decortication of symptomatic renal cysts. Urol Int 2007;79:352-5.
18. Gupta NP, Goel R, Hemal AK, Kumar R, Ansari MS. Retroperitoneoscopic decortication of symptomatic renal cysts. J Endourol 2005;19:831-3.
19. Tefekli A, Altunrende F, Baykal M, Sarilar O, Kabay S, Muslumanoglu AY. Retroperitoneal laparoscopic decortication of simple renal cysts using the bipolar PlasmaKinetic scissors. Int J Urol 2006;13:331-6.
20. Ozcan L, Polat EC, Onen E, Cebeci OO, Memik O, Voyvoda B, Ulukaradag E, Kara BY. Comparison between Retroperitoneal and Transperitoneal Approaches in the Laparoscopic Treatment of Bosniak Type I Renal Cysts: A Retrospective Study. Urol J. 2015 Sep 4;12(4):2218-22.
21. Khanna R, Stein RJ, White MA, Isac W, Laydner H, Autorino R, Hillyer S, Spana G, Shah G, Haber G-P, Kaouk J. Single Institution Experience with Robot-Assisted Laparoendoscopic Single-Site Renal Procedures. Journal of Endourology. March 2012;26(3):230-4.

III

CIRURGIAS DA PELVE RENAL E URETER

10
Laparoscopia em litíase urinária

Fernando Korkes
Davi L. Abelha Neto
Jarques Lúcio Silva II

Introdução

O tratamento da litíase urinária passou por importante evolução no final do século XX com o advento de técnicas minimamente invasivas, incluindo a litotripsia extracorpórea por ondas de choque (LECO), a ureteroscopia e a cirurgia renal percutânea. Atualmente, a maioria dos casos de calculose urinária é tratada por meio dessa técnica. A laparoscopia tem papel em situações de exceção ou quando há limitações das outras técnicas. Com o desenvolvimento da cirurgia robótica, houve uma nova onda de publicações científicas e novos relatos de técnicas de abordagem laparoscópica de cálculos complexos. O presente estudo de revisão tem como objetivo avaliar o papel da cirurgia laparoscópica no tratamento atual da litíase urinária.

Existe indicação para o acesso laparoscópico no tratamento do cálculo renal?

A busca efetuada neste tópico contemplou os termos: *stone*; *renal*; *calculi*; *laparoscopy*; *laparoscopic*; *caliceal*; *diverticula* e *diverticulum*. Foram encontrados 333 artigos, dos quais 11 foram considerados relevantes (nove estudos prospectivos randomizados e duas metanálises), sendo os demais relatos de casos ou séries de casos. As técnicas minimamente invasivas, particularmente a abordagem laparoscópica, ocupam um lugar cada vez mais importante no arsenal terapêutico urológico de cálculos renais volumosos[1-3] e mudaram o manejo dos cálculos sintomáticos em divertículo caliceal.[4,5] Encontramos seis relatos de casos e três séries de casos de pielolitotomia robótica, além de 27 relatos e séries de caso de pielolitotomia laparoscópica, como único procedimento ou em combinação com outros procedimentos. Descobrimos, ainda, oito relatos de casos de nefrolitotomia anatrófica laparoscópica, e dois relatos de cirurgia laparoscópica para extração de cateteres ureterais calcificados.

Em relação aos divertículos calicinais, nos deparamos com quatro relatos de casos de cirurgia laparoscópica, um relato de cirurgia robótica e uma série de casos. Indicações para a abordagem laparoscópica incluem: cálculo sintomático em divertículo, junto ou não de um parênquima renal fino sobrejacente com necessidade de ablação do divertículo, e após falhas em procedimentos endourológicos, como nefrolitotripsia percutânea (NLP) ou ureteroscopia flexível.[6]

A escolha da técnica depende da localização do divertículo (4-D). A cirurgia percutânea é proposta para os cálculos dos divertículos inferior e posterior, com abordagem direta a eles. A ureteroscopia flexível é uma opção para os cálculos dos divertículos médio e alto, tanto anterior quanto posterior. Já a laparoscopia pode ser utilizada para o manejo em cálculos de divertículos anteriores e inferiores ou superiores (4-D).[7]

A NLP assistida por laparoscopia transperitoneal é uma alternativa segura e eficaz para o tratamento dos cálculos sintomáticos em divertículo caliceal anterior com um colo estreito e cálculo complexo ramificado. A abordagem retroperitoneoscópica pode ser realizada com sucesso, independentemente da posição do divertículo (4-C).[8,9] Técnicas de localização intraoperatória do cálculo no divertículo incluem injeção retrógrada de índigo carmim, fluoroscopia e/ou ultrassonografia laparoscópica.[10]

Os divertículos são, geralmente, manejados por fulguração, embora em alguns casos a cavidade seja fechada com gordura perirrenal, gelatina ou cola de formaldeído, ou ainda com sutura do colo do divertículo.[6]

Contraindicações relativas à laparoscopia incluem casos com aderências perirrenais que recobrem o local cirúrgico e parênquima renal espesso, revestindo os divertículos. Nesses casos, a localização do divertículo e do cálculo tornam-se difíceis.[11]

Esses estudos indicam que a diverticulectomia laparoscópica com a remoção do cálculo é eficiente e segura, como alternativa ou complemento aos procedimentos endourológicos, principalmente quando NLP ou ureteroscopia flexível falharam (4-C).

Laparoscopia em rins ectópicos ou malformados

Foi realizada a busca com as seguintes palavras: *stone*; *calculi*; *renal*; *laparoscopy*; *laparoscopic*; *ectopic*; *pelvic*; *kidney*; *anomalies*. Vinte e oito artigos foram encontrados e procedeu-se a uma seleção de 22 destes (foram excluídos artigos com cirurgia percutânea pura ou revisões sem avaliação de casuísticas). Também nos deparamos com um relato de cirurgia robótica para tratamento de rim ectópico.

A NLP em rins anormais ou ectópicos com cálculo é caracterizada por punção difícil e maiores taxas de complicações. Nesses casos a NLP laparoscópica assistida pode trazer mais segurança por evitar danos a órgãos adjacentes.[12,14]

As indicações para a cirurgia de cálculo em anormalidades anatômicas se dão, principalmente, após falha de procedimento endourológico ou litotripsia. É obrigatório planejamento por imagem antes da cirurgia e ultrassonografia intracorpórea no ato. A associação das técnicas laparoscópica e endourológica é recomendada, com taxa de sucesso de 77 a 100% (3-B).[15]

A NLP laparoscópica assistida foi relatada em pacientes com cálculos grandes (2,5 a 4 cm) em rim pélvico,[7] com completa remoção dos cálculos.[16,17] Em paciente com cálculo grande ou complexo em rim ectópico, a NLP laparoscópica assistida constitui o tratamento ideal.[18]

A remoção laparoscópica de cálculos renais e ureterais em rins malformados pode ser realizada de forma segura e eficiente e, portanto, pode substituir a cirurgia aberta.[19] Os resultados funcionais e taxas de complicações da laparoscopia são comparáveis aos da cirurgia aberta.

Rim ectópico pélvico com obstrução da junção pielocalicial e cálculo representa um desafio para o cirurgião que realiza o tratamento minimamente invasivo. Uma abordagem puramente laparoscópica é menos invasiva que uma abordagem aberta, mas em termos técnicos é difícil, com maior tempo operatório. O uso da interface robótica tem o potencial de refinar a técnica laparoscópica e melhorar os resultados.[20]

Em pacientes cuidadosamente selecionados, as técnicas laparoscópica e endourológica combinadas podem, com sucesso, ser uma solução em pacientes com anomalias urinárias associadas a litíase (4-C).

Recomendação: a laparoscopia pode duplicar a cirurgia renal em praticamente todas as situações, e tem seu papel principalmente quando há falha dos procedimentos endourológicos ou LECO, ausência de material endoscópico apropriado ou em malformações anatômicas renais.

Existe indicação para acesso laparoscópico no tratamento do cálculo piélico?

Neste tópico, a busca foi realizada com os seguintes termos: *laparoscopic; laparoscopy; pyelolithotomy; stone; calculi; renal.* Dentre os 69 artigos encontrados, 44 foram selecionados.

Sete estudos prospectivos randomizados compararam a pielolitotomia laparoscópica com nefrolitotripsia percutânea para cálculos piélicos volumosos. Alguns desses artigos foram avaliados em um estudo de metanálise; a conclusão é de que a pielolitotomia laparoscópica apresenta complicações semelhantes, porém com maior índice de resolutividade e menor queda de hemoglobina que a cirurgia percutânea.[21]

A primeira linha de tratamento para grandes cálculos piélicos (maiores que 2 cm) é a NLP. No entanto, em certas situações, tais como a falha de tratamentos anteriores com a LECO, a NLP e a ureteroscopia; ausência de material endourológico disponível, cálculos grandes e duros, infundíbulo fino ou cálices não dilatados, anomalias congênitas renais ou quando a pieloplastia será realizada de forma concomitante, o tratamento por laparoscopia pode trazer vantagens (4-B).[2,22]

Nos casos de cálculo coraliforme, relatos de pielolitotomia estendida e nefrolitotomia anatrófica foram publicados como técnicas experimentais.[23,24]

A pielolitotomia laparoscópica pode ser realizada por via trans ou retroperitoneal, sendo uma alternativa efetiva e segura para casos selecionados[6] com taxas de sucesso de 71 a 100% e taxas de conversão de 0 a 27%.[11,25] A utilização de instrumentos flexíveis durante a pielolitotomia laparoscópica permite melhores índices de extração de cálculos.[26,27] A pieloplastia laparoscópica transperitoneal desmembrada e concomitante com remoção completa de cálculo apresenta sucesso de cerca de 75% (3-B).[28]

Uma revisão não sistemática da literatura sugere que a abordagem simultânea da obstrução da junção ureteropélvica e de cálculos renais deveria ter como primeira via de acesso a laparoscópica e robô-assistida.[1]

A pielolitotomia robô-assistida é uma alternativa descrita à NLP em alguns pacientes com cálculo coraliforme. Seu papel no tratamento de cálculos coraliforme grandes, múltiplos ou completos precisa ser mais investigada.[25,29,30]

Em conclusão, a pielolitotomia laparoscópica é factível, mas indicada apenas em situações de exceção na atualidade (3-B). Os resultados da pielolitotomia laparoscópica são comparáveis aos de cirurgia aberta quanto à taxa de sucesso para remoção do cálculo, enquanto vantagens da técnica laparoscópica são mantidas nessa abordagem.[31]

Recomendação: o acesso laparoscópico pode ser utilizado nos casos em que houver falha ou contraindicação do tratamento endourológico ou por meio da litotripsia extracorpórea.

Em casos de cálculos muito volumosos e duros, a pielolitotomia laparoscópica coloca-se como uma opção à cirurgia percutânea.

O tratamento concomitante de estenose de junção ureteropiélica e litíase renal pode ser realizado no mesmo ato cirúrgico.

A associação do acesso laparoscópico com o tratamento endourológico pode ser uma alternativa em casos selecionados.

Existe indicação para o acesso laparoscópico no tratamento do cálculo ureteral?

Para os cálculos de ureter encontrou-se o maior nível de evidência (2-A). Foram avaliados 29 relatos ou séries de casos de cirurgia laparoscópica, sendo uma delas com mais de 1.110 pacientes tratados, e 7 relatos e séries de casos de cirurgia robótica. Encontramos 14 estudos de qualidade, prospectivos e randomizados, avaliando laparoscopia para cálculos ureterais comparativamente com outras modalidades (LECO versus ureteroscopia versus cirurgia percutânea versus laparoscopia) ou vias de abordagem (transperitoneal versus retroperitoneal).[32-36] O índice de sucesso da ureterolitotomia laparoscópica é alto, próximo a 100%, superior ao das outras formas de abordagem a cálculos ureterais proximais, mas às custas de um procedimento de maior tempo de internação. As indicações da cirurgia laparoscópica para tratamento de cálculo ureteral não são claramente definidas e podem variar de centro para centro de acordo com a experiência individual (4/C).[6] As séries comparativas indicam que a ureterolitotomia aberta pode ser substituída pela laparoscópica na maioria das situações (2-B).[37] Ela é tecnicamente factível com a vantagem de ser minimamente invasiva e de ter menor morbidade pós-operatória do que a cirurgia aberta (2-B). Ela é principalmente recomendada para cálculos grandes impactados no ureter ou nas situações onde a ureterolitotripsia e a LECO falharam.[6] A ureterolitotomia laparoscópica no ureter distal tem menores taxas de sucesso do que no ureter médio e proximal.[37] Muitos autores concluem que a posição ideal do cálculo para a ureterolitotomia laparoscópica é o segmento do ureter entre a borda inferior do rim e o cruzamento com os vasos ilíacos, visto que cálculos mais proximais são melhor abordados por acesso percutâneo e cálculos abaixo dos vasos ilíacos por ureteroscopia.[34] A ureterolitotomia laparoscópica tem ainda como vantagem a possibilidade de tratamento de doenças associadas (como a estenose do ureter) e a retirada do cálculo intacto, diminuindo, dessa maneira, o risco de litíase residual.[38] Em pacientes com rim único funcionante obstruído agudamente por cálculo, a laparoscopia utilizada como tratamento primário apresenta maior chance de sucesso em uma única sessão.[39] A cirurgia laparoscópica também pode ser reservada para pacientes em que a obesidade contraindica a litotripsia extracorpórea e para centros que não dispõem de instrumental de ureteroscopia (4-C). A taxa livre de cálculo na maioria das séries aproxima-se de 100% com uma baixa taxa de conversão.[6]

O *guideline* conjunto da AUA e EAU de 2007 para abordagem dos cálculos ureterais[37] e o *guideline* da EAU de 2015[40] concluem que a LECO e a ureteroscopia permanecem como as duas modalidades de tratamento primário recomendadas e que a cirurgia laparoscópica é considerada uma opção de tratamento secundário, principalmente em casos de cálculos volumosos impactados (2-B). Apesar de ser uma técnica altamente eficiente, ela não é o tratamento de primeira linha dos cálculos ureterais devido à sua maior invasividade, maior período de convalescença pós-operatória e maior número de complicações do que a ureteroscopia e a LECO.

A ureterolitotomia laparoscópica é considerada um procedimento urológico laparoscópico simples e reprodutível, porém, a identificação do ureter pode, às vezes, ser difícil, demorada, frustrante e nem sempre possível devido à reação inflamatória crônica em alguns casos.[39] A colocação prévia do cateter duplo J é um tema controverso,[41] pois, apesar de tornar mais fácil a identificação e dissecção do ureter, algumas vezes são perdidos os parâmetros da localização exata do cálculo.[42] Existe ainda a possibilidade de não se encontrar o cálculo no ureter devido ao espessamento e aderências inflamatórias dele, além do risco de migração do cálculo para o sistema pielocalicial dilatado durante a dissecção do ureter.[39] Os cálculos volumosos impactados de longa data são, geralmente, acompanhados de severas aderências ao seu redor[43] causadas por ureterite, infecção, LECO ou ureteroscopia prévias.[34] A impossibilidade de localização do cálculo pode ser evitada com o uso de fluoroscopia ou ultrassonografia laparoscópica intraoperatória.[34] Para evitar a sua migração, alguns autores[34,39,44] desenvolveram métodos de reparo ou clampeamento do ureter acima do cálculo durante o procedimento, utilizando fitas cirúrgicas, fios transcutâneos com agulha retificada, pinças atraumáticas tipo Babcock ou mesmo bulldog laparoscópico. Complicações como fístula urinária são reduzidas quando a sutura ureteral é corretamente executada ou quando um cateter duplo J é colocado.[45] Uma sutura laparoscópica cuidadosa pode prevenir uma fístula e, quando há dúvida se a sutura está hermética ou o ureter está em más condições, o cateter duplo J pode evitar o vazamento de urina. Gaur et al. (2002) demonstraram que o tempo médio de drenagem urinária foi maior nos pacientes com ureter aberto sem stent seguido daqueles com ureter aberto com stent, ureter suturado sem stent e associação de sutura e stent.[39]

A ureterolitotomia laparoscópica pode ser realizada tanto por via transperitoneal quanto retroperitoneal. A via retroperitoneal permite acesso direto ao ureter sem contato com estruturas intraperitoneais, reproduzindo a técnica aberta original,[46] sem necessidade de mobilização do cólon e de afastamento de órgãos sólidos. A presença de cirurgias abdominais prévias e de aderências não dificulta o procedimento cirúrgico quando a via retroperitoneal é utilizada.[42,47,48] Entretanto, essa via de acesso oferece um espaço de trabalho limitado e uma maior dificuldade em se encontrar o ureter devido à falta de reparos anatômicos,[43] o que levaria a uma maior curva de aprendizado.[49] Além disso, em casos de cirurgia retroperitoneal prévia, pode-se encontrar dificuldade em criar o espaço de trabalho e dissecar o ureter.[50] A retroperitoneoscopia parece ser uma opção aceitável para cálculos volumosos localizados, principalmente, no ureter médio e proximal. Como há o risco de dificuldade em localizar cálculos pequenos (menores do que 1 cm) e uma maior chance de migração destes, a ureterolitotomia laparoscópica retroperitoneal deve ser evitada nesses casos, especialmente para cirurgiões com pouca experiência.[34] Alguns autores recomendam a via transperitoneal, visto que ela possibilita um maior espaço de trabalho[32,39] e uma baixa curva de aprendizado,[34] muito embora às custas de um maior risco de lesão de vísceras abdominais, formação de aderências pós-operatórias e contato direto da urina de uma eventual fístula com órgãos intraperitoneais, o que não ocorre na via extraperitoneal. Contudo, os resultados de ambas as vias parecem ser semelhantes.[51]

As principais complicações perioperatórias relatadas nesses procedimentos incluem avulsão ureteral, hipercarbia e lesão vascular com sangramento.[39] Encontram-se ainda as alterações cardiovasculares, como hipotensão e hipertensão, lesões inadvertidas de vísceras e perda de cálculos dentro dos espaços de trabalho. Entre as complicações pós-operatórias precoces observam-se a drenagem urinária persistente, febre alta, enfisema subcutâneo, infecção da ferida operatória, de íleo prolongado, trombose venosa profunda e hematoma retroperitoneal.[6,34,39,42,48,52] Estenose ureteral é descrita como complicação em até 20% dos casos,[53,54] como consequência de periureterite, fístula urinária, uso do cautério para incisão do ureter e cálculo impactado.[6]

A retirada laparoscópica dos cálculos renais e ureterais pode ser realizada de maneira segura e eficiente, além da possibilidade de ser uma opção à cirurgia aberta na maioria das indicações (2-B).[19,55] Em comparação à cirurgia aberta, apresenta melhor analgesia e diminuição da permanência hospitalar com o mesmo tempo operatório e mesmo índice de complicações,[29] ademais de menor período de convalescença e melhor resultado estético.[34,56]

Em resumo, as principais indicações da laparoscopia no tratamento de cálculos ureterais incluem a falha da LECO e ureteroscopia, em pacientes selecionados com cálculos grandes, cronicamente impactados e particularmente com rim único.[39] A cirurgia laparoscópica assistida por robô parece ser especificamente útil quando a retirada do cálculo é combinada com técnicas de reconstrução, como reimplante ureteral e correção de estenose ureteral,[25] embora não haja estudos conclusivos.

Recomendação: o acesso laparoscópico pode ser utilizado nos casos em que houver falha ou contraindicação do tratamento endourológico ou da LECO, especialmente em cálculos grandes impactados no ureter proximal. A morbidade cirúrgica entre os acessos laparoscópicos trans e retroperitoneal é similar, com superioridade se comparada ao acesso aberto.

Existe indicação para o acesso laparoscópico no tratamento do cálculo vesical?

Foi realizada busca cruzando-se os termos: *vesical*; *bladder*; *stone*; *calculi*; *laparoscopy*; *laparoscopic* (excluindo-se *cholecystectomy* e *gallblader*). Foram encontrados 52 artigos, nenhum deles prospectivo ou randomizado; apenas sete eram pertinentes, sendo todos relatos de casos. A cirurgia laparoscópica no tratamento da litíase vesical apresenta nível de evidência cinco e grau de recomendação D, sendo mencionada nas seguintes situações:

- Tratamento de cálculos em divertículos vesicais, quando a diverticulectomia pode ser realizada simultaneamente, seja através de laparoscopia pura ou com auxílio robótico.[57,58]
- Tratamento de cálculos em cistos ou resquícios de úraco.[59,60]
- Simultâneo a outros procedimentos laparoscópicos, como histerectomia, nefrectomia, pielolitotomia para tratamento de outros cálculos ou de cateter duplo J incrustrado.[61,62]
- Tratamento de cálculos associados a corpos estranhos, como tela de polipropileno extrusa para a bexiga ou dispositivo intrauterino migrado.[63,64]

O uso combinado de cistoscopia é mencionado em grande parte desses casos como forma auxiliar durante o procedimento cirúrgico. A via de acesso em todos os casos foi transperitoneal, e o uso de robô é mencionado em algumas situações.

Recomendação: não há evidências na literatura que suportem a abordagem laparoscópica de cálculos vesicais como tratamento primário. Em situações especiais que necessitem de abordagem laparoscópica concomitante pode ser utilizada.

Referências bibliográficas

1. Skolarikos A, Dellis A, Knoll T. Ureteropelvic obstruction and renal stones: etilology and treatment. Urolithiasis, 2015;43:5-12.
2. Tefekli A, Tepeler A, Akman T, et al. The comparison of laparoscopic pyelolithotomy and percutaneous nephrolithotomy in the treatment of solitary large renal pelvic stones. Urol Res, 2012;40:549.
3. Sheng L, Tong-Zu L, et al. Randomized Controlled Trial Comparing Retroperitoneal Laparoscopic Pyelolithotomy Versus Percutaneous Nephrolithotomy for the Treatment of Large Renal Pelvic Calculi: A Pilot Study. J Endourology, 2014;28:946-50.
4. Hetet JF, Colls P, Pocholle P, et al. [Retroperitoneal laparoscopic treatment of symptomatic caliceal diverticular calculi]. Prog Urol, 2009;19:221.
5. Abdelwahab A, Coloby P, Elias E. [Laparoscopic treatment of symptomatic calculous diverticulum of the calyx]. Prog Urol, 2001;11:752
6. Skolarikos A, Papatsoris AG, Albanis S, et al. Laparoscopic urinary stone surgery: an updated evidence-based review. Urol Res, 2010;38:337.
7. Lechevallier E, Saussine C, Traxer O. [Management of stones in renal caliceal diverticula]. Prog Urol, 2008;18:989
8. Wyler SF, Bachmann A, Jayet C, et al. Retroperitoneoscopic management of caliceal diverticular calculi. Urology, 2005;65:380.
9. Terai A, Habuchi T, Terachi T, et al. Retroperitoneoscopic treatment of caliceal diverticular calculi: report of two cases and review of the literature. J Endourol, 200418:672.
10. Miller SD, Ng CS, Streem SB, et al. Laparoscopic management of caliceal diverticular calculi. J Urol, 2002;167:1248.
11. Nambirajan T, Jeschke S, Albqami N, et al. Role of laparoscopy in management of renal stones: single-center experience and review of literature. J Endourol, 2005;19:353.
12. Preminger GM, Tiselius HG, Assimos DG, et al. 2007 guideline for the management of ureteral calculi. J Urol, 2007;178:2418.
13. El-Kappany HA, El-Nahas AR, Shoma AM, et al. Combination of laparoscopy and nephroscopy for treatment of stones in pelvic ectopic kidneys. J Endourol, 2007;21:1131.
14. Gross AJ, Fisher M. Management of stones in patients with anomalously sited kidneys. Curr Opin Urol, 2006;16:100.
15. Nadu A, Schatloff O, Morag R, et al. Laparoscopic surgery for renal stones: is it indicated in the modern endourology era? Int Braz J Urol, 2009;35:9.
16. Mousavi-Bahar SH, Amir-Zargar MA, Gholamrezaie HR. Laparoscopic assisted percutaneous nephrolithotomy in ectopic pelvic kidneys. Int J Urol, 2008;15:276.
17. Tahmaz L, Ozgok Y, Zor M, et al. Laparoscopy-assisted tubeless percutaneous nephrolithotomy in previously operated ectopic pelvic kidney with fragmented J-J stent. Urol Res, 2009;37:257.

18. Matlaga BR, Kim SC, Watkins SL, et al. Percutaneous nephrolithotomy for ectopic kidneys: over, around, or through. Urology, 2006;67:513.
19. Hruza M, Schulze M, Teber D, et al. Laparoscopic techniques for removal of renal and ureteral calculi. J Endourol, 2009;23:1713.
20. Nayyar R, Singh P, Gupta NP. Robot-assisted laparoscopic pyeloplasty with stone removal in an ectopic pelvic kidney. JSLS, 2020;14:130.
21. Wang X, Li S, et al. Laparoscopic pyelolithotomy compared to percutaneous nephrolithotomy as surgical management for large renal pelvic calculi: a meta-analysis. J Urology, 2013;190:888-93.
22. Al-Hunayan A, Khalil M, et al. Management of solitary renal pelvic stone: laparoscopic retroperitoneal pyelolithotomy versus percutaneous nephrolithotomy. J Endourol, 2011;25:975-8.
23. Deger S, Tuellmann M, Schoenberger B, et al. Laparoscopic anatrophic nephrolithotomy. Scand J Urol Nephrol, 2004;38:263.
24. Simforoosh N, Aminsharifi A, Tabibi A, et al. Laparoscopic anatrophic nephrolithotomy for managing large staghorn calculi. BJU Int, 2008;101:1293.
25. Hemal AK, Nayyar R, Gupta NP, et al. Experience with robotic assisted laparoscopic surgery in upper tract urolithiasis. Can J Urol, 2010;17:5299.
26. Salvado JA, Guzman S, Trucco CA, et al. Laparoscopic pyelolithotomy: optimizing surgical technique. J Endourol, 2009;23:575.
27. Whelan JP, Wiesenthal JD. Laparoscopic pyeloplasty with simultaneous pyelolithotomy using a flexible ureteroscope. Can J Urol, 2004;11:2207.
28. Srivastava A, Singh P, Gupta M, et al. Laparoscopic pyeloplasty with concomitant pyelolithotomy--is it an effective mode of treatment? Urol Int, 2008;80:306.
29. Badani KK, Hemal AK, Fumo M, et al. Robotic extended pyelolithotomy for treatment of renal calculi: a feasibility study. World J Urol, 2006;24:198.
30. King SA, Klaassen Z, Madi R. Robot-assisted anatrophic nephrolitothotomy: description of technique and early results. J Endourol. 2014;28(3):325-9.
31. Ramakumar S, Lancini V, Chan DY, et al. Laparoscopic pyeloplasty with concomitant pyelolithotomy. J Urol, 2002;167:1378.
32. Basiri A, Simforoosh N, Ziaee A, et al. Retrograde, antegrade, and laparoscopic approaches for the management of large, proximal ureteral stones: a randomized clinical trial. J Endourol, 2008;22:2677.
33. Almeida GL, Heldwein FL, Graziotin TM, et al. Prospective trial comparing laparoscopy and open surgery for management of impacted ureteral stones. Actas Urol Esp, 2009;33:1108.
34. Goel A, Hemal AK. Upper and mid-ureteric stones: a prospective unrandomized comparison of retroperitoneoscopic and open ureterolithotomy. BJU Int, 2001;88:679.
35. Skrepetis K, Doumas K, Siafakas I, et al. Laparoscopic versus open ureterolithotomy. A comparative study. Eur Urol, 2001;40:32.

36. Lopes NAC, Korkes F, et al. Prospective randomized study of treatment of large proximal ureteral stones: extracorporeal shock wave lithotripsy versus ureterolithotripsy versus laparoscopy. J Urol, 2012;187:164-8.
37. Preminger GM, Tiselius HG, Assimos DG, et al. 2007 Guideline for the management of ureteral calculi. Eur Urol, 2007;52:1610.
38. Matias DB, Alvim RG, Ribas M, et al. [Laparoscopic treatment of ureterolithiasis: our experience]. Actas Urol Esp, 2009;33:667.
39. Gaur DD, Trivedi S, Prabhudesai MR, et al. Laparoscopic ureterolithotomy: technical considerations and long-term follow-up. BJU Int, 2002;89:339.
40. European Association of Urology. Non-Oncology Guidelines – Urolithiasis 2015. <www.uroweb.org/guidelines/urolithiasis>.
41. Chew BH, Knudsen BE, Denstedt JD. The use of stents in contemporary urology. Curr Opin Urol, 2004;14:111.
42. Henkel TO, Rassweiler J, Alken P. Ureteral laparoscopic surgery. Ann Urol (Paris), 1995;29:61.
43. Jeong BC, Park HK, Byeon SS, et al. Retroperitoneal laparoscopic ureterolithotomy for upper ureter stones. J Korean Med Sci, 2006;21:441.
44. Wen X, Li X, Situ J, et al. Application of a temporary ureter clamp for retroperitoneal laparoscopic ureterolithotomy. World J Urol, 2012;28:99.
45. Saussine C, Lechevallier E, Traxer O. [Urolithiasis and laparoscopy. Treatment of renal stones in special anatomical and functionnal conditions]. Prog Urol, 2008;18:948.
46. Gaur DD. Retroperitoneal laparoscopic ureterolithotomy. World J Urol, 1993; 11:175.
47. Hemal AK, Goel A, Goel R. Minimally invasive retroperitoneoscopic ureterolithotomy. J Urol, 2003;169:480.
48. Feyaerts A, Rietbergen J, Navarra S, et al. Laparoscopic ureterolithotomy for ureteral calculi. Eur Urol, 2001;40:609.
49. Hemal AK, Goel A, Kumar M, et al. Evaluation of laparoscopic retroperitoneal surgery in urinary stone disease. J Endourol, 2001;15:701.
50. Abolyosr A. Laparoscopic transperitoneal ureterolithotomy for recurrent lower-ureteral stones previously treated with open ureterolithotomy: initial experience in 11 cases. J Endourol, 2007;21:525.
51. Kongchareonsombat W, Atichoksakun S, Kitvikai K, et al. Extraperitoneal versus transperitoneal approach of laparoscopic ureterolithotomy in selected patients. J Med Assoc Thai, 2011;93:794.
52. Ma L, Yu DM, et al. Transperitoneal laparoscopic ureterolithotomy for upper ureteral calculi: a reporto f 1171 cases. Zhonghua Yi Xue Za Zhi, 2013;93:1577-9.
53. Lee WC, Hsieh HH. Retroperitoneoscopic ureterolithotomy for impacted ureteral stones. Chang Gung Med 2000;J, 23:28.
54. Keeley FX, Gialas I, Pillai M, et al. Laparoscopic ureterolithotomy: the Edinburgh experience. BJU Int, 1999;84:765.

55. Simforoosh N, Aminsharifi A. Laparoscopic management in stone disease. Curr Opin Urol., 2013;23:169-74.
56. Prakash J, Singh V, et al. Retroperitoneoscopic versus open mini-incision ureterolithotomy for upper and mid-ureteric stones: a prospective randomized study. Urolithiasis, 2014;42:133-9.
57. Thwaini A, McLeod A, Nambirajan T. Laparoscopic bladder diverticulectomy. J Laparoendosc Adv Surg Tech A, 2008;18:849.
58. Macejko AM, Viprakasit DP, Nadler RB. Cystoscope- and robot-assisted bladder diverticulectomy. J Endourol, 2008;22:2389.
59. Seo IY, Han DY, Oh SJ, et al. Laparoscopic excision of a urachal cyst containing large stones in an adult. Yonsei Med J, 2008;49:869.
60. Ansari MS, Hemal AK. A rare case of urachovesical calculus: a diagnostic dilemma and endo-laparoscopic management. J Laparoendosc Adv Surg Tech A, 2002;12:281.
61. Clark C, Bylund J, Paszek M, et al. Novel approach for removal of heavily encrusted ureteral stent. Can J Urol, 2009;16:4831.
62. Gacci M, Cai T, Travaglini F, et al. Giant stone in enterocystoplasty. Urol Int, 2005;75:181.
63. Colegate-Stone TJ, Raymond T, Khot U, et al. Laparoscopic management of iatrogenic bladder injury and bladder stone formation following laparoscopic inguinal herniorrhaphy. Hernia, 2008;12:429.
64. Dede FS, Dilbaz B, Sahin D, et al. Vesical calculus formation around a migrated copper-T 380-A. Eur J Contracept Reprod Health Care, 2006;11:50.

11
Pieloplastia

Tibério Moreno Siqueira Jr.
Marco Túlio Lasmar
Rafael Coelho

Introdução

A obstrução da junção pieloureteral (JUP) é definida como a restrição ao fluxo urinário da pelve renal em direção ao ureter, que se não for tratada pode provocar perda progressiva da função renal.

A incidência é de 1 caso / 1.500 nascimentos. É mais frequente no sexo masculino do que no feminino (2:1); em 60% das vezes ocorre do lado esquerdo, mas também pode ser bilateral entre 10 e 40% dos casos. Em 14% das vezes há refluxo vesicoureteral concomitante (C).[1,2]

Estenose da JUP pode ocorrer por fatores intrínsecos, como segmento ureteral aperistáltico, pregas mucosas ou substituição das fibras musculares por tecido fibroso; ou por fatores extrínsecos, como um vaso anômalo cruzando anteriormente a junção pieloureteral, que pode ser a causa única ou estar associada a fatores intrínsecos.[1,2]

As principais manifestações clínicas são: dor abdominal ou lombar, geralmente agravada por ingesta hídrica abundante, náuseas e vômitos, infecção do trato urinário e hematúria.

As indicações para intervenção terapêutica incluem a presença de sintomas associados à obstrução, deterioração da função renal, desenvolvimento de cálculos ou infecção.

O tratamento cirúrgico, quando indicado, pode ser feito por cirurgia convencional aberta, por via endoscópica ou por laparoscopia, assistida ou não por robô.

O tempo de seguimento após a pieloplastia para avaliar as taxas de sucesso pode durar até dez anos, mas a maior parte dos casos de insucesso ocorre dentro dos dois primeiros anos (C).[3]

Técnica cirúrgica

A pieloplastia desmembrada, descrita por Anderson-Hynes em 1949, é, até os dias atuais, o padrão-ouro para tratamento da estenose de JUP pelos seus ótimos resultados e baixo índice de complicações. Justamente com essa técnica é que todas as outras devem ser comparadas para avaliar a sua aplicabilidade (C).[4]

Acesso laparoscópico

Os pacientes são colocados em decúbito lateral contralateral ao lado a ser tratado. O pneumoperitônio é feito e mantido a 14-15 mmHg. Três ou quatro trocartes são colocados de acordo com disposição padronizada para o acesso transperitoneal: um paraumbilical (10 mm), outro entre este e a crista ilíaca (10 mm) e outro entre o primeiro e o apêndice xifoide (5 mm); mais um trocarte pode ser necessário, sendo este colocado na linha axilar anterior. É feita uma incisão peritoneal na linha de Toldt e o cólon rebatido medialmente. A JUP é identificada com dissecção do ureter proximal e da pelve renal.

A via laparoscópica retroperitoneal também pode ser utilizada, com o paciente em posição de lombotomia. Nesse acesso, a JUP é identificada mais diretamente, sem mobilização do cólon, tendo o músculo psoas e o polo inferior do rim como referências. O ureter e a pelve renal são dissecados e procede-se à pieloplastia da mesma maneira.

Técnica da pieloplastia

Em 1891, Kuster realizou a primeira pieloplastia desmembrada com sucesso. A técnica desmembrada consiste na secção completa da via excretora e realização da plastia, enquanto nas técnicas não desmembradas a plastia é realizada sem secção completa da via excretora. Em 1892, Fenger usou o princípio da técnica de Heineke-Michulicz (incisão longitudinal e sutura transversal) para correção da estenose de JUP. Em 1937, Foley descreveu uma plástica similar, porém, com uma incisão em "Y" e rafia em "V", conhecida como plástica em Y-V. Albarran e Davis descreveram uma técnica em que era realizada uma incisão longitudinal do ureter sobre a estenose e posterior cicatrização sobre um stent, conhecida como ureterotomia entubada de Davis. Em 1949, Anderson e Hynes modificaram a abordagem de Kuster, consolidando esta como a técnica-padrão para pieloplastia desmembrada até os dias de hoje.

A pieloplastia desmembrada consiste na identificação da JUP, ressecção do segmento ureteral acometido e na sutura ureteropiélica espatulada, com fios absorvíveis e nós posicionados externamente na anastomose. Recomendam-se pontos separados na junção e contínuos na porção piélica. Associa-se a drenagem urinária com cateter de duplo J ou, menos frequentemente, nefrostomia. O stent ureteral no acesso laparoscópico pode ser colocado por via retrógrada, antes do início da cirurgia propriamente dita, ou por via anterógrada, durante a cirurgia. O implante anterógrado, preferencialmente colocado após a sutura posterior da anastomose pieloureteral, reduz o tempo cirúrgico e facilita a dissecção da pelve renal por ela se manter hidronefrótica. Não há diferenças em termos de complicações (B).[5,6]

O inconveniente da derivação interna é a necessidade de um novo procedimento para a retirada do cateter, 4 a 6 semanas após a pieloplastia.

Estudo de custos

Tratando-se de custos, uma revisão da literatura avaliou cinco técnicas de tratamento da obstrução da JUP, encontrando os seguintes resultados em ordem crescente de custo médio (em dólares): endopielotomia ureteroscópica retrógrada (US$ 3.842), endopielotomia acucise (US$ 4.427), endopielotomia anterógrada (US$ 5.297), pieloplastia laparoscópica (US$ 7.026) e pieloplastia aberta (US$ 7.119). Entretanto, o fator custo é apenas um de uma série de fatores, incluindo a preferência do paciente e a experiência do cirurgião, que devem ser considerados na escolha do melhor tratamento para cada caso (C).[7]

Avaliando os custos comparativos entre a cirurgia robótica e a laparoscópica pura, dois estudos se destacam. Bhayani et al. (2005) analisaram o custo de ambas as abordagens cirúrgicas. Foram desconsiderados os custos comuns às duas técnicas e avaliados os custos adicionais da robótica. Gastos comuns a ambas incluem, por exemplo, sala de recuperação anestésica, tempo de hospitalização, medicações, exigência de enfermagem (C).[8] O modelo para análise de custo utilizado faz várias suposições: hospitalização equivalente, taxas de sucesso equivalentes, complicações equivalentes, honorários profissionais equivalentes, depreciação de cinco anos do sistema Da Vinci baseado em uma utilização institucional de 150 casos por ano e depreciação da torre de videolaparoscopia baseada em 400 casos por ano ao longo de cinco anos.

Outros pressupostos adotados foram uso dos instrumentos Da Vinci por 10 casos cada, uso de 3 trocartes na laparoscópica e uso de 4 trocartes na PRA, mas com apenas 1 trocarte descartável em cada procedimento. Um modelo de custos relativos (excluindo todos os custos comuns entre as duas abordagens) foi usado para executar uma análise de sensibilidade. Uma avaliação unidirecional mantendo o tempo cirúrgico da pieloplastia laparoscópica constante mostrou que ela é mais eficaz em termos de custo do que a PRA, caso seja executada em menos de 338 minutos (C).[8] Outra análise unidirecional, considerando a redução de custo do robô com alto volume cirúrgico e mantendo o custo da laparoscópica constante, demonstrou que um volume de mais de 500 casos da robótica por ano seria necessário para se chegar a uma equivalência de custo com a laparoscópica pura. Finalmente, uma análise de sensibilidade bidirecional também foi realizada variando o volume de cirurgias e o tempo operatório, já que esses são os dois fatores mais caros que afetam a análise. Mesmo com um volume de PRA de 500 casos/ano, o tempo operatório da PRA deve ser menor que 130 minutos para que se alcance uma vantagem de custo em relação à laparoscópica convencional.

Link et al. (2006), por sua vez, realizaram análise similar, mas ainda mais abrangente dos custos das duas abordagens cirúrgicas com um modelo matemático de segunda geração. Os custos avaliados incluíram tempo cirúrgico, honorários profissionais de anestesia, depreciação do equipamento de videolaparoscopia, depreciação do Da Vinci e o custo de materiais especiais, como trocartes descartáveis e os instrumentos robóticos (C).[9]

Para simplificar a análise, fatores que não diferiram entre as duas abordagens também foram excluídos do modelo. Exemplos incluem os custos de honorários do cirurgião, internação, analgésicos e os instrumentos de laparoscopia descartáveis padrão usados em ambos os casos. A depreciação do sistema Da Vinci também foi baseada em cinco anos com um uso institucional de 150 casos por ano. Da mesma forma, a depreciação do equipamento de laparoscopia foi considerada em um período de cinco anos com um volume estimado de 400 casos por ano. O tempo operatório mais longo nessa série, combinado com gastos substanciais para depreciação do robô, fizeram a PRA um procedimento muito mais caro nesta análise (2,7 vezes). Análise de sensibilidade unidirecional, mantendo constante o tempo operatório da PRA, projetou que o tempo cirúrgico da pieloplastia laparoscópica pura deve aumentar para 388 minutos (6,5 horas) para que a PRA seja custo equivalente. A depreciação do sistema robótico baseada em uma utilização estimada de 150 casos por ano (de todos os tipos) resultou em um "prêmio" de $ 2.000 para uso do Da Vinci por caso, exclusivamente devido à depreciação de bens de equipamento. Isso representa 46% do custo total previsto para PRA. No entanto, mesmo se a depreciação do Da Vinci for eliminada do modelo, a PRA ainda seria 1,7 vez mais cara do que a cirurgia com laparoscopia convencional.

Há alguma superioridade na comparação entre acessos laparoscópicos?

Comparação entre a via transperitoneal e retroperitoneal. Em 1993, Schuessler et al. e Kavoussi e Peters foram os primeiros a publicar o tratamento da estenose de JUP por laparoscopia pelo acesso transperitoneal (TP) e, em 1996, Janetschek et al. demonstraram a pieloplastia também pela via retroperitoneoscópica (RP) (C).[10-12] Se, por um lado, o acesso transperitoneal oferece maior espaço de trabalho para dissecção e sutura, com referências anatômicas mais bem definidas, por outro, a retroperitoneoscopia promove acesso direto à JUP, com menor necessidade de dissecção e sem violar o envelope peritoneal, o que pode ser uma vantagem em caso de extravasamento de urina. Abuanz et al. (2010) compararam 34 casos realizados pela via RP com 31 realizados pela via TP. O tempo cirúrgico médio foi maior no acesso retroperitoneoscópico (231,6 versus 194,7 min), assim como a taxa de conversão (19,35 versus 2,9%). Não houve diferenças entre os acessos no que tange a tempo de internação e complicações intra ou pós-operatórias. A taxa de sucesso entre as técnicas foi semelhante (RP: 87% e TP: 82%) (B).[13] Em um trabalho prospectivo e randomizado, Shoma et al. (2007) compararam 40 pacientes submetidos a pieloplastia laparoscópica, sendo 20 pelo acesso TP e 20 pelo acesso RP. Compararam-se os dados pré-operatórios de ambos os grupos. Todos os casos foram feitos pela técnica desmembrada e não houve conversão em nenhum deles. O tempo cirúrgico foi maior pela via retroperitoneoscópica (189 versus 149 min; $p = 0{,}02$). O tempo de internação, número de complicações intra e pós-operatórias, tempo de retorno às atividades habituais e a taxa de sucesso (TP: 95% e RP: 90%) foram semelhantes em ambos os grupos (A).[14]

Single Port

A pieloplastia tem sido realizada também através de portal único – *laparoendoscopic single-site* (LESS) – em alguns centros no mundo. Stein et al., em 2010, analisaram 16 pieloplastias realizadas por portal único e cruzaram com uma coorte de pacientes submetidos à pieloplastia laparoscópica convencional. O *follow-up* médio foi de 13 meses para o grupo LESS, realizado por acesso transumbilical, e 17 meses para o grupo laparoscópico padrão. Exceto pela menor média de índice de massa corpórea no grupo LESS, não houve diferenças perioperatórias nos dois grupos, incluindo tempo de internação e necessidade de analgesia. Também não houve vantagens significativas em questionário de qualidade de vida em nenhum das duas coortes. Todos os pacientes de ambos os grupos relataram melhora clínica de seus sintomas e não houve diferenças em termos de melhora funcional entre eles. As limitações incluem a natureza retrospectiva do estudo, bem como a pequena amostra e o seguimento não muito longo, entretanto, os autores concluíram que não houve benefícios da pieloplastia realizada por LESS sobre a laparoscópica convencional, além da vantagem estética. Mais estudos são necessários para avaliar se esses resultados podem ser generalizados para os procedimentos realizados por portal único.[15]

Recomendação: Os resultados dos diversos acessos são semelhantes, a escolha, portanto, depende do treinamento, experiência e preferência do cirurgião.

Existe benefício da cirurgia laparoscópica nos parâmetros perioperatórios?

Tempo operatório

A princípio, aceita com dificuldade pelo longo período operatório e necessidade de habilidades laparoscópicas avançadas, os bons resultados da pieloplastia vídeo-assistida são evidentes e elevados, mesmo em séries iniciais, e o tempo operatório reduz significativamente após a curva de aprendizado (C).[16-18]

Em estudo que analisou cinco grandes séries de pieloplastia laparoscópica trans ou retroperitoneal, totalizando aproximadamente 500 pacientes, demonstrou-se um tempo cirúrgico médio que ficou entre 119 e 246 minutos (C).[19]

Sangramento e complicações

A baixa morbidade da pieloplastia laparoscópica está bem refletida na baixa incidência de complicações per e pós-operatórias, mesmo nas séries iniciais. A taxa de complicações são semelhantes quando se compara a cirurgia aberta e laparoscópica (B).[20-25] Os riscos de hemotransfusão são marcadamente reduzidos, sendo limitados a casos anedóticos, diferentemente da endopielotomia, por exemplo, em que as taxas de transfusão podem variar de 3 a 11% (C).[16,26,27] Szydelko et al. (2011) compararam seus 150 casos de pieloplastia laparoscópica divididos em três grupos de 50 pacientes de acordo com a curva de aprendizado e analisaram as complicações de acordo com a classificação Clavien. Não houve diferenças estatisticamente significativas nas taxas de complicações entre os três períodos, sugerindo que essa técnica é segura em qualquer fase da curva de aprendizado (C).[28]

Em experiência nacional, Lasmar et al. (2010), com 55 casos e segmento médio de 22 meses, e Mitre et al. (2008), com 47 casos e segmento médio de

24 meses, avaliaram os resultados de suas pieloplastias laparoscópicas todas feitas por via transperitoneal. Não houve complicações intraoperatórias e baixo índice de complicações menores pós-operatórias (C).[29,30]

Conversão

As taxas de conversões são extremamente baixas, variando entre 0,6 e 2% (C).[30-33]

Recuperação pós-operatória

Os pacientes submetidos à pieloplastia laparoscópica apresentam um menor índice de morbidade pós-operatória, realimentação mais precoce, menor tempo de internação hospitalar e retorno mais rápido às atividades habituais (B).[7,22,34,35] Symons et al. (2009) e Singh et al. (2010) analisaram seus 118 e 142 casos, respectivamente, de pieloplastias realizadas pela via laparoscópica. Com um índice muito baixo de complicações, baixa morbidade e uma taxa de sucesso de 94,5% e 96,8%, os dois grupos consideraram que a pieloplastia laparoscópica é segura e efetiva e deve ser considerada o padrão-ouro para o tratamento da obstrução da JUP, em serviços com expertise em cirurgia laparoscópica (C).[31,32]

Recomendação: Os resultados perioperatórios são superiores na cirurgia laparoscópica.

O acesso laparoscópico apresenta o mesmo índice de sucesso que o acesso aberto?

A pieloplastia aberta tem sido o padrão-ouro para o tratamento da estenose da JUP desde a sua instituição, com taxas de sucesso, a longo prazo, superiores a 90%. Porém, a sua morbidade não é baixa, principalmente relacionada à dor crônica na lombotomia, risco de hérnia incisional e maior tempo necessário para retorno às atividades habituais. A técnica desmembrada de Anderson-Hynes é empregada na maioria dos trabalhos de pieloplastias laparoscópicas publicados, refletindo uma tentativa de reproduzir os princípios bem estabelecidos da cirurgia aberta, além de ser mais efetiva do que outros procedimentos minimamente invasivos, notadamente as técnicas endoscópicas retrógradas ou anterógradas (C).[36] Vários trabalhos já demonstraram taxas de sucesso semelhantes à cirurgia aberta, variando entre 88 e 98,5%, mesmo nos casos de retratamentos e com cálculos associados. A maior série multicêntrica brasileira com 133 casos apresentou taxa de sucesso de 96% com seguimento que chegou até 108 meses (B).[18] Os autores concluem que a pieloplastia laparoscópica é segura, com baixa morbidade, e confere resultados excelentes, semelhantes à técnica-padrão aberta, porém, menos invasiva e, por isso, deve ser considerada a primeira opção para o tratamento da estenose de JUP. Procedimentos concomitantes também podem ser realizados com sucesso nos casos em que forem necessários (C).[16,19,29,30,32]

Recomendação: Os resultados tardios do acesso laparoscópico são semelhantes aos do acesso aberto e superiores às técnicas endourológicas.

Há aplicabilidade da cirurgia laparoscópica na correção da obstrução pieloureteral secundária?

Algumas séries na literatura também têm mostrado a utilização da via laparoscópica para correção da estenose de JUP recidivada. Independentemente do tratamento primário, seja ele aberto, laparoscópico ou endoluminal, o acesso laparoscópico foi usado para o retratamento. Brito et al. (2007) analisaram 13 pacientes com obstrução recidivada e sintomática da JUP, que foram retratados com pieloplastia laparoscópica transperitoneal desmembrada. O tempo cirúrgico médio foi de 195 minutos (135 a 270) e o tempo de internação de 2,2 dias (2 a 5). Não houve conversão ou complicações intraoperatórias. A taxa de sucesso foi de 92,3% com um seguimento médio de 22,4 meses (16 a 36) (C).[37] Outros 36 pacientes foram tratados laparoscopicamente após recidiva do primeiro tratamento e avaliados por Sundaram et al. (2003). O período de internação médio foi de 2,9 dias (1 a 7) e o tempo cirúrgico médio foi de 6,2 horas (2,7 a 10). Um caso foi convertido por sangramento e 8 casos apresentaram complicações menores no pós-operatório. O índice de sucesso considerando patência da anastomose e melhora clínica foi de 89% nessa série (C).[38]

Os dados sugerem que a pieloplastia laparoscópica também pode ser uma alternativa para o tratamento da obstrução da JUP recidivada, com bons resultados, semelhantes aos atingidos quando da correção primária da estenose.

Recomendação: A pieloplastia laparoscópica secundária tem os mesmos resultados que a pieloplastia laparoscópica primária.

A pieloplastia laparoscópica tem aplicabilidade em crianças?

Em crianças, os dados são um pouco mais limitados, mas em um estudo prospectivo e randomizado foram comparados pacientes de 1 a 18 anos, submetidos a pieloplastia aberta e laparoscópica com um seguimento médio de 11,1 e 8,1 meses, respectivamente. Não houve complicações em nenhum grupo. O tempo cirúrgico foi menor no grupo aberto, mas houve uma tendência a redução do período de hospitalização nos casos laparoscópicos. A taxa de sucesso foi de 100 e 95%, nessa ordem, para os acessos laparoscópico e aberto. A análise de custos foi equivalente entre os grupos nesse estudo. Os autores concluíram que a pieloplastia laparoscópica é uma alternativa segura e eficaz para o tratamento da estenose de JUP, também no grupo etário infantil, o que está em concordância com outros achados da literatura (C).[20,39]

Recomendação: O acesso laparoscópico oferece os mesmos resultados que a cirurgia aberta na faixa etária pediátrica.

Existe alguma vantagem da cirurgia laparoscópica auxiliada por robô?

Os benefícios transmitidos ao cirurgião com a laparoscopia assistida por robô incluem visão binocular, tridimensional e magnificada, filtragem do tremor dos movimentos, melhor ergonomia cirúrgica, além de instrumentos miniaturizados e articulados com sete graus de liberdade de movimentos. Baseando-se nessas vantagens, a primeira pieloplastia robô-assistida (PRA) foi descrita por Sung et al., em 1995, e desde então seu crescimento tem sido exponencial (C).[40] Não existe consenso sobre uma definição padronizada para o sucesso, o que continua a ser um obstáculo na comparação entre diferentes séries ou abordagens cirúrgicas. Ainda assim, os resultados a curto prazo (< 1 ano seguimento) demonstram que a PRA é um procedimento seguro e reprodutível (C).[41-43]

A maior série proveniente de instituição única foi publicada em 2007, por Schwentner et al., que relataram 92 casos de PRA (C).[44] O tempo operatório médio foi de 108,3 minutos, com perda de sangue estimada mínima (< 70 ml). Complicações cirúrgicas perioperatórias foram relatadas em apenas 3% dos pacientes. Num seguimento médio de 39,1 meses, 80 pacientes (96,7%) apresentaram resolução da obstrução com base nos resultados do renograma com diurético; procedimentos adicionais foram necessários em apenas três pacientes. Baseando-se nessas altas taxas de sucesso, a longo prazo e baixo índice de complicações, esses autores consideram a abordagem robótica como a técnica preferida para o tratamento cirúrgico da obstrução da JUP.

De forma similar, Mufarrij et al. (2008) publicaram recentemente a maior série multi-institucional de PRA, compilando resultados de 140 pacientes provenientes de três instituições de ensino (C).[45] Dos procedimentos realizados, 23 (16,4%) foram reparos secundários, predominantemente, após falha de endopielotomia por laser. O tempo operatório médio e o tempo médio de internação hospitalar foram de 217 minutos (80 a 510) e 2,1 dias (0,75 a 7), respectivamente. A taxa de sucesso foi de 95,7%, baseando-se nos resultados do renograma com diurético. A partir desses resultados os autores concluíram que a PRA é uma opção segura, durável e eficaz para tratamento da estenose de JUP primária e secundária, com ou sem extração concomitante de cálculos urinários (C).[45]

Revisão sistemática e metanálise comparando a pieloplastia laparoscópica pura com robô-assistida não demonstraram diferenças nas taxas de sucesso e complicações entre as técnicas (A).[46]

Recomendação: O procedimento auxiliado pelo robô é uma opção terapêutica e os resultados comparativos são similares.

Referências bibliográficas

1. Hachul M IO, Leslie B, Pedro RN, Souza AS. Estenose de JUP. Reuniões de Consensos e Diretrizes. Sociedade Brasileira de Urologia; 2005.

2. Hachul M IO, Leslie B, Pedro RN, Souza AS. Estenose da Junção Pieloureteral. Projeto Diretrizes: Associação Médica Brasileira e Conselho Federal de Medicina; 2006.
3. El-Shazly MA, Moon DA, Eden CG. Laparoscopic pyeloplasty: status and review of literature. J Endourol. Jul 2007;21(7):673-8.
4. Anderson JC, Hynes W. Retrocaval ureter; a case diagnosed pre-operatively and treated successfully by a plastic operation. Br J Urol. Sep 1949;21(3):209-14.
5. Mandhani A, Goel S, Bhandari M. Is antegrade stenting superior to retrograde stenting in laparoscopic pyeloplasty? 2004:1440-2. Located at: J Urol.
6. Arumainayagam N, Minervini A, Davenport K, et al. Antegrade versus retrograde stenting in laparoscopic pyeloplasty. J Endourol. Apr 2008;22(4):671-4.
7. Gettman MT, Lotan Y, Roerhborn CG, Cadeddu JA, Pearle MS. Cost-effective treatment for ureteropelvic junction obstruction: a decision tree analysis. J Urol. Jan 2003;169(1):228-32.
8. Bhayani SB, Link RE, Varkarakis JM, Kavoussi LR. Complete daVinci versus laparoscopic pyeloplasty: cost analysis. J Endourol. Apr 2005;19(3):327-32.
9. Link RE, Bhayani SB, Kavoussi LR. A prospective comparison of robotic and laparoscopic pyeloplasty. Ann Surg. Apr 2006;243(4):486-91.
10. Schuessler WW, Grune MT, Tecuanhuey LV, Preminger GM. Laparoscopic dismembered pyeloplasty. J Urol. Dec 1993;150(6):1795-9.
11. Kavoussi LR, Peters CA. Laparoscopic pyeloplasty. J Urol. Dec 1993;150(6):1891-4.
12. Janetschek G, Peschel R, Altarac S, Bartsch G. Laparoscopic and retroperitoneoscopic repair of ureteropelvic junction obstruction. Urology. Mar 1996;47(3):311-6.
13. Abuanz S, Game X, Roche JB, et al. Laparoscopic pyeloplasty: comparison between retroperitoneoscopic and transperitoneal approach. Urology. Oct 2010;76(4):877-81.
14. Shoma AM, El Nahas AR, Bazeed MA. Laparoscopic pyeloplasty: a prospective randomized comparison between the transperitoneal approach and retroperitoneoscopy. J Urol. Nov 2007;178(5):2020-4; discussion 2024.
15. Stein RJ, Berger AK, Brandina R, et al. Laparoendoscopic single-site pyeloplasty: a comparison with the standard laparoscopic technique. BJU Int. Mar 2011;107(5):811-5.
16. Adeyoju AB, Hrouda D, Gill IS. Laparoscopic pyeloplasty: the first decade. BJU Int. Aug 2004;94(3):264-7.
17. Inagaki T, Rha KH, Ong AM, Kavoussi LR, Jarrett TW. Laparoscopic pyeloplasty: current status. BJU Int. Mar 2005;95 Suppl 2:102-5.
18. Wolf JS. Laparoscopic transperitoneal pyeloplasty. J Endourol. Feb 2011;25(2):173-8.
19. Moon DA, El-Shazly MA, Chang CM, Gianduzzo TR, Eden CG. Laparoscopic pyeloplasty: evolution of a new gold standard. Urology. May 2006;67(5):932-6.
20. Penn HA, Gatti JM, Hoestje SM, DeMarco RT, Snyder CL, Murphy JP. Laparoscopic versus open pyeloplasty in children: preliminary report of a prospective randomized trial. J Urol. Aug 2010;184(2):690-5.

21. Klingler HC, Remzi M, Janetschek G, Kratzik C, Marberger MJ. Comparison of open versus laparoscopic pyeloplasty techniques in treatment of uretero-pelvic junction obstruction. Eur Urol. Sep 2003;44(3):340-5.
22. Calvert RC, Morsy MM, Zelhof B, Rhodes M, Burgess NA. Comparison of laparoscopic and open pyeloplasty in 100 patients with pelvi-ureteric junction obstruction. Surg Endosc. Feb 2008;22(2):411-4.
23. Soulie M, Thoulouzan M, Seguin P, et al. Retroperitoneal laparoscopic versus open pyeloplasty with a minimal incision: comparison of two surgical approaches. Urology. Mar 2001;57(3):443-7.
24. Valla JS, Breaud J, Griffin SJ, et al. Retroperitoneoscopic vs open dismembered pyeloplasty for ureteropelvic junction obstruction in children. J Pediatr Urol. Oct 2009;5(5):368-73.
25. Ravish IR, Nerli RB, Reddy MN, Amarkhed SS. Laparoscopic pyeloplasty compared with open pyeloplasty in children. J Endourol. Aug 2007;21(8):897-902.
26. Mandhani A, Kumar D, Kumar A, et al. Safety profile and complications of transperitoneal laparoscopic pyeloplasty: a critical analysis. J Endourol. Sep 2005;19(7):797-802.
27. Rassweiler JJ, Teber D, Frede T. Complications of laparoscopic pyeloplasty. World J Urol. Dec 2008;26(6):539-47.
28. Szydelko T, Kasprzak J, Apoznanski W, et al. Clavien classification of complications after 150 laparoscopic pyeloplasties. Urology. Jun 2011;77(6):1359-64.
29. Mitre AI, Brito AH, Srougi M. Laparoscopic dismembered pyeloplasty in 47 cases. Clinics (Sao Paulo). Oct 2008;63(5):631-6.
30. Lasmar MT, Castro HA, Jr., Vengjer A, Guerra FA, Souza EA, Rocha LM. Transperitoneal laparoscopic pyeloplasty: Brazilian initial experience with 55 cases. Int Braz J Urol. Nov-Dec 2010;36(6):678-84; discussion 684.
31. Singh O, Gupta SS, Hastir A, Arvind NK. Laparoscopic dismembered pyeloplasty for ureteropelvic junction obstruction: experience with 142 cases in a high-volume center. J Endourol. Sep 2010;24(9):1431-4.
32. Symons SJ, Bhirud PS, Jain V, Shetty AS, Desai MR. Laparoscopic pyeloplasty: our new gold standard. J Endourol. Mar 2009;23(3):463-7.
33. Juliano RV, Mendonca RR, Meyer F, et al. Long-term outcome of laparoscopic pyeloplasty: multicentric comparative study of techniques and accesses. J Laparoendosc Adv Surg Tech A. Jun 2011;21(5):399-403.
34. Bestard Vallejo JE, Cecchini Rosell L, Raventos Busquets CX, Trilla Herrera E, Tremps Velazquez E, Morote Robles J. [Open versus laparoscopic pyeloplasty: review of our series and description of our laparoscopic pyeloplasty procedure]. Actas Urol Esp. Oct 2009;33(9):994-9.
35. Gallo F, Schenone M, Giberti C. Ureteropelvic junction obstruction: which is the best treatment today? J Laparoendosc Adv Surg Tech A. Oct 2009;19(5):657-62.

36. Turk IA, Davis JW, Winkelmann B, et al. Laparoscopic dismembered pyeloplasty--the method of choice in the presence of an enlarged renal pelvis and crossing vessels. Eur Urol. Sep 2002;42(3):268-75.
37. Brito AH, Mitre AI, Srougi M. Laparoscopic pyeloplasty in secondary obstruction. J Endourol. Dec 2007;21(12):1481-4.
38. Sundaram CP, Grubb RL, 3rd, Rehman J, et al. Laparoscopic pyeloplasty for secondary ureteropelvic junction obstruction. J Urol. Jun 2003;169(6):2037-40.
39. Seixas-Mikelus SA, Jenkins LC, Williot P, Greenfield SP. Pediatric pyeloplasty: comparison of literature meta-analysis of laparoscopic and open techniques with open surgery at a single institution. J Urol. Nov 2009;182(5):2428-32.
40. Sung GT, Gill IS, Hsu TH. Robotic-assisted laparoscopic pyeloplasty: a pilot study. Urology. Jun 1999;53(6):1099-103.
41. Cestari A, Buffi NM, Lista G, et al. Retroperitoneal and transperitoneal robot-assisted pyeloplasty in adults: techniques and results. Eur Urol. Nov 2010;58(5):711-8.
42. Mendez-Torres F, Woods M, Thomas R. Technical modifications for robot-assisted laparoscopic pyeloplasty. J Endourol. Apr 2005;19(3):393-6.
43. Gupta NP, Nayyar R, Hemal AK, Mukherjee S, Kumar R, Dogra PN. Outcome analysis of robotic pyeloplasty: a large single-centre experience. BJU Int. Apr 2010;105(7):980-3.
44. Schwentner C, Pelzer A, Neururer R, et al. Robotic Anderson-Hynes pyeloplasty: 5-year experienceof one centre. BJU Int. Oct 2007;100(4):880-5.
45. Mufarrij PW, Woods M, Shah OD, et al. Robotic dismembered pyeloplasty: a 6-year, multiinstitutional experience. J Urol. Oct 2008;180(4):1391-6.
46. Braga LH, Pace K, DeMaria J, Lorenzo AJ. Systematic review and meta-analysis of robotic-assisted versus conventional laparoscopic pyeloplasty for patients with ureteropelvic junction obstruction: effect on operative time, length of hospital stay, postoperative complications, and success rate. Eur Urol. Nov 2009;56(5):848-57.

12
Nefroureterectomia radical laparoscópica

Eliney Ferreira Faria
Leonardo O. Reis
Rodolfo Borges dos Reis

Introdução

Nefroureterectomia radical (NUR) com excisão de *cuff* vesical é o tratamento padrão-ouro para o carcinoma urotelial do trato urinário superior (CUTUS), independentemente da localização do tumor no trato urinário (C).[1]

A NUR deve respeitar os princípios oncológicos, que consistem em evitar a disseminação do tumor que acontece na abertura inadvertida do trato urinário durante a ressecção dele (C).[1,2] A ressecção do ureter distal e seu respectivo meato é realizada porque é local de considerável risco de recorrência. Após a remoção da parte proximal, é muito difícil avaliá-lo por imagem ou abordá-lo através de endoscopia no período de seguimento. Publicações recentes sobre a sobrevivência posterior à nefroureterectomia confirmaram que a retirada do ureter distal e do *cuff* vesical é benéfica (C).[3-7] E que um atraso maior que 45 dias entre o diagnóstico e o tratamento constitui um risco para a progressão da doença (C).[8]

A partir dos resultados de uma série de estudos descritivos retrospectivos, observa-se que a NUR laparoscópica está indicada em pacientes com carcinoma trato urotelial até estádio clínico T2, sem evidência de metástases linfonodais, com resultados semelhantes à cirurgia aberta. Embora nenhuma conclusão possa ser feita sobre os pacientes com doença em maior estádio devido à falta de dados comparativos estratificados de qualidade, não há dados suficientes para contraindicar laparoscopia em pacientes com estádio T3-4. NUR laparoscópica assistida com a mão é indicada em pacientes com tumores avançados, nos quais a nefrectomia é realizada por laparoscopia e a ressecção do tumor ureteral por via aberta. Há poucos relatos de nefroureterectomia laparoscópica em pacientes com invasão tumoral de órgãos adjacentes ou metástases linfonodais generalizadas, e são necessárias mais investigações nessa área. Cirurgia laparoscópica ou cirurgia aberta podem ser adotadas da mesma forma, e devem respeitar essas regras para não comprometer o resultado oncológico.[48]

Vários cuidados devem ser tomados ao operar com pneumoperitônio, pois pode-se aumentar o risco de disseminação do tumor:

- Abertura do sistema coletor urinário deve ser evitada.
- Contato direto dos instrumentos com o tumor deve ser evitado. NUR laparoscópica deve ocorrer em um sistema fechado.
- Morcelamento do tumor deve ser evitado, e um saco de recuperação (endobag) é necessário para extrair o tumor.
- Rim e o ureter devem ser retirados em bloco com o *cuff* vesical.

Tumores invasivos, volumosos (T3 / T4 e/ou N+ / M+), ou alguns multifocais são contraindicações para NUR laparoscópica, até prova em contrário.

O regime de vigilância é baseado na citologia urinária, cistoscopia e tomografia, por ao menos cinco anos (C).[9] A recorrência da bexiga não deve ser considerada uma recorrência distante. Quando o tratamento conservador é realizado, o trato urinário superior ipsilateral requer um acompanhamento cuidadoso devido ao risco elevado de recorrência – ureteroscopia. Apesar das notáveis melhorias na tecnologia endourológica, o seguimento dos pacientes tratados com a terapia conservadora é difícil, e procedimentos minimamente invasivos são muitas vezes necessários (C).[10-14]

Um outro achado recente de revisão sistemática de oito estudos (979 pacientes) demostrou que a quimioterapia profilática intravesical pode prevenir a recorrência de tumores vesicais em pacientes com tumores do trato urinário superior primários após NUR. Tal instilação intravesical única pode ter um efeito semelhante ao de instilações repetidas. A primeira instilação, começando dentro de 24 horas, parece mostrar menor recorrência de tumor vesical do que em 48 horas ou duas semanas.[43]

Estudo de custos

Como na maioria dos casos o tempo laparoscópico da nefroureterectomia é semelhante ao da nefrectomia radical, considera-se que a nefroureterectomia laparoscópica seja um procedimento com boa relação de custo efetividade.

Técnica operatória

Transperitoneal

Realiza-se com decúbito lateral (inclinação de 45-60 graus). A disposição dos portais pode variar em alguns serviços em todo o mundo, mas a mais usada e sugerida é a seguinte: primeiro trocarte de 10 mm situa-se na linha hemiclavicular à altura da cicatriz umbilical. Sob visão direta, um segundo trocarte de 10 mm é utilizado para a óptica e pode ser inserido ao nível da borda lateral do reto ou na própria cicatriz umbilical, dependendo da área abdominal e do índice de massa corporal do paciente. Um terceiro trocarte é inserido na mesma linha do primeiro ao nível do rebordo costal, e pode ser de 5 ou 10 mm. O cirurgião deve reservar o trocarte de 10 mm para a mão dominante, ou seja, aquela que tiver mais conforto para usar a dissecção com a pinça *Mixter* de 10 mm, ou os aplicadores de clipes metálicos ou Hem-o-lok®.

Retroperitoneal

Idealmente, o acesso inicial ao retroperitônio deve ser realizado pela técnica aberta de Hasson, com uma incisão de 1,5 cm feita imediatamente abaixo da ponta da décima segunda costela, através do qual é colocado um balão dilatador. Inserção e posicionamento ideal dos trocartes secundários: dois trocartes secundários de 5 e 10 mm são introduzidos como portas de trabalho para a triangulação. Os vasos renais são ligados com clipes metálicos ou com Hem-o-lok®.

Técnica *hand assisted*

O paciente é posicionado como na nefroureterectomia radical laparoscópica transperitoneal. Uma incisão na linha média abaixo do umbigo é feita do tamanho da luva do cirurgião (ou auxiliar) que introduzirá a mão no *hand port*. Outros dois trocartes, de 5 e 10 mm, são introduzidos sob visão direta para realização da cirurgia.

Técnica robô-assistida

A abordagem laparoscópica assistida por robô também tem sido empregada. A abordagem robótica tem sido feita sem o reposicionamento do paciente e utilizando o robô em posição oblíqua, o que evita o *re-docking*. Mantendo o paciente em decúbito lateral não só encurta o tempo cirúrgico, mas também melhora a exposição da ureterectomia distal e retirada do *cuff* vesical.[49]

Técnicas de remoção do *cuff*

Para o manejo do ureter distal existem várias alternativas técnicas, algumas são realizadas antes da nefroureterectomia, outras são feitas em conjunto com a cirurgia renal. Todas as técnicas têm suas vantagens e desvantagens, sendo a decisão pela técnica baseada em experiência e preferência do cirurgião.

Remoção do *cuff* antes da nefroureterectomia (técnica transvesical de Pluck)

Na descrição original, o ureter distal é ressecado por via transuretral antes da abordagem renal, usando faca de Collins, até o aparecimento da gordura perivesical. Essa dissecção é feita profundamente para desprendimento completo do ureter distal. Pode-se também proceder a referida técnica abordando primeiro o rim, colocando-se, em seguida, um clipe no ureter intraperitoneal para evitar disseminação de células tumorais com extravasamento urinário e, depois, proceder à ressecção endoscópica do ureter. As críticas a essa técnica são o extravasamento de urina com células neoplásicas para o retroperitônio, que podem se implantar, e o tempo de permanência do cateter, que pode chegar a mais de duas semanas.

Uso de *stapler*

Alguns autores descrevem o uso do *stapler* para suturar e seccionar uma pequena porção vesical que inclui o *cuff* ureteral. A vantagem desse método é a redução do extravasamento de urina e disseminação de células tumorais, mas como desvantagens são descritas: o uso de fluoroscopia, possibilidade de lesão ureteral contralateral, ausência de visualização da margem interna da bexiga durante acionamento do *stapler*, possibilidade de implantação de células neoplásicas na linha de grampos, risco de desenvolvimento de cálculos (C).[18,19]

Intussuscepção do ureter

Em casos nos quais não há evidência de tumor no ureter distal, a ressecção deste pode ser realizada fixando-se o coto e o ureter a um cateter ureteral passado através do meato, sendo o ureter extraído invertido através de intussuscepção (C).[20]

Após nefroureterectomia: ressecção aberta do *cuff* vesical

Após a realização da parte renal da cirurgia, procede-se à mobilização distal do ureter e *cuff* vesical através das incisões: de Gibson, mediana infraumbilical ou ainda de Pfannenstiel, que será a mesma incisão para retirada da peça cirúrgica. A dissecção do segmento intramural do ureter é feita através de abordagem extravesical e após clipagem do ureter ou colocação de uma pinça Kelly, para diminuir o potencial de disseminação de urina e implantação de células tumorais.[16,18,21,22] Essa abordagem está de acordo com os princípios oncológicos descritos anteriormente e minimiza o risco de derrame do tumor. Não raro, o reposicionamento do paciente é necessário, mas nem sempre obrigatório.[48]

Cinco estudos retrospectivos comparando várias técnicas de excisão em bloco do ureter inferior demonstraram que nenhuma técnica relatada parece ser melhor do que qualquer outra.[44] Não há estudos mostrando superioridade de uma técnica sobre outra em termos de sobrevida.[48]

Cada técnica de abordagem do ureter distal tem vantagens e desvantagens inerentes. No entanto, até o momento, não há estudos randomizados prospectivos comparando as diferentes abordagens. As taxas de recorrência relatadas dentro da bexiga após várias técnicas de abordagem do ureter distal durante NUR variam de 6,7 para 50%.[48]

Existe benefício do acesso laparoscópico em relação aos parâmetros perioperatórios?

Tempo operatório

O tempo médio operatório é de 276 minutos. Embora com tempos operatórios mais longos em algumas séries quando comparada à cirurgia aberta (C).[13] Muitos não encontraram diferença em tempos operatórios e alguns relatam a cirurgia laparoscópica com tempo operatório mais curto.

A duração da cirurgia parece ser maior na técnica laparoscópica, com o tempo médio para os grupos NUL e NUA, de 164,8 e 462 minutos e 156,2 e 324 minutos, respectivamente. Apenas quatro estudos relataram um melhor tempo de operação com NUL.[44]

Sangramento

O sangramento varia entre 200 e 500 ml. O pneumoperitônio tem impacto na perda sanguínea intraoperatória. Revisão recente demonstrou que a perda de sangue (104 versus 430 ml, $p < 0,001$) foi significativamente menor com a técnica laparoscópica quando comparada à aberta.[44]

Conversão

A taxa de conversão varia entre 0 e 10% dos casos.

Complicações

Uma revisão de 15 séries de nefroureterectomias laparoscópicas (total 312 pacientes) e 11 séries de nefroureterectomias abertas (total de 206 pacientes) revelou uma taxa de complicações graves de 0 a 19% (média de 5,6%) para cirurgia laparoscópica, e 0 a 29% (média de 8,3%) para cirurgia aberta. O índice de complicações menores foi de 0 a 40% (média de 12,9%) para cirurgia laparoscópica, e 0 a 45% (média de 14,1%) para cirurgia aberta. Não foi observada diferença significativa entre os procedimentos.[23,24,25,26] Complicações específicas para nefroureterectomia laparoscópica foram extravasamento de grandes volumes de líquido de irrigação durante a dissecção transvesical do ureter distal, perdas urinárias do sítio vesical de dissecção do ureter e hérnia nos portais cirúrgicos.[27,28]

Recuperação pós-operatória

A cirurgia laparoscópica foi superior à cirurgia aberta em termos de deambulação precoce, reintrodução de dieta, necessidade de analgesia pós-operatória, tempo de internação e recuperação pós-operatório (B).[27,29,30] O tempo médio de internação para os grupos NUR laparoscópica e NUR aberta foi 2,3-13 dias e 4,2- 21,1 dias, respectivamente. O tempo médio de internação da NUR laparoscópica foi significativamente menor quando comparado ao grupo NUR aberta (2,3 versus 3,65 dias, $p < 0,001$).[44]

Recomendação: O acesso laparoscópico apresenta resultados superiores ou semelhantes em relação aos parâmetros perioperatórios quando comparado com o acesso aberto.

O acesso laparoscópico apresenta eficácia oncológica?

Estádio, margens cirúrgicas, recorrência local e metástases à distância

Série de ao menos 20 pacientes relata recidiva vesical entre 4,5 e 55,5% dos casos, metástases distantes entre 0 e 28%, recorrência local entre 0 e 15%. Comparando nefroureterectomia laparoscópica (inclusive mão assistida) e cirurgia aberta, a taxa de recorrência vesical média foi de 24 versus 24,7%, respectivamente, as taxas de recorrência local foram de 4,4 e 6,3%, respectivamente, e as taxas de metástases à distância foram de 15,5 e 15,2% (B).[30,31] Outros estudos descritivos também relataram não haver diferenças em taxas positivas de margens cirúrgicas (C).[23] A proporção de pacientes com tumores em estágio pT3 desses estudos foi de 12 e 35% no grupo laparoscópico, e 18 e 59% no grupo aberto, sem diferença entre os grupos na maioria dos estudos. Uma metanálise de estudos observacionais favoreceu o grupo NUR laparoscópica em recorrência no trato urinário inferior ($p < 0,001$) e metástases à distância. As metanálises para recorrência local para os dois grupos foram comparáveis.[44]

Sobrevida global, câncer específica e livre de metástases

Revisão com 17 estudos observacionais relatou segurança oncológica comparável entre NUR laparoscópica e NUR aberta, em que a sobrevida câncer específica em cinco anos variou de 71 a 95,2% e 63,5 a 92,6%, respectivamente. A sobrevida livre de recorrência em cinco anos para NUR laparoscópica e NUR aberta foi 52,5 a 90,4% e 50,7 a 88,8%, respectivamente, com uma mediana de 163 meses, relatando resultados oncológicos comparáveis para sobrevida global, sobrevida livre de recorrência e sobrevida câncer específica em 5, 10 e 15 anos, para as duas abordagens. Comparação de recidiva local entre as duas vias de acesso não foi estatisticamente significativa entre os grupos (OR 0,71, 95% CI 0,40-1,46, $p= 0,25$).[44]

Recorrência no portal

Recorrência local do portal é um problema com a cirurgia laparoscópica que usa pneumoperitônio e pequenas incisões. Algumas causadas pela retirada do espécime cirúrgico através de uma pequena incisão, sem usar um saco de recuperação.[26,31,32] É mais comum em pacientes com alto grau de malignidade (grau histológico 3). Para evitar a disseminação do tumor pneumoperitônio associado e recorrência local no portal de laparoscopia, é essencial que o tumor e a via excretora não sejam danificados, e que o espécime ressecado seja colocado em um saco de recuperação antes da sua remoção. Carcinoma urotelial do trato superior compreende a maioria (11-28 ou 39%) das metástases de portais relatadas na literatura urológica nos últimos 20 anos e é comparável com a ocorrência após a cirurgia aberta.[33] A causa é multifatorial, e aderir à técnica cirúrgica adequada é a estratégia mais eficaz de prevenção. Embora o implante tumoral nos portais laparoscópicos tenha sido relatado, sua ocorrência não parece ser maior que a taxa de implante na ferida cirúrgica quando se utiliza a técnica aberta.[47]

Linfadenectomia

Embora os benefícios da dissecção linfonodal com tumores de urotélio vesical sejam evidentes, seu papel para os mesmos tumores no trato alto permanece controverso. Porém, a linfadenectomia associada à NUR é de interesse propedêutico e terapêutico, além de remover a doença permite o seu estadiamento adequado.[34-36] Pode exercer algum papel terapêutico na doença localmente avançada (T3 ou T4) e naquelas em que haja forte suspeita de comprometimento ganglionar em exames de imagem.[46] Linfadenectomia em pN+ permite, então, a redução da massa tumoral, direcionando os pacientes para tratamento adjuvante. No entanto, os locais anatômicos da linfadenectomia ainda estão sendo mapeados, mas é aceito que linfonodos paraórticos e hilares à esquerda e paracavais e hilares à direita possam ser removidos durante a nefroureterectomia.[45] O número de linfonodos a serem removidos depende da localização do tumor. Um estudo mostrou que a dissecção linfonodal completa tem impacto no prognóstico em comparação com a mesma realizada de maneira incompleta (C).[18] Enquanto outros estudos não mostraram o seu impacto direto na sobrevivência.[34,36] Linfadenectomia parece ser desnecessária em casos de CUTUS Ta-T1, porque foi relatado ocorrer comprometimento em 2,2% dos pT1 versus 16% de pT2-4.[34,36] Descreve-se um aumento contínuo da probabilidade de doença linfática relacionada com a classificação pT.[35]

Na comparação entre linfadenectomia na NUR aberta e NUR laparoscópica, Busby e cols. (2008)[37] mostraram que o número médio de linfonodos removidos, número médio de linfonodos positivos e a densidade linfonodal não tiveram diferença estatística entre os dois grupos, e que a cirurgia laparoscópica deve seguir os mesmos preceitos oncológicos da cirurgia aberta. A linfadenectomia parece ser uma variável dentro de um modelo de prognóstico de pacientes com confirmação histológica da doença e linfonodos negativos (pN0).[34] No entanto, esses dados são retrospectivos e não é possível padronizar indicação ou a extensão da linfadenectomia.

Consequentemente, a subnotificação da taxa real de disseminação linfática é provável. Houve relatos de disseminação metastática retroperitoneal e ao longo dos portais, quando grandes tumores foram manipulados em um ambiente de pneumoperitônio.[38] Dados recentes mostram uma tendência de resultados oncológicos equivalentes entre NUR laparoscópica e cirurgia aberta. Além disso, a abordagem laparoscópica parece ser superior à cirurgia aberta em relação aos resultados funcionais.[39,40-42]

Concluindo, a linfadenectomia durante NUR tem interesses prognóstico e terapêutico. No entanto, os locais anatômicos de linfadenectomia e do número de linfonodos a serem analisados não são consensuais. Os resultados oncológicos de abordagem laparoscópica são semelhantes aos da cirurgia aberta.[48]

Recomendação: O acesso laparoscópico apresenta eficácia oncológica semelhante ao aberto.

Referências bibliográficas

1. Margulis V, Shariat SF, Matin SF, et al. Outcomes of radical nephroureterectomy: a séries from the Upper Tract Urothelial Carcinoma Collaboration. Cancer. Mar 15 2009;115(6):1224-33.
2. Remzi M, Haitel A, Margulis V, et al. Tumour architecture is an independent predictor of outcomes after nephroureterectomy: a multi-institutional analysis of 1363 patients. BJU international. Feb 2009;103(3):307-11.
3. Capitanio U, Shariat SF, Isbarn H, et al. Comparison of oncologic outcomes for open and laparoscopic nephroureterectomy: a multi-institutional analysis of 1249 cases. European urology. Jul 2009;56(1):1-9.
4. Lughezzani G, Sun M, Perrotte P, et al. Should bladder cuff excision remain the standard of care at nephroureterectomy in patients with urothelial carcinoma of the renal pelvis? A population-based study. European urology. Jun 2010;57(6):956-62.
5. Phe V, Cussenot O, Bitker MO, Roupret M. Does the surgical technique for management of the distal ureter influence the outcome after nephroureterectomy? BJU international. Jul 2011;108(1):130-8.
6. Zigeuner R, Pummer K. Urothelial carcinoma of the upper urinary tract: surgical approach and prognostic factors. European urology. Apr 2008;53(4):720-31.
7. Saika T, Nishiguchi J, Tsushima T, et al. Comparative study of ureteral stripping versus open ureterectomy for nephroureterectomy in patients with transitional carcinoma of the renal pelvis. Urology. May 2004;63(5):848-52.
8. Waldert M, Karakiewicz PI, Raman JD, et al. A delay in radical nephroureterectomy can lead to upstaging. BJU international. Mar 2010;105(6):812-7.

9. Palou J, Piovesan LF, Huguet J, Salvador J, Vicente J, Villavicencio H. Percutaneous nephroscopic management of upper urinary tract transitional cell carcinoma: recurrence and long-term followup. The Journal of urology. Jul 2004;172(1):66-9.
10. Roupret M, Hupertan V, Traxer O, et al. Comparison of open nephroureterectomy and ureteroscopic and percutaneous management of upper urinary tract transitional cell carcinoma. Urology. Jun 2006;67(6):1181-7.
11. Jeldres C, Lughezzani G, Sun M, et al. Segmental ureterectomy can safely be performed in patients with transitional cell carcinoma of the ureter. The Journal of urology. Apr 2010;183(4):1324-9.
12. Daneshmand S, Quek ML, Huffman JL. Endoscopic management of upper urinary tract transitional cell carcinoma: long-term experience. Cancer. Jul 1 2003;98(1):55-60.
13. Terakawa T, Miyake H, Muramaki M, Takenaka A, Hara I, Fujisawa M. Risk factors for intravesical recurrence after surgical management of transitional cell carcinoma of the upper urinary tract. Urology. Jan 2008;71(1):123-7.
14. Chen GL, El-Gabry EA, Bagley DH. Surveillance of upper urinary tract transitional cell carcinoma: the role of ureteroscopy, retrograde pyelography, cytology and urinalysis. The Journal of urology. Dec 2000;164(6):1901-4.
15. Hayashi M, Tanaka G, Okutani T. Modified pluck method in en bloc nephroureterectomy with bladder cuff for upper urothelial cancer. Int J Urol. Jun 2005;12(6):539-43.
16. Tan BJ, Ost MC, Lee BR. Laparoscopic nephroureterectomy with bladder-cuff resection: techniques and outcomes. J Endourol. Jul-Aug 2005;19(6):664-76.
17. Hayashi M, Tanaka G, Okutani T. Modified pluck method in en bloc nephroureterectomy with bladder cuff for upper urothelial cancer. International journal of urology : oficial journal of the Japanese Urological Association. Jun 2005;12(6):539-43.
18. Tan BJ, Ost MC, Lee BR. Laparoscopic nephroureterectomy with bladder-cuff resection: techniques and outcomes. Journal of endourology / Endourological Society. Jul-Aug 2005;19(6):664-76.
19. Kerbl K, Chandhoke P, McDougall E, Figenshau RS, Stone AM, Clayman RV. Laparoscopic stapled bladder closure: laboratory and clinical experience. The Journal of urology. Jun 1993;149(6):1437-9; discussion 1439-1440.
20. Tobias-Machado M, Pinto MA, Juliano RV, Fugante PE, Wroclawski ER, Borrelli M. Preliminary experience with ureteral intussusception in exclusive retroperitoneoscopic nephroureterectomy: a simple and safe option for the resection of the distal ureter and bladder cuff. Arch Esp Urol. Jun 2002;55(5):582-6.
21. Salomon L, Hoznek A, Cicco A, Gasman D, Chopin DK, Abbou CC. Retroperitoneoscopic nephroureterectomy for renal pelvic tumors with a single iliac incision. J Urol. Feb 1999;161(2):541-4.
22. Salomon L, Hoznek A, Cicco A, Gasman D, Chopin DK, Abbou CC. Retroperitoneoscopic nephroureterectomy for renal pelvic tumors with a single iliac incision. The Journal of urology. Feb 1999;161(2):541-4.

23. Rassweiler JJ, Schulze M, Marrero R, Frede T, Palou Redorta J, Bassi P. Laparoscopic nephroureterectomy for upper urinary tract transitional cell carcinoma: is it better than open surgery? European urology. Dec 2004;46(6):690-7.
24. Favaretto RL, Shariat SF, Chade DC, et al. Comparison between laparoscopic and open radical nephroureterectomy in a contemporary group of patients: are recurrence and disease-specific survival associated with surgical technique? European urology. Nov 2010;58(5):645-51.
25. Kawauchi A, Fujito A, Ukimura O, Yoneda K, Mizutani Y, Miki T. Hand assisted retroperitoneoscopic nephroureterectomy: comparison with the open procedure. J Urol. Mar 2003;169(3):890-4; discussion 894.
26. Rassweiler JJ, Schulze M, Marrero R, Frede T, Palou Redorta J, Bassi P. Laparoscopic nephroureterectomy for upper urinary tract transitional cell carcinoma: is it better than open surgery? Eur Urol. Dec 2004;46(6):690-7.
27. Bariol SV, Stewart GD, McNeill SA, Tolley DA. Oncological control following laparoscopic nephroureterectomy: 7-year outcome. The Journal of urology. Nov 2004;172(5 Pt 1):1805-8.
28. Bariol SV, Stewart GD, McNeill SA, Tolley DA. Oncological control following laparoscopic nephroureterectomy: 7-year outcome. J Urol. Nov 2004;172(5 Pt 1):1805-8.
29. Kawauchi A, Fujito A, Ukimura O, Yoneda K, Mizutani Y, Miki T. Hand assisted retroperitoneoscopic nephroureterectomy: comparison with the open procedure. The Journal of urology. Mar 2003;169(3):890-4; discussion 894.
30. Seifman BD, Montie JE, Wolf JS, Jr. Prospective comparison between hand-assisted laparoscopic and open surgical nephroureterectomy for urothelial cell carcinoma. Urology. Jan 2001;57(1):133-7.
31. Brown GA, Busby JE, Wood CG, et al. Nephroureterectomy for treating upper urinary tract transitional cell carcinoma: Time to change the treatment paradigm? BJU international. Dec 2006;98(6):1176-80.
32. Brown GA, Busby JE, Wood CG, et al. Nephroureterectomy for treating upper urinary tract transitional cell carcinoma: Time to change the treatment paradigm? BJU Int. Dec 2006;98(6):1176-80.
33. Eng MK, Katz MH, Bernstein AJ, Shikanov S, Shalhav AL, Zorn KC. Laparoscopic port-site metastasis in urologic surgery. J Endourol. Aug 2008;22(8):1581-5.
34. Roscigno M, Shariat SF, Margulis V, et al. The extent of lymphadenectomy seems to be associated with better survival in patients with nonmetastatic upper-tract urothelial carcinoma: how many lymph nodes should be removed? Eur Urol. Sep 2009;56(3):512-8.
35. Lughezzani G, Jeldres C, Isbarn H, et al. A critical appraisal of the value of lymph node dissection at nephroureterectomy for upper tract urothelial carcinoma. Urology. Jan;75(1):118-24.
36. Roscigno M, Shariat SF, Margulis V, et al. Impact of lymph node dissection on cancer specific survival in patients with upper tract urothelial carcinoma treated with radical nephroureterectomy. J Urol. Jun 2009;181(6):2482-9.

37. Busby JE, Brown GA, Matin SF. Comparing lymphadenectomy during radical nephroureterectomy: open versus laparoscopic. Urology. Mar 2008;71(3):413-6.
38. Roupret M, Smyth G, Irani J, et al. Oncological risk of laparoscopic surgery in urothelial carcinomas. World J Urol. Feb 2009;27(1):81-8.
39. Kamihira O, Hattori R, Yamaguchi A, et al. Laparoscopic radical nephroureterectomy: a multicenter analysis in Japan. European urology. Jun 2009;55(6):1397-407.
40. Capitanio U, Shariat SF, Isbarn H, et al. Comparison of oncologic outcomes for open and laparoscopic nephroureterectomy: a multi-institutional analysis of 1249 cases. Eur Urol. Jul 2009;56(1):1-9.
41. Favaretto RL, Shariat SF, Chade DC, et al. Comparison between laparoscopic and open radical nephroureterectomy in a contemporary group of patients: are recurrence and disease-specific survival associated with surgical technique? Eur Urol. Aug 11.
42. Kamihira O, Hattori R, Yamaguchi A, et al. Laparoscopic radical nephroureterectomy: a multicenter analysis in Japan. Eur Urol. Jun 2009;55(6):1397-407.
43. Wu P, Zhu G, Wei D, Liu S, Walsh K, Li D, Harron U, Wang X, Ma H, Wan B, Sun L, Yang Z, Wang J. Prophylactic intravesical chemotherapy decreases bladder tumor recurrence after nephroureterectomy for primary upper tract urothelial carcinoma: A systematic review and meta-analysis. J BUON. 2015 Sep--Oct;20(5):1229-38.
44. Shelley M, et al. Surgical Management for upper urinary tract transitional cell carcinoma (UUT-TCC): a systematic review. BJUI May 2012;110:1426-35.
45. Lughezzani G, Jeldres C, et al. A critical appraisal of the value of lymph node dissection at nephroureterectomy for upper tracturotelial carcinoma. Urology, 2010;75:118-24.
46. Kondo et al. Impact of the extent of regional lymphadenectomy on the survival of patients with urothelial carcinoma of the upper urinary tract. J Urol 2007;178:1212-7.
47. Simone G, Papalia R, et al. Laparoscopic versus open nephroureterectomy: perioperative and oncology outcomes from a randomized prospective study. Eur Urol 2009;56,520-6.
48. Phé V, Cussenot O, Bitcker MO, et al. Does the surgical technique for management of the distal ureter influence the outcome after nephroureterectomy? BJU Int 2011;108:130-8.
49. Park SY, Jeong W, Ham, WS. Initial experience of robotic nephroureterectomy: a hybrid-port technique. BJU Int 2009;104:1718-21.

13
Tratamento laparoscópico da fibrose retroperitoneal

Oliver R. Claros
Carlos H. W. Silva
Antônio César Cruz
Oscar Eduardo Fugita

Introdução

A fibrose retroperitoneal (FR) é uma doença rara, de etiologia obscura, caracterizada por inflamação crônica e fibrose do retroperitônio, que pode levar à compressão da aorta, veia cava e dos ureteres (C).[3] O envolvimento ureteral configura traço característico da doença, ocorrendo em 80% dos casos (C).[3] A forma idiopática (FRI) representa 2/3 dos casos (C),[3] sendo o restante secundário a fatores como doenças inflamatórias, trauma, radioterapia, neoplasias, cirurgias, determinados produtos químicos e medicações (C).[2,3]

A primeira descrição dessa entidade é creditada ao urologista francês Albarram, que, em 1905, reportou o tratamento cirúrgico de uma extensa fibrose retroperitoneal causando obstrução ureteral (C),[1] porém somente em 1948 foi reconhecida como doença, quando Ormond publicou, em inglês, relato de dois casos (C).[2]

As características epidemiológicas da fibrose retroperitoneal não são bem conhecidas, havendo apenas dados sobre forma idiopática. Estima-se que a incidência da FRI seja de 0,1 a cada 100.000 pessoas anualmente, sendo mais comum no sexo masculino que no feminino, na proporção de 2:1 a 3:1, ocorrendo pico de incidência entre a quarta e a sexta década de vida.[3]

Embora não existam critérios diagnósticos clínicos padronizados para a FRI, a manifestação usual é dor constante em abdome, flanco e nas costas, sem alteração com postura. Podem ocorrer também sintomas sistêmicos, por exemplo, febre, perda de peso, anorexia e fenômeno de Raynaud. Em quadros de fibrose severa há relatos de cólica renal, hematúria, edema de membros inferiores com trombose venosa, hidrocele, icterícia e compressão medular.[3]

A avaliação laboratorial indica elevação da velocidade de hemossedimentação (VHS) e dos níveis de proteína C reativa (PCR) em 80 a 90% dos casos.[3] Podem ocorrer também diferentes graus de anemia e hipergamaglobulinemia.[3] Elevação dos níveis de ureia e creatinina sugerem comprometimento ureteral.[3]

Historicamente, a urografia excretora e pielografia retrógrada foram empregadas para avaliação do local e severidade da obstrução ureteral.[4] Essas técnicas, porém, foram substituídas por métodos menos invasivos. O ultrassom é, geralmente, o primeiro exame de imagem utilizado. No entanto, seus achados são pouco específicos.[4] A tomografia computadorizada e ressonância magnética são o método de escolha para o diagnóstico e seguimento da doença.[5] O achado radiológico usual consiste em uma massa com densidade de tecido mole, bem delimitada, mas de forma irregular, em torno da aorta abdominal e artérias ilíacas, com possível envolvimento de estruturas vizinhas, como ureter e veia cava. De modo a padronizar a avaliação radiológica, propôs-se a seguinte classificação:[5]

- *Classe I* – massa com densidade de tecido mole em torno da aorta infrarrenal e/ou vasos ilíacos.
- *Classe II* – massa com densidade de tecido mole em torno da veia cava infrarrenal.
- *Classe III* – extensão lateral da inflamação/fibrose com compressão de 1 ou ambos ureteres.
- *Classe IV* – extensão da fibrose com acometimento do hilo renal, com compressão da artéria renal e/ou veia renal.

Apesar de alguns estudos terem relatado resultados promissores na detecção de neoplasias ocultas com o emprego de exames de imagem nuclear, como FDG PET e SPECT,[4] não há ainda técnica de imagem que permita diferenciar adequadamente a fibrose retroperitoneal idiopática de quadros secundários da doença maligna, tornando a biópsia da lesão mandatória.[4] Esse procedimento pode ser realizado por abordagem percutânea, guiada por tomografia, mas a via cirúrgica é o padrão-ouro, uma vez que permite biópsias múltiplas e profundas.[4]

Utiliza-se tratamento clínico em pacientes sem obstrução ureteral ou com obstrução pequena e sem repercussão metabólica. Consiste no uso de corticoides associados ou não a imunossupressores.[3-7] Não há estudos controlados que permitam definir o esquema terapêutico padrão e, na maioria dos casos, há recorrência da obstrução com a interrupção do tratamento.[6]

Tratamento cirúrgico

O tratamento cirúrgico é indicado em casos não responsivos ao tratamento clínico ou com obstrução ureteral grave. Inicialmente, consiste na desobstrução da unidade renal acometida, por meio de nefrostomia ou cateteres ureterais, que são removidos usualmente três meses após o tratamento cirúrgico.[4]

Para restaurar a função renal, é indicada a realização de ureterólise cirúrgica. O procedimento envolve a liberação de todo o segmento de ureter encarcerado, que, não raro, está envolvido por camadas concêntricas de fibrose. Na maioria das vezes, opta-se pela intraperitonização do mesmo ou pelo envolvimento do ureter com gordura retroperitoneal ou omento (*omental wrapping*) de forma a mantê-lo afastado do processo inflamatório (C).[4,6,8] Os procedimentos por via aberta apresentam ótimos resultados pós-operatórios, mas com morbidade de até 60%, incluindo íleo, infecção de ferida operatória, quilo-ascite, fístula urinária e obstrução intestinal.[9] Em vista disso, a ureterólise laparoscópica surgiu como alternativa cirúrgica menos agressiva (C).[7,8,10,11]

Aspectos técnicos do tratamento laparoscópico

O acesso transperitoneal é utilizado com posição variável dos trocartes. Wen (2005), em seu artigo de revisão, descreve a técnica com três portais alinhados na linha média com óptica introduzida pelo trocarte da cicatriz umbilical. Em nossa revisão, três autores descrevem a utilização dessa técnica.[6,11,12] Nas demais referências, encontramos variações com colocação da óptica em região periumbilical e portais de trabalho na linha hemiclavicular à altura da cicatriz umbilical bilateralmente; um portal na linha hemiclavicular na fossa ilíaca; um na linha média entre cicatriz umbilical e apêndice xifoide; um na linha axilar anterior; dois ou mais portais na linha hemiclavicular um pouco acima ou abaixo do nível da cicatriz umbilical, totalizando até cinco portais em casos de abordagem da fibrose retroperitoneal bilateral.[9,13,14] Não há evidência suficiente para definir a melhor disposição de trocartes.

Realiza-se dissecção do peritônio ao longo da linha de Toldt com a mobilização medial do cólon e dissecção cuidadosa do ureter a partir da parte sã (ureterólise), separando-o do processo fibrótico retroperitoneal.[8,9] Arvind et al. (2014) sugerem identificar inicialmente as extremidades proximal e distal do ureter, que quase sempre apresentam menor envolvimento por tecido fibrótico. Distalmente, o ureter pode ser identificado na altura do cruzamento dos vasos ilíacos; proximalmente, o ureter direito pode ser identificado na borda lateral direita da veia cava e medial ao polo inferior do rim direito e o ureter esquerdo, próximo à veia gonadal esquerda e medial ao polo inferior do rim esquerdo.[9] *Vessel loops* podem ser posicionados ao redor das extremidades "livres" do ureter e exteriorizados por um portal adicional de 5 mm. Essa manobra permite contratação, facilitando a dissecção.[9]

Após identificação e dissecção do ureter, realiza-se a sua intraperitonização, com ou sem *omental wrapping*. Embora seja usualmente utilizado, não se pode afirmar que o envolvimento do ureter com omento tenha impacto sobre os resultados pós-operatórios (C).[6] A ureterólise somente do lado acometido pela fibrose tem sido recomendada desde o trabalho de Fugita et al., em 2002, no qual, em seguimento de 30 meses, não foi encontrada recidiva contralateral da doença. Anteriormente, o ureter contralateral era abordado pela mesma incisão de laparotomia aberta com a justificativa de evitar novo procedimento em caso de progressão da doença. Contudo, não foi verificada recidiva em séries com longo tempo de seguimento após procedimento laparoscópico (C).[6,15]

Três estudos fazem referência ao uso da técnica da mão assistida (*hand assisted*), mas somente dois descrevem a disposição de trocartes utilizada (C).[14,16] Brown descreve a técnica com o posicionamento do paciente em decúbito lateral, incisão de 7 cm paraumbilical para inserção do *hand port*, dissecção manual do ureter, proteção digital dos instrumentos laparoscópicos e palpação de vasos ilíacos. Os trocartes são dispostos da seguinte maneira: portal de 10 mm pararretal para câmera na linha médio-clavicular, à altura da cicatriz umbilical, e portais de 10 ou 5 mm posicionados na linha axilar anterior, à altura da cicatriz umbilical, para os instrumentos (C).[16]

Um acesso recentemente reportado foi a via transmesocólica, cujas vantagens seriam a não mobilização do cólon e um bom posicionamento do ureter, que pode ser envolvido pelo próprio mesocólon.[16]

Não devemos esquecer a importância da biópsia intraoperatória para descartar malignidade.[4,6,7,11-16,18-21] Em estudo conduzido por Keehn em três indivíduos, de um total de 21 pacientes, com diagnóstico de FR, abortou-se o tratamento laparoscópico devido a diagnóstico intraoperatório de linfoma.

Qual a melhor via de acesso para o tratamento da fibrose retroperitoneal, aberta ou laparoscópica?

Analisando-se os dados de parâmetros intra e perioperatórios na cirurgia laparoscópica dos estudos selecionados, o tempo operatório, quando realizado unilateralmente, varia entre 80 e 320 minutos; quando realizado bilateralmente, entre 180 e 509 minutos. O sangramento estimado varia entre 30 e 350 ml; as taxas de complicações variam entre 8 e 30%, sendo as mais frequentes lesões de ureter e fístulas urinárias; a permanência hospitalar variou entre 3 e 6 dias (Tabela 1).

O sucesso do tratamento, definido como ausência de sintomas, não uso de cateter ureteral, recuperação da função renal basal e alívio da obstrução ureteral,[9] varia entre 66 e 100%. A maior compilação de dados publicada apresenta seguimento médio de 21 meses, mostrando taxa de sucesso de 88%.[12]

O maior tempo médio de seguimento foi apresentado por Fugita (30 meses), Simone (37,5 meses) e Arvind (46 meses). Nos dois primeiros estudos, não se observou recidiva da doença;[6,15] no último, houve recorrência da obstrução ureteral em um paciente, quatro meses após cirurgia, tratado conservadoramente com medicação e cateter duplo J.[9]

Três estudos compararam especificamente a abordagem videolaparoscópica (VLP) com a abordagem aberta: Elashry, em 1996, Srinivasan, em 2008, e Styn, em 2011.[10,22,23] Constatou-se que a via laparoscópica apresentou menor perda sanguínea, menor tempo de estadia hospitalar, com taxas de sucesso e complicações semelhantes entre os grupos, à exceção do estudo de Srinivasan, em que não foi encontrada diferença estatisticamente significativa entre as vias de acesso laparoscópico e aberto. Contudo, ao se restringir a análise aos casos de pacientes com fibrose retroperitoneal idiopática, os resultados da videolaparoscopia se mostraram superiores[22] (Tabela 2). O trabalho de Elashry aponta a menor necessidade de analgesia no pós-operatório da abordagem videolaparoscópica quando comparada à via aberta.[23] Os demais trabalhos não avaliaram essa variável.

Recomendações: O acesso laparoscópico é superior ao aberto para o tratamento da fibrose retroperitoneal idiopática. Nos casos de fibrose retroperitoneal secundária e outras etiologias, por exemplo, a radioterapia, os resultados são similares (C).

Tabela 1 – Séries de casos envolvendo tratamento cirúrgico da fibrose retroperitoneal.

Referência	Abordagem	Nº de pacientes	Tempo operatório (min)	Perda sanguínea (mL)	Complicações	Permanência hospitalar (dias)
Kavoussi, 1992	Lap	1	330		0	6
Matsuda, 1994	Lap	2	248-510	60-360	lesão parcial do ureter	2
Puppo, 1994	Lap	1	540	–	0	2
Boeckman, 1996	Lap	1	–	–	enfisema subcutâneo, reabordagem	4
Elashry, 1996	Lap	6	255	140	1 conversão	2,8
	Aberta	7	232	373	1 avulsão de ureter	10,5
Castilho, 2000	Lap	2	216	0	Reabordagem	6,5
Demirei, 2001	Lap	1	200	–	0	5
Fugita, 2002	Lap bilat	13	381	241	30% complicações menores,	4
	Lap unilat		192	245	8% de conversão, lesão v.ilíaca (fibrose intensa)	
Okumura, 2005	Lap (bilat, unilat)	3	330-375	–	0	–
Brown, 2006	Hand assist	5	259	80	0	4,2

Tabela 1 – *Continuação*

Referência	Abordagem	Nº de pacientes	Tempo operatório (min)	Perda sanguínea (mL)	Complicações	Permanência hospitalar (dias)
Fong, 2006	Laparoscopia	3		–	0	–
Duchene, 2007	Lap	17	–	–	19% lesão ureteral	3
	Hand assist	12	–	–	1 conversão	
	Robot	2	–	–	complicação 23% VLP, 2% Hand assist, 0% robot	
Stifelman, 2008	Lap bilat	4	509	25	2 conversões	3,2
	Lap unilat	1	110			
	Robot bilat	1	390	35,5	1 fístula urinária	2,6
	Robot unilat	4	220			
Srinivasan, 2008	Lap	34	304	300	8,8%	3
	Aberta	36	330	300	8,3%	4
Simone, 2008	Lap bilat	4	200	150	1 lesão parcial de ureter	–
	Lap unilat	2	80	75		
Mufarrij, 2008	Robot	5	220-390	33,4-80	0	2,8-4,2
Stein, 2010	Lap bilat	2	180	100	0	2,5
	Lap unilat		180			
	Hand assist bilat	2	360			
	Hand assist unilat		300		1 deiscência de parede	
Seixas-Mikelus, 2010	Robot bilat (2 tempos)	1	191-279	<50	–	1
Styn, 2011	Lap	10	265	175	15,4% lesão ureteral	2,1
	Aberta	12	330	322	16,7% lesão ureteral	5,8
Keehn, 2011	Robot unilat	17	189		1 fístula enterocutânea	2,6
	Robot bilat		277	51,3		3,3
Arvind, 2014	Lap bilat	2	213	119	11% lesão ureteral, 11% TVP	5
	Lap unilat	7			22% drenagem prolongada, 11% íleo	

Lap, Laparoscopia; bilat, bilateral; unilat, unilateral; Hand assist, Hand assisted; Robot, Robótica.

Tabela 2 – Comparação da cirurgia laparoscópica e aberta no tratamento da fibrose retroperitoneal.

Referência	Abordagem	Nº de pacientes	Tempo operatório (min)	Perda sanguínea (mL)	Complicações	Permanência hospitalar (dias)	Sucesso (%)	Seguimento (meses)
Elashry, 1996	Lap	6	255	140	1 conversão	2,8	100	16,3
	Aberta	7	232	373	1 avulsão uret	10,5	100	7
Styn, 2011	Lap	10	265	175	15,4%	2,1	93,8	24
	Aberta	12	330	322	16,7%	5,8	87,5	30
Srinivasan, 2008	Lap	34	304	300	8,8%	3	94,3	–
	Aberta	36	330	300	8,3%	4	97,1	–

Lap, Laparoscopia; bilat, bilateral; unilat, unilateral; Hand assist, Hand assisted; Robot, Robótica; uret, ureteral.

Existe alguma vantagem da cirurgia laparoscópica *hand assisted* sobre a via laparoscópica convencional?

Brown refere que a técnica *hand assisted* apresenta menor tempo operatório, menor perda sanguínea e resultados pós-operatórios semelhantes em comparação com a série apresentada por Fugita com 7 casos de correção bilateral,[6,16] concluindo que a modalidade *hand assisted* é tecnicamente mais fácil que a via VLP, podendo ser alternativa à conversão para cirurgia aberta (C).

Tabela 3 – Comparação das vias laparoscópica convencional e *hand assisted* no tratamento da fibrose retroperitoneal.

Referência	Abordagem	Nº de pacientes	Tempo operatório (min)	Perda sanguínea (mL)	Complicações	Permanência hospitalar (dias)	Sucesso (%)	Seguimento (meses)
Fugita, 2002	Lap, duplo J intra-op, bx congelação	13	381	241	30% complicações menores 8% de conversão, lesão v.ilíaca (fibrose intensa)	4	92	30
			192	245				
Brown, 2006	Hand assist	5	259	80	0	4,2	90%	22,4

Lap, Laparoscopia; bilat, bilateral; unilat, unilateral; Hand assist, Hand assisted; bx, biópsia.

Recomendação: O acesso laparoscópico *hand assisted* é uma opção de acesso para o tratamento da fibrose retroperitoneal (C).

Existe alguma vantagem da cirurgia laparoscópica auxiliada por robô sobre a laparoscópica convencional?

Há crescente número de trabalhos descrevendo a utilização da cirurgia laparoscópica assistida por robô. Na série de Stifelman, a cirurgia robótica mostrou-se superior à laparoscopia convencional,[13] apresentando menor tempo operatório, perda sanguínea e estadia hospitalar e maior taxa de sucesso. Seixas-Mikelus, em revisão de literatura (302 versus 6 unidades renais), relata maior sangramento na cirurgia laparoscópica.[12]

Tabela 4 – Comparação das vias laparoscópica convencional e robótica no tratamento da fibrose retroperitoneal.

Referência	Abordagem	Nº de pacientes	Tempo operatório (min)	Perda sanguínea (mL)	Complicações	Permanência hospitalar (dias)	Sucesso (%)	Seguimento (meses)
Stifelman, 2008	Lap bilat	4	509	25	2 conversões	3,2	25,8	25,8
	Lap unilat	1	110					
	Robot bilat	1	390	35,5	1 fístula urinária	2,6	100	5,4
	Robot unilat	4	220					
Seixas-Mikelus, 2010 (revisão)	Lap bilat	302	386	200	–	4	88	21
	Lap unilat		248					
	Robot bilat	6	390	30	–	3	88	5
	Robot unilat		220					

Lap, Laparoscopia; bilat, bilateral; unilat, unilateral; Robot, Robótica.

Recomendação: O acesso laparoscópico auxiliado por robô é superior ao laparoscópico convencional para o tratamento da fibrose retroperitoneal (C).

Referências bibliográficas

1. JA. Rétention rénale par peri-urétérite: liberation externe de l'úretére. 1905:511-2. Located at: Ass Fr Urol
2. JK. O. Bilateral ureteral obstruction due to envelopment and compression by an inflamatory retroperitoneal process. 1948:1072-1079. Located at: J Urol 1948.
3. Vaglio A, Salvarani C, Buzio C. Retroperitoneal fibrosis. Lancet 2006;367:241-51.
4. Cristian S, Cristian M, Cristian P, Constantin G, Savu C, Huri E, Sinescu I. Management of idiopathic retroperitoneal fibrosis from the urologist's perspective. Ther Adv Urol. 2015 Apr;7(2):85-99.

5. Zhou HJ, Yan Y, Zhou B, Lan TF, Wang XY, Li CS. Retroperitoneal Fibrosis: A Retrospective Clinical Data Analysis of 30 Patients in a 10-year Period. Chin Med J 2015;128:804-10.
6. Fugita OE, Jarrett TW, Kavoussi P, Kavoussi LR. Laparoscopic treatment of retroperitoneal fibrosis. J Endourol. Oct 2002;16(8):571-4.
7. Castilho LN, Mitre AI, Iizuka FH, Fugita OE, Colombo JR, Jr., Arap S. Laparoscopic treatment of retroperitoneal fibrosis: report of two cases and review of the literature. Rev Hosp Clin Fac Med Sao Paulo. Mar-Apr 2000;55(2):69-76.
8. Wen CC, Wang DS. Laparoscopic ureterolysis for benign and malignant conditions. J Endourol. Jul-Aug 2005;19(6):710-4.
9. Arvind NK, Singh O, Ali Q, Singh J, Gupta SS, Sahay S. Laparoscopic ureterolysis and omental wrapping in patients with retroperitoneal fibrosis andobstructive uropathy: a single-center experience. J Laparoendosc Adv Surg Tech A. 2014 Mar;24(3):159-64.
10. Styn NR, Frauman S, Faerber GJ, Wolf JS, Jr. University of Michigan surgical experience with ureterolysis for retroperitoneal fibrosis: a comparison of laparoscopic and open surgical approaches. Urology. Feb 2011;77(2):339-43.
11. Kavoussi LR, Clayman RV, Brunt LM, Soper NJ. Laparoscopic ureterolysis. J Urol. Feb 1992;147(2):426-9.
12. Seixas-Mikelus SA, Marshall SJ, Stephens DD, Blumenfeld A, Arnone ED, Guru KA. Robot-assisted laparoscopic ureterolysis: case report and literature review of the minimally invasive surgical approach. Jsls. Apr-Jun 2010;14(2):313-9.
13. Stifelman MD, Shah O, Mufarrij P, Lipkin M. Minimally invasive management of retroperitoneal fibrosis. Urology. Feb 2008;71(2):201-4.
14. Stein RJ, Patel NS, Quinn K, et al. Laparoscopic ureterolysis with omental wrap for idiopathic retroperitoneal fibrosis. BJU Int. Sep 2010;106(5):703-7.
15. Simone G, Leonardo C, Papalia R, Guaglianone S, Gallucci M. Laparoscopic ureterolysis and omental wrapping. Urology. Oct 2008;72(4):853-8.
16. Brown JA, Garlitz CJ, Hubosky SG, Gomella LG. Hand assisted laparoscopic ureterolysis to treat ureteral obstruction secondary to idiopathic retroperitoneal fibrosis: assessment of a novel technique and initial series. Urology. Jul 2006;68(1):46-9.
17. Tobias-Machado M, Correa WF, Korkes F, Juliano C, Muller S, Lima Pompeo AC. Transmesocolic ureteral intraperitonealization: a new approach for laparoscopic treatment of retroperitoneal fibrosis. J Laparoendosc Adv Surg Tech A. May 2011;21(4):341-4.
18. Matsuda T, Arai Y, Muguruma K, Uchida J, Shichiri Y, Komatz Y. Laparoscopic ureterolysis for idiopathic retroperitoneal fibrosis. Eur Urol. 1994;26(4):286-90.
19. Keehn AY, Mufarrij PW, Stifelman MD. Robotic ureterolysis for relief of ureteral obstruction from retroperitoneal fibrosis. Urology. Jun 2011;77(6):1370-4.
20. Demirci D, Gulmez I, Ekmekcioglu O, Sozuer EM, Keklik E. Intraperitonealization of the ureter during laparoscopic ureterolysis: a modification of the technique. J Urol. Jan 2001;165(1):180-1.

21. Fong BC, Porter JR. Laparoscopic ureterolysis: technical alternatives. J Endourol. Oct 2006;20(10):820-2.
22. Srinivasan AK, Richstone L, Permpongkosol S, Kavoussi LR. Comparison of laparoscopic with open approach for ureterolysis in patients with retroperitoneal fibrosis. J Urol. May 2008;179(5):1875-8.
23. Elashry OM, Nakada SY, Wolf JS, Jr., Figenshau RS, McDougall EM, Clayman RV. Ureterolysis for extrinsic ureteral obstruction: a comparison of laparoscopic and open surgical techniques. J Urol. Oct 1996;156(4):1403-10.
24. Puppo P, Carmignani G, Gallucci M, Ricciotti G, Perachino M. Bilateral laparoscopic ureterolysis. Eur Urol. 1994;25(1):82-4.
25. Boeckmann W, Wolff JM, Adam G, Effert P, Jakse G. Laparoscopic bilateral ureterolysis in Ormond's disease. Urol Int. 1996;56(2):133-6.
26. Okumura A, Murakami K, Nozaki T, Fuse H. Laparoscopic ureterolysis for idiopathic retroperitoneal fibrosis. Int J Urol. Dec 2005;12(12):1079-81.
27. Duchene DA, Winfield HN, Cadeddu JA, et al. Multi-institutional survey of laparoscopic ureterolysis for retroperitoneal fibrosis. Urology. Jun 2007;69(6):1017-21.
28. Mufarrij PW, Lipkin ME, Stifelman MD. Robot-assisted ureterolysis, retroperitoneal biopsy, and omental wrap: pilot series for the treatment of idiopathic retroperitoneal fibrosis. J Endourol. Aug 2008;22(8):1669-75.

14
Reimplante de ureter

Rodrigo Silva Quintela Soares
Silvio Mendes Fiedler
Milton Tatsuo Tanaka

Introdução

As indicações clínicas para cirurgias reconstrutoras do ureter compreendem as estenoses, traumas (frequentemente iatrogênicos), refluxo vesicoureteral, fístulas e doenças malignas.[1] A lesão ureteral é uma reconhecida complicação das cirurgias pélvicas, e o crescimento do número de cirurgias endourológicas e de procedimentos laparoscópicos pélvicos tem aumentado a incidência dessas complicações.[2]

Tradicionalmente, a cirurgia aberta é mais utilizada para a correção das estenoses ureterais devido à taxa de sucesso superior a 90%.[2,5] O tratamento das estenoses traumáticas ureterais com técnicas endoscópicas (dilatações e ureterotomias) tem sido tentado, porém apresentam taxas de sucesso limitadas, o que leva à necessidade de realização de procedimentos de reconstrução definitivos.[3] Lesões ureterais envolvendo segmentos curtos podem ser tratadas com utilização de ureteroureterostomia e ureteroneocistostomia. Lesões que acometem segmentos mais extensos necessitam, geralmente, de procedimentos mais complexos, como bexiga psoica, flap de Boari e, em alguns casos, até mesmo interposição ileal e autotransplante.[23] O sucesso dessas reconstruções depende da preservação do suprimento vascular, de uma adequada mobilização ureteral e da confecção de uma anastomose sem tensão.[4,5]

A laparoscopia tem sido cada vez mais utilizada nos últimos anos para realização de cirurgias reconstrutoras. Os refinamentos técnicos com a laparoscopia têm possibilitado a realização de procedimentos mais complexos com bons resultados. As vantagens desse procedimento são a menor morbidade pós-operatória, a recuperação mais rápida com retorno precoce às atividades, menor dor no pós-operatório e menor utilização de analgésicos, além de menor perda de sangue no intraoperatório e taxas de sucesso que se assemelham às da cirurgia aberta.[6,25] O acesso a toda extensão das vias urinárias, pela via laparoscópica, também permite uma dissecção e mobilização adequadas do ureter, rim e bexiga, o que contribui para as referidas taxas de sucesso. Desde a primeira publicação realizada por Nezhat e cols., em 1992, poucas publicações com pequenas séries foram realizadas.[27,28] A literatura carece de estudos comparativos, randomizados ou de metanálise[7] em relação à taxa de sucesso a longo prazo, custos, complicações e morbidade do reimplante laparoscópico do ureter.

Aspectos técnicos

A avaliação pré-operatória, compreendendo o estudo da natureza, localização e extensão da lesão, além da avaliação da função renal da unidade comprometida, bem como da contralateral, é imperativa. O estudo anatômico dessa lesão pode ser realizado por meio de uma gama variada de exames de imagem, tais como urografia excretora, tomografia computadorizada, cintilografia renal, pielografia (retrógrada ou anterógrada), ressonância magnética e ureteroscopia (Figura 1). Procedimentos para a preservação da função renal podem ser necessários no pré-operatório, por exemplo, nefrostomia percutânea e implante de cateter duplo J.

Figura 1 – Corte sagital de imagem de ressonância nuclear magnética pélvica de paciente com estenose ureteral pós-cirurgia uterina, mostrando a distância do defeito ureteral.

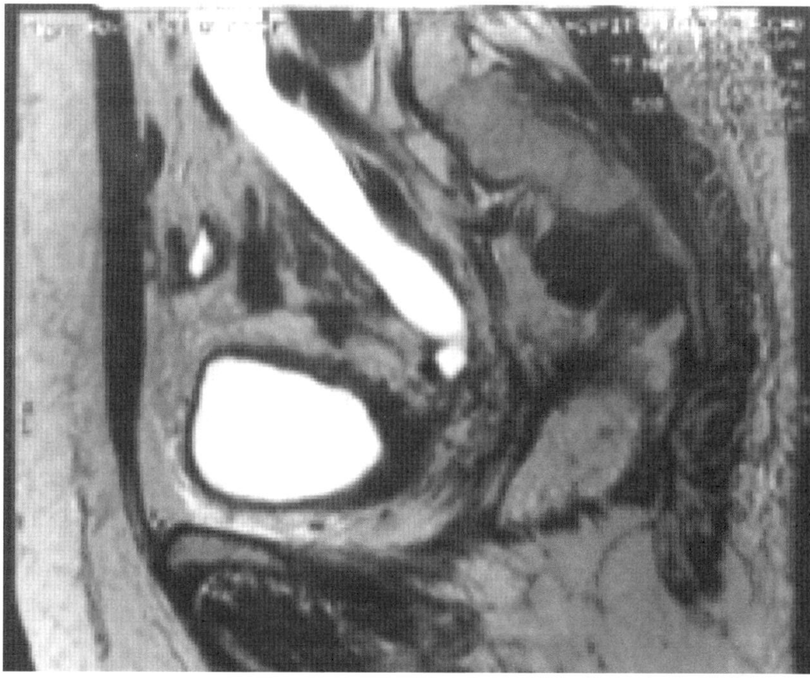

Técnica operatória

Apesar das variadas modificações descritas por alguns autores, os preceitos básicos da cirurgia ureteral devem ser seguidos, objetivando uma anastomose bem vascularizada e sem tensão, de modo a evitar as causas mais comuns de insucesso das cirurgias de reconstrução ureteral, que são as fístulas e reestenoses.[7,8,9]

O paciente, na maioria dos casos, é colocado em posição de decúbito dorsal sob anestesia geral, sendo que alguns autores recomendam a elevação do lado ipsilateral à lesão e a posição de Trendelenburg.[6] A realização de antibioticoprofilaxia na indução anestésica e o cateterismo vesical com sonda de Foley também são recomendados. O posicionamento dos trocartes, geralmente em número de 4 ou 5, pode variar de acordo com a preferência do cirurgião. A Figura 2 mostra o posicionamento preferido pela nossa equipe.

Figura 2 – Posição da paciente mostrando a marcação abdominal dos sítios de colocação dos portais e disposição das pernas para possibilidade de acesso ureteral para eventual colocação de cateter duplo J e posição de Trendelenburg em cirurgia de reimplante ureteral.

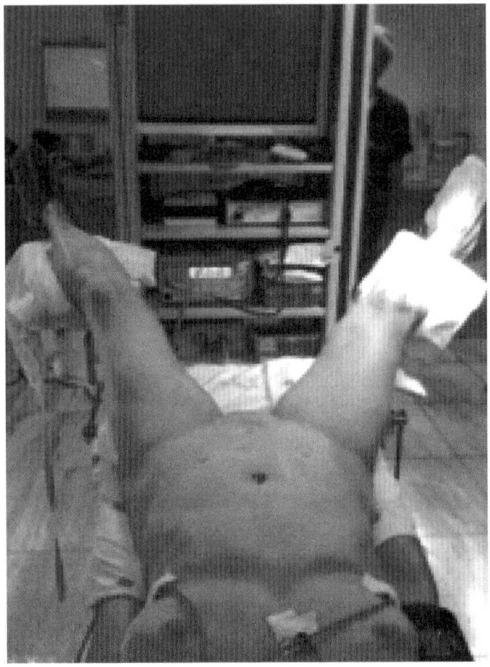

Recomenda-se a abordagem transperitoneal com acesso ao retroperitônio por rebatimento medial do cólon do lado ipsilateral à lesão, iniciado pela incisão e dissecção da linha Toldt, objetivando uma dissecção de todo segmento pélvico ureteral até o nível lesionado, onde após sua transecção realiza-se uma espatulação posterior, se necessário. Uma ampla mobilização da bexiga, também do lado contralateral à lesão, pode ser necessária, em caso de perda significativa do ureter distal, consistindo o *psoas-hitch* ou o flap de Boari boas opções técnicas para um adequado reimplante sem tensão. Quanto à técnica do reimplante ureteral, esta visa duplicar a descrita por Lich e modificada por Gregoir, confeccionando-se um túnel submucoso na relação de 1:3 (diâmetro ureteral para comprimento túnel) com fio absorvível 4 ou 5 zeros, monofilamentar ou não. Antes de concluída a anastomose, recomenda-se o implante do cateter duplo J (Figura 3).

Na técnica da bexiga psoica (*psoas-hitch*) são relevantes três aspectos: ampla mobilização da bexiga, uma boa exposição do músculo psoas, sem

Figura 3 – Imagem perioperatória de reimplante ureteral laparoscópico esquerdo, mostrando a confecção de túnel antirrefluxo.

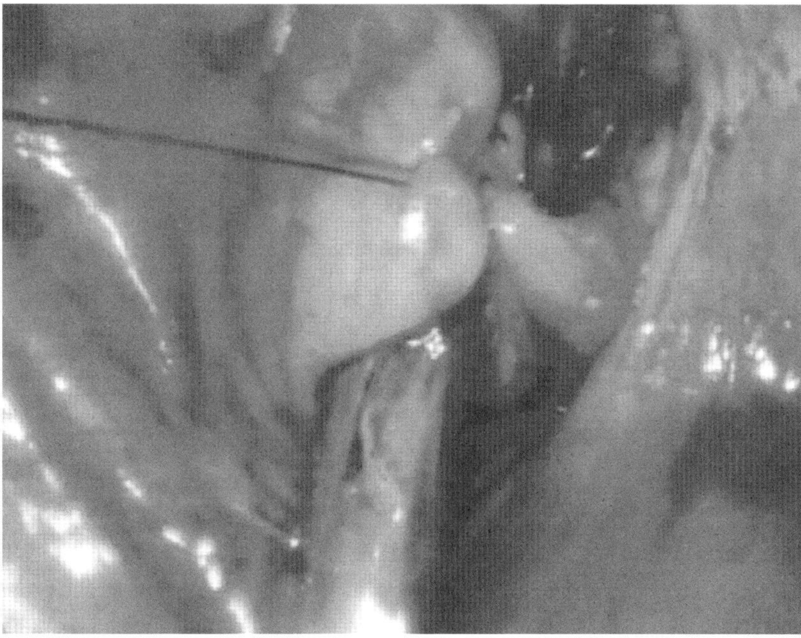

lesões inadvertidas ao nervo ílio-hipogastrico e aos vasos ilíacos, e ancoramento resistente por meio de suturas firmes com fio Vicryl 0 ou 00. O flap de Boari é confeccionado a partir da parede anterior da bexiga, a 3 cm do colo vesical. Pela técnica laparoscópica habitualmente realiza-se uma incisão longitudinal na parede vesical anterior e o ponto médio da borda inferior será anastomosado na parede ureteral posterior no vértice da espatulação. Após completar a anastomose ureteral, a bexiga será fechada longitudinalmente (Figura 4). Modificações da técnica de Boari por via laparoscópica também são descritas e com bons resultados funcionais.[8,9]

A técnica de Cohen laparoscópica, através de pneumovesicoscopia, é utilizada para correção cirúrgica de refluxo vesicoureteral em pacientes pediátricos, como uma opção terapêutica à técnica aberta e endoscópica.[29] Nesse caso, o paciente é colocado em posição de litotomia e submetido à cistoscopia com passagem de cateter ureteral no lado afetado. Com a bexiga cheia um primeiro trocarte balonado de 5 mm é introduzido na linha média sob visão cistoscópica e, em seguida, dois outros trocartes de 3 ou 5 mm são introduzidos na região anterolateral à direita e esquerda (Figura 5).

Figura 4 – Imagem perioperatória de reimplante ureteral direito, utilizando a técnica de Boari laparoscópico. Vê-se a incisão vesical transversa e o início da implantação ureteral no ponto médio do segmento incisado para redução da tensão na anastomose. O cateter duplo J e a sonda vesical já estão posicionados.

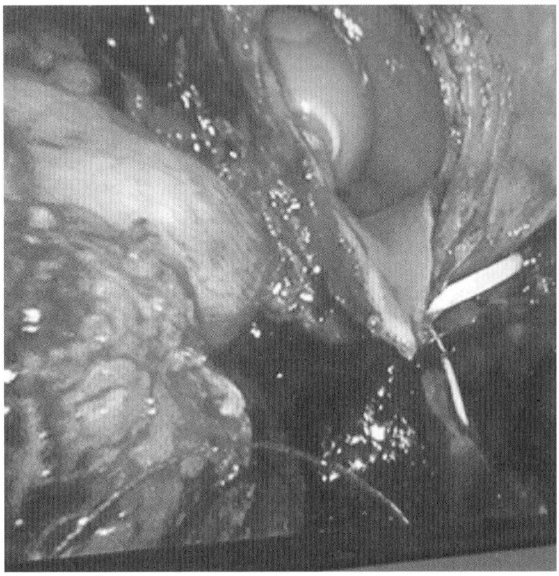

Figura 5 – Vista de posição dos trocartes para cirurgia de reimplante ureteral pneumovesicoscópico em menina de 3 anos. Nota-se um trocarte de balão de 5 mm inserido diretamente na bexiga sob visão cistoscópica e outros dois laterais de 3 mm.

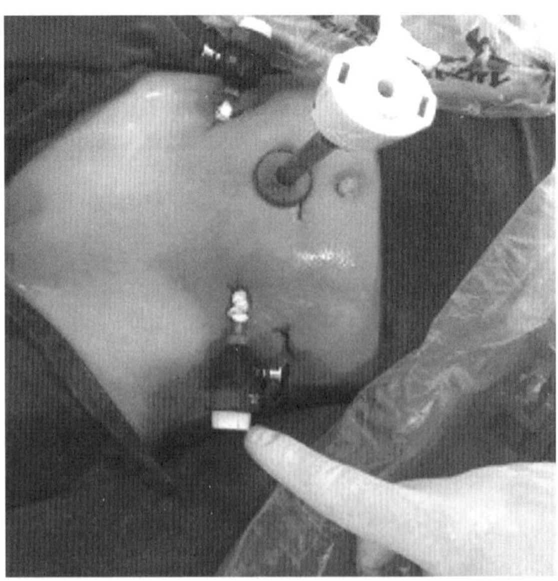

Passa-se um ponto de fixação no cateter ureteral e no ureter e, em seguida, realiza-se a criação de um plano ao redor do meato ureteral, entre o detrusor e a parede ureteral, liberando o ureter (Figura 6).

Figura 6 – Imagem perioperatória intravesical mostrando a dissecção do meato ureteral direito (cateterizado com sonda de nelaton) em cirurgia de reimplante ureteral por refluxo em criança de 3 anos pela técnica de Cohen pneumovesicoscópica.

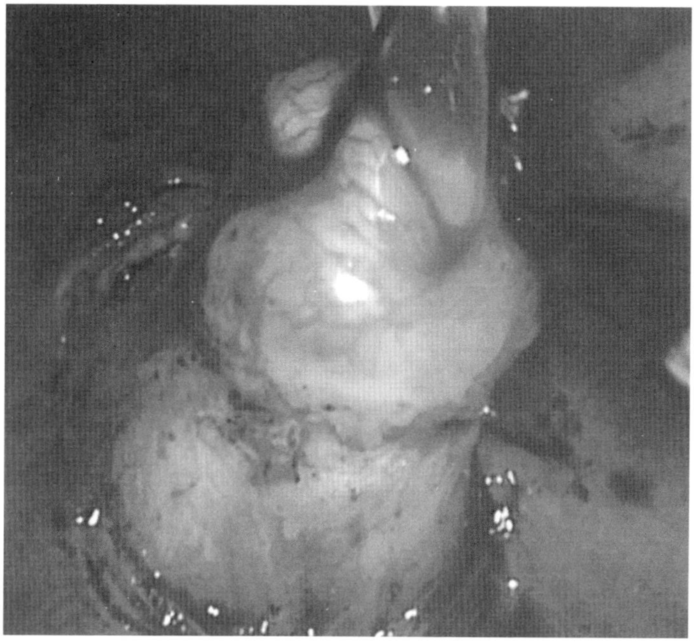

O local do reimplante ureteral é marcado e realiza-se a dissecção submucosa com a criação de espaço, onde será acomodado o ureter. O detrusor em que o ureter foi ressecado é, então, suturado com fio absorvível. O ureter é acomodado através do espaço submucoso e procede-se à anastomose ureterovesical com fio 4.0 absorvível (Figura 7). O cateter duplo J é mantido por aproximadamente quatro semanas. São deixados um cateter suprapúbico (colocado no portal de 5 mm) e um cateter ureteral após retirada dos trocartes.

Figura 7 – Imagem intravesical mostrando o resultado final de reimplante ureteral direito por refluxo. Nota-se o meato ureteral esquerdo cateterizado com sonda de nelaton e o neomeato ureteral direito em posição superior cateterizado com sonda duplo J.

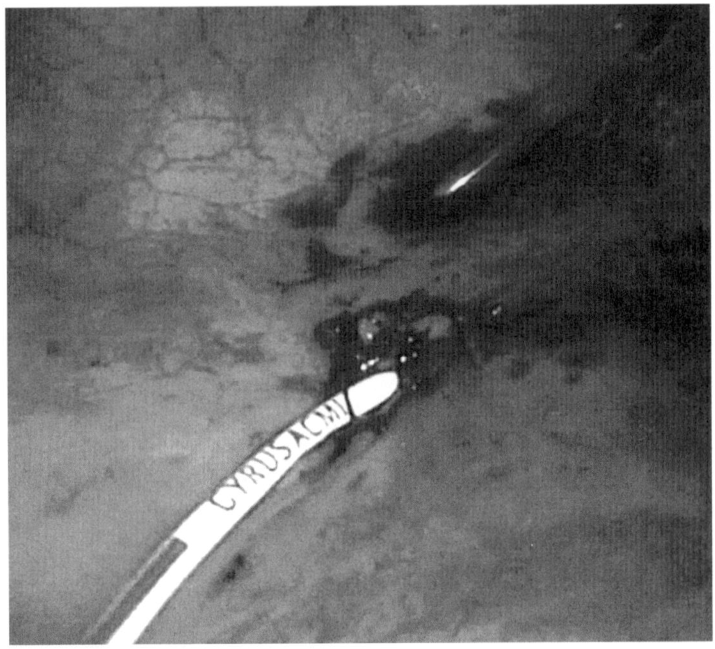

Vias de acesso

A via de acesso realizada na maioria das séries é a via intraperitoneal. Além do maior campo de trabalho, permite melhor exposição da bexiga e ureter, necessária ao procedimento, sendo, portanto, a via por nós recomendada. Para os casos específicos de refluxo vesicoureteral, Yeung e colaboradores descreveram, em 2005, a abordagem pneumovesicoscópica do reimplante ureteral através da técnica de Cohen.[24,26]

Cirurgia robótica

A tecnologia robótica tem sido empregada nas cirurgias reconstrutoras do ureter, incorporando uma série de vantagens, tais como a visão tridimensional do cirurgião, magnificação da imagem, ausência de tremor e maior liberdade de movimentos, facilitando, desse modo, a realização de procedimentos mais complexos. Da mesma forma, como descrito para o acesso laparoscópico, o acesso intraperitoneal é o rotineiramente utilizado. Apesar do pequeno número de séries utilizando a técnica robótica, espera-se que esta venha a ser cada vez mais utilizada.

Resultados perioperatórios

O tempo cirúrgico dos primeiros relatos apresentaram-se mais longos quando comparados com a cirurgia aberta. Fugita e cols. (2001) apresentaram tempo médio de 220 minutos para reconstrução utilizando flap de Boari.[12] Rassweiler (2007) apresentou tempo cirúrgico médio de 228 minutos para reconstruções utilizando bexiga psoica com ou sem flap de Boari.[6] Quintela e cols. (2010) publicaram série com 10 pacientes submetidos à ureteroneocistostomia com ou sem flap de Boari e tempo cirúrgico médio de 166 minutos[17] Nas séries mais recentes, os tempos cirúrgicos têm se mostrado menores, aproximando-se dos procedimentos abertos. A familiarização dos cirurgiões com a técnica laparoscópica, o desenvolvimento de habilidade com dissecção e suturas intracorpóreas também contribuem para uma redução de tempo cirúrgico.

Para os casos de correção de refluxo pela técnica pneumovesicoscópica, Marte e cols. (2010) publicaram série com 14 pacientes com tempo médio de 136 minutos, que variou de 116 minutos para correção unilateral e 176 minutos para correções bilaterais.[29] Nosso grupo obteve resultado semelhante em 10 casos realizados em crianças de 2 a 7 anos.

O sangramento durante a cirurgia, na maioria das séries, não apresentou grandes repercussões, sendo de maior volume em cirurgias mais complexas, e, portanto, a necessidade de hemotransfusão não foi frequente.[6,12] [Rassweiler e cols. (2007), em uma série de 10 pacientes e Seideman e cols. (2009), em uma série de 45 pacientes, realizaram hemotransfusão em apenas um paciente em cada série.[6,7]

As complicações descritas nas principais séries, em sua maioria, são consideradas complicações menores, como íleo e colite por *clostridium difficile*. Castillo e cols. (2005) apresentaram como complicações a fístula urinária (um paciente) e embolia pulmonar (um paciente).[15] Seideman e cols. (2005), em uma série de 45 pacientes, apresentaram cinco casos de complicações pós-operatórias (15,5%): íleo (quatro) e colite (um).[7] Dentro do levantamento realizado pudemos constatar que a fístula urinária foi de ocorrência muito baixa, mesmo naqueles casos em que o cateter de duplo J não foi utilizado.[13]

A conversão para cirurgia aberta na maioria das séries, geralmente, não foi necessária. Modi e cols. (2005) realizaram conversão em um paciente devido à arritmia cardíaca relacionada ao pneumoperitônio.[13] A realização dos procedimentos por cirurgiões com experiência em laparoscopia está diretamente ligada ao menor índice de conversão.

Recuperacão pós-operatória

Em geral, o menor uso de analgésicos é inerente aos procedimentos minimamente invasivos, sendo assim esse dado foi comprovado por todas as séries relatadas. Além do menor uso de analgésicos, também pode se comprovar o reinício da alimentação mais precoce, um menor tempo de internação hospitalar e, consequentemente, um retorno mais rápido às atividades habituais, quando comparados à cirurgia convencional.[1-20] Um maior tempo de internação pode ser observado naqueles pacientes que evoluíram com complicações, as quais foram mais frequentes nos pacientes que realizam procedimentos mais complexos.

Resultados funcionais e tempo de seguimento

A cirurgia de reimplante ureteral tem como objetivo a resolução da obstrução e prevenir o refluxo vesicoureteral. Uma anastomose com boa vascularização e sem tensão são primordiais para evitar as principais complicações relacionadas ao procedimento (fístulas e reestenoses).[6,14] Em relação à resolução da obstrução, as séries têm demonstrado taxas de sucesso (mais de 90%) semelhantes às da cirurgia aberta.[14-22] Soares e cols. obtiveram sucesso em 100% dos pacientes operados.[17] Encontramos dois estudos retrospectivos publicados em 2007, comparando a cirurgia aberta com a laparoscópica. Rassweiler e cols. compararam 10 pacientes submetidos a reimplante ureteral laparoscópico, com ou sem flap de Boari, com 10 pacientes submetidos à cirurgia aberta, enquanto Simmons e cols. compararam 12 pacientes submetidos à ureteroureterostomia, ureteroneocistostomia ou flap de Boari laparoscópicos com 34 pacientes submetidos aos mesmos procedimentos com a técnica aberta.[3,6] Ambas as séries laparoscópicas encontraram resultados semelhantes em relação à taxa de sucesso e complicações quando comparados com os da cirurgia aberta. A utilização de Stent ureteral nas reconstruções não foi imperativa, com séries diferentes quanto ao seu emprego, demonstrando as mesmas taxas de sucesso e de complicações.[13,16] No entanto, recomendamos a utilização do Stent, visto que o seu implante transoperatório não acrescenta dificuldade e não interfere no tempo cirúrgico.

A realização de mecanismo antirrefluxo nas ureteroneocistostomias é, provavelmente, a parte técnica mais complexa desse procedimento. Estudos prévios têm demonstrado ocorrência acima de 50% de algum grau de refluxo vesicoureteral (RVU) em ureteroneocistostomias abertas.[18] Alguns autores não utilizaram a técnica antirrefluxo e não apresentaram em suas séries refluxo de importância clínica no seguimento pós-operatório.[3,12,15] Em adultos, o RVU sem infecção do trato urinário não contribui para a deterioração da função renal.[21] No entanto, em sua maioria, os autores realizaram algum tipo de mecanismo antirrefluxo.[1,14,19] Nos casos em que a extensão do ureter é curta, a realização desse mecanismo é dificultada, pois para isso utiliza-se um segmento de aproximadamente 2 cm do ureter distal.[1,3] Portanto, achamos que a realização da técnica antirrefluxo deve ser conduzida de forma individualizada, não sendo imperativo para todos os procedimentos de reconstrução.

Para os casos de cirurgia realizada através da técnica pneumovesicoscópica com intuito de correção de refluxo vesicoureteral em crianças, Marte e cols. (2010) mostraram em um seguimento de 12 meses que todos os 14 pacientes operados se mantinham assintomáticos e não vinham mais em uso de antibioticoprofilaxia.[29]

Os tempos de seguimento médio das séries laparoscópicas são curtos em comparação aos descritos para as séries abertas. O seguimento mais longo para as séries laparoscópicas é relatado por Gözen e cols. (2010), uma média de 35 meses em 24 pacientes submetidos a ureteroneocistostomias com ou sem bexiga psoica e flap de Boari.[1] Importante relatar que a reestenose, frequentemente, ocorre dentro do primeiro ano de cirurgia, sendo mais rara nos anos subsequentes.[22] Para o seguimento desses pacientes recomenda-se a primeira avaliação após três meses com uretrocistografia e urografia excretora, além de avaliação de urina rotina, urinocultura, exames de ureia e creatinina séricos. Após essa primeira avaliação radiológica, as visitas subsequentes serão a cada três meses, com exames de ultrassonografia e laboratoriais, até completar um ano, após o que recomenda-se avaliação anual com urografia excretora.

Considerações finais

A literatura tem demonstrado que o reimplante ureteral laparoscópico na cirurgia de correção de estenose ureteral e o reimplante ureteral pneumovesicoscópico no tratamento do refluxo vesicoureteral são factíveis, seguros e eficazes, com resultados semelhantes aos procedimentos abertos de reconstrução, apesar de não haver, até o momento, evidência baseada em séries maiores e com seguimentos de longo prazo. Importante observar que o reimplante laparoscópico é considerado um procedimento bastante complexo e representa um grande desafio para toda a equipe cirúrgica, que deve ter um alto grau de domínio e experiência com a técnica para a realização desses procedimentos.

Referências bibliográficas

1. Gözen AS, Cresswell J, Canda AE, Ganta S, Rassweiler J, Teber D: Laparoscopic ureteral reimplantation: prospective evaluation of medium term results and current developments. World J Urol. 2010; 28: 221-226
2. Ostrzenski A, Radolinski B, Ostrzenska KM: A review of laparoscopic ureteral injury in pelvic surgery. Obstet Gynecol Surv. 2003; 58: 794.
3. Symons S, M.D., Kurien A, M.D., Desai M, M.D.. Laparoscopic Ureteral Reimplantation: A Single Center Experience and Literature Review. J. Endourol. 2008; 23(2): 269-274.
4. Ping JC, Chapple CR. Principles of ureteric reconstruction. Curr Opin urol. 2000; 10: 207-212.
5. Stief CG, Jonas U, Petry KU. Ureteric reconstruction. 2003; 91: 138-142.
6. Rassweiler JJ, Gozen AS, Erdogru T, Sugiono M, Teber D. Ureteral Reimplantation for Management of Ureteral Strictures: A Retrospective Comparison of Laparoscopic and Open Techniques. European Urology. 2007; 51: 512-523.

7. Seideman CA, Huckabay C, Smith KD, Permpongkosol S, Nadjafi-Semnani M, Lee BR, Richstone L, Kavoussi LR. Laparoscopic Ureteral Reimplantation. Journal of Urol. 2009; 181: 1742-1746.
8. Simmons MN, Gill IS, Fergany AF, Kaouk JH, Desai MM. Technical Modifications to laparoscopic Boari Flap. Urology. 2007; 69: 175-180.
9. Lima GC, Rais Bahrami, Link RE, Kavoussi LR. Laparoscopic Ureteral Reimplantation: a Simplified Dome Advancement Technique. Urology. 2005; 66: 1307-1309
10. Nayer GD, Migem PV, Schatterman P et al. Pure Robot-assisted psoas hitch ureteral reimplantation for distal ureteral stenosis. J. Endourol. 2007; 21: 618-620.
11. Patil NN, Mottrie A, Sundaram B, Patel VR. Robotic-Assisted Laparoscopic Ureteral Reimplantation with Psoas Hitch: A Multi-institutional, Multinational Evaluation. Urology. 2008; 72: 47-50.
12. Fugita OE, Dinlenc C, Kavoussi L. The Laparoscopic Boari Flap. J. Urol. 2001; 166: 51-53
13. Modi P, Goel R, Dodiya S. Laparoscopic Ureteroneocystostomy for Distal Ureteral Injuries. Urology. 2005; 66: 751-753.
14. Simmons MN, Gill IS, Fergany AF, Kaouk JH, Desai MM. Laparoscopic Ureteral Reconstruction for Benign Stricture Disease. Urology. 2007; 69: 280-284.
15. Castillo OA, Litvak JP, Kerkebe M, Olivares R, Urena RD. Early Experience with The Laparoscopic Boari Flap at a Single Institution. J. Urol. 2005; 173: 862-865.
16. Modi P, Gupta R, Rizvi SJ. Laparoscopic Ureteroneocystostomy and Psoas Hitch for Post-Hysterectomy Ureterovaginal Fistula. J. Urol. 2008; 180: 615-617.
17. Quintela RS, Abreu jr. RA, Tavora JEF. Laparoscopic ureteral Reimplant for Ureteral Stricture. Inter Braz J Urol. 2010; 36(1): 38-43.
18. Nuñez-Mora C, Garcia-Mediero JM, Cabrera PM, Hernández E, Garcia Tello A, Angulo JC. Tratamiento de La estenosis de uréter distal mediante reimplantación urétero-vesical laparoscópica. Actas Urol Esp. 2011; 35(1): 31-36.
19. Branco AW, Filho AJB, Kondo W. Laparoscopic Ureteral Reimplantation in Ureteral Stenosis After Gynecologic Laparoscopic Surgery. Inter Braz Jou Urol. 2005; 31(1): 51-53.
20. Rassweiler JJ, Pini G, Gozen S, Klein J, Teber D. Role of Laparoscopy in Reconstructive Surgery. Curr Opin Urol. 2010; 20: 471-82
21. Gao J, Dong J, Xu A, Wang W, Shi L, Guo G, Zhu J, Hong B. A simplified technique for laparoscopic ureteroneocystostomy without ureteral nipple or submucosal tunneling. J Endourol. 2007; 1505-1508.
22. Selzman AA, Spirnak JP. Iatrogenic Ureteral Injury: A 20-year Experience in Treating 165 Injuries. J Urol. 1996; 155: 878-881
23. Symons S, Kurien A, Desai M. Laparoscopic Ureteral Reimplantation: A Single Center Experience and Literature Review. Journal of Endourology. 2009; Vol. 23 (2): 269-274.

24. Baek M, Kim KD. Current Surgical Management of Vesicoureteral Reflux. Korean Journal of Urology. 2013; 54:732-737.
25. Baldie K, Angell J, Ogan K, Pattaras JG. Robotic Management of Benign Mid and Distal Ureteral Strictures and Comparison with Laparoscopic Approaches at a Single Institution. Urology. 2012; 80: 596-601.
26. Kojima Y, Mizuno K, Umemoto Y, et al. Ureteral Advancement in Patients Undergoing Laparoscopic Extravesical Ureteral Reimplantation for Treatment of Vesicoureteral Reflux. Journal of Urology. 2012; Vol. 188:582-587.
27. Nezhat C, Nezhat F. Laparoscopic repair of ureter resected during operative laparoscopy. Obstet Gynecol. 1992;80(3 Pt 2):543–544.
28. Pompeo A, Molina WR, Kim FJ, et al. Laparoscopic Ureteroneocystostomy for Ureteral Injuries After Hysterectomy. Journal of the Society of Laparoendoscopic Surgeons. 2013; 17: 121-125.
29. Marte A, Sabatino MD, Borreli M, et al. Pneumovesicoscopic Correction of Primary Vesicoureteral Reflux (VUR) in Children. Our Experience. European Journal of Pediatric Surgery 2010; 20: 366 – 370.
30. Dogan HS, Tekgul S. Laparoscopic correction of vesicoureteral reflux in children: review of the current literature. Archivos Españoles de Urología. 2014; 67 (8): 660-672.

IV

Linfadenectomias em urologia

15
Linfadenectomia pélvica

Pedro Romanelli de Castro
Luiz Eduardo Café Cardoso Pinto
Ricardo H. Nishimoto

Introdução e levantamento bibliográfico

Em 1932, Godard e Kaliopoulus relataram o primeiro caso de linfadenectomia pélvica associada à cistectomia. Desde então, a linfadenectomia pélvica tornou-se indicada em diversas neoplasias do trato geniturinário. A presença de metástases linfonodais quase sempre implica importantes decisões terapêuticas. No entanto, a extensão e a radicalidade da cirurgia ainda são controversas.

O acesso laparoscópico para realização da linfadenectomia pélvica, como tentativa de minimizar o trauma cirúrgico sem comprometer a radicalidade oncológica, foi descrito inicialmente por Schuessler, em 1991, no tratamento da neoplasia de próstata.[1] No Brasil, Juliano et al. (1999) foram os primeiros a relatar uma série de pacientes submetidos a esse procedimento.[2] Desde então, a linfadenectomia pélvica laparoscópica vem sendo bastante realizada, principalmente associada a prostatectomia radical e a cistectomia radical, mas em determinadas circunstâncias também está indicada na abordagem do câncer de pênis e de uretra. Apesar da existência na literatura de várias séries de linfadenectomia pélvica laparoscópica em pacientes com câncer de bexiga e próstata, e de esse procedimento fazer parte de vários protocolos de grandes serviços, não existem metanálises e trabalhos randomizados com maior nível de evidência. Dessa forma, várias perguntas sobre linfadenectomia pélvica videolaparoscópica permanecem sem definição.[3-8]

Outra dificuldade encontrada na avaliação da linfadenectomia pélvica videolaparoscópica é que os artigos que comparam a técnica laparoscópica com a aberta utilizam casuística de pacientes com câncer de próstata ou bexiga, em que a linfadenectomia pélvica é realizada em conjunto com outro procedimento cirúrgico, e não de forma isolada, causando um grande viés nos resultados encontrados.

Métodos de diagnóstico para acometimento linfonodal

Os métodos de imagem para definir o estadiamento linfonodal apresentam baixa sensibilidade e especificidade e em muitos pacientes opta-se pela linfadenectomia como forma de avaliar a presença de doença metastática linfonodal.

O estadiamento linfonodal pré-operatório é realizado através de exames de imagem. A tomografia computadorizada (TC) é o exame mais frequentemente realizado para esse propósito. A acurácia de referido exame tem sido avaliada em diversos estudos para neoplasias do trato geniturinário, especialmente bexiga e próstata. A sensibilidade da TC para detectar metástases em linfonodos pélvicos é de 48%, entretanto, a especificidade varia de 83 a 100%. Cerca de 40% dos casos são subestadiados e 5% são superestadiados. Existe a possibilidade de realizar biópsia por agulha dos linfonodos pélvicos guiada por TC para detectar acometimento, no entanto, ainda não há comprovação científica.[9]

Drenagem linfática da pelve e extensão da linfadenectomia

A maioria dos vasos linfáticos da pelve drenam para as cadeias de linfonodos associadas com as artérias ilíacas e seus ramos.

Linfonodos da cadeia ilíaca externa recebem linfáticos eferentes dos gânglios inguinais, os vasos linfáticos da fossa ilíaca e a região inferior da parede abdominal anterior, além de linfáticos aferentes das vísceras pélvicas. Linfonodos da cadeia ilíaca interna e sacral recebem aferências de todas as vísceras da cavidade pélvica (colo do útero, próstata e reto) e do períneo, nádegas e coxas. Ambos drenam para as cadeias de linfonodos ilíacos comuns. Estes têm as suas fibras eferentes drenadas para o grupo lombar de linfonodos aórticos, que também recebe os aferentes do testículo e do ovário.

Os limites de dissecção ainda são controversos e podem apresentar grandes variações, o que também dificulta a realização de trabalhos comparativos. Podemos citar alguns tipos de linfadenectomia pélvica com as respectivas cadeias linfonodais:

- *Obturatória* – obturatória.
- *Clássica* – obturatória, hipogástrica, ilíacas externas e comum.
- *Modificada* – obturatória e hipogástrica.
- *Estendida* – obturatória, hipogástrica, ilíacas externas e comum, sacrais.

Linfadenectomia no câncer de próstata

A decisão de realizar a linfadenectomia pélvica para câncer de próstata antes ou durante a realização da prostatectomia radical é baseada na probabilidade de metástases nos linfonodos pélvicos. Isso pode ser determinado usando o nomograma de Partin. Para melhor estratificar os pacientes com risco de metástases linfonodais, foram definidos alguns critérios de baixo risco e de alto risco pré-operatório. Uma vez que a probabilidade de linfonodos com metástases é baixa (< 2%), a dissecção de linfonodos pélvicos é frequentemente omitida nos pacientes de baixo risco. Revisão das séries contemporâneas de prostatectomias demonstra uma taxa de linfonodos positivos de aproximadamente 6%.[3,6,7]

Embora não haja consenso na literatura, a linfadenectomia obturatória é a mais comumente realizada para o câncer de próstata. No entanto, estudos utilizando dissecção guiada por radioisótopo confirmaram a heterogeneidade da drenagem linfonodal da próstata.[10] Recentemente, estudos têm sugerido benefício com a realização de linfadenectomia pélvica mais alargada, principalmente para pacientes de alto risco.[11,12]

Nos pacientes com risco moderado a elevado e que sejam candidatos a tratamento radioterápico, a linfadenectomia pélvica laparoscópica pode fornecer um estadiamento mais adequado, e eventualmente contraindicar o tratamento local no caso de metástase linfonodal.[39]

Linfadenectomia no câncer de bexiga

A dissecção de linfonodos pélvicos no tratamento do câncer de bexiga é realizada no momento da cistectomia radical ou da cistectomia parcial. Ela fornece informações de estadiamento e pode ser terapêutica. No entanto, ainda não está definida a extensão ideal da linfadenectomia e a sua real eficácia, já que não existem trabalhos com alto nível de evidência. Revisão das séries contemporâneas de cistectomias demonstra uma taxa de linfonodos positivos de aproximadamente 25%.[7,8,13]

Classicamente, o limite proximal de uma dissecção linfonodal pélvica para câncer de bexiga inclui até o segmento proximal da bifurcação da artéria ilíaca comum. No entanto, alguns autores têm sugerido benefício de uma dissecção estendida que inclui o tecido linfático 2-3 cm acima da bifurcação da aorta.[13,17,18]

Variáveis importantes para o prognóstico em pacientes com evidência patológica de metástases linfonodais são a extensão do tumor primário da bexiga, o número de linfonodos retirados e o número de linfonodos acometidos. Estudos sugerem que um mínimo de 10 a 14 linfonodos devam ser examinados.[13-16]

Não há provas para apoiar a linfadenectomia mais extensa, mas os pacientes submetidos a cistectomia radical laparoscópica com intenção curativa devem ser submetidos a uma meticulosa dissecção dos linfonodos pélvicos.[13,17,18]

Linfadenectomia no câncer de pênis

Devido à sobrevida dos pacientes com acometimento de linfonodos pélvicos ser limitada, muitos autores questionam sua indicação. No entanto, alguns relatos indicam um potencial terapêutico próximo a 20%, principalmente em pacientes jovens, portadores de micrometástases. Além disso, em casos selecionados, a linfadenectomia pélvica pode ser indicada no estadiamento do câncer de pênis antes da linfadenectomia inguinal.[19-20] Quando realizada no tratamento do câncer de pênis possui alguns detalhes técnicos relevantes, pois a linfadenectomia acontece na presença dos ureteres, da bexiga e dos ductos deferentes no campo cirúrgico.

Técnica cirúrgica

Diferentemente da linfadenectomia pélvica padrão ou modificada, que remove apenas os linfonodos obturatórios e hipogástricos, a linfadenectomia estendida remove também os linfonodos das cadeias ilíaca externa e comum e sacrais. Os limites da dissecção são idênticos aos já estabelecidos na cirurgia aberta. É realizada desde os vasos ilíacos comuns, tendo como limite lateral o nervo genitofemoral, distalmente o anel inguinal e inferiormente a fossa obturadora e vasos hipogástricos. A dissecção é iniciada sempre do lado com a maior probabilidade de acometimento linfonodal.

Posição da equipe e do equipamento

O cirurgião posiciona-se atrás da cabeça do paciente e o primeiro auxiliar a sua direita. O equipamento de vídeo é colocado na extremidade da mesa cirúrgica, oposta ao cirurgião.

Posição do paciente e trocartes

O paciente submetido à anestesia geral é posicionado em decúbito dorsal com os braços junto ao corpo, em Trendelenburg, após sondagem vesical de demora. Cinco trocartes são posicionados em "V" invertido, sendo o trocarte da óptica (10 mm) supraumbilical. Os outros trocartes de 10 mm são situados na borda lateral dos músculos reto abdominal direito e esquerdo e os de 5 mm, situados 2 cm medial às espinhas ilíacas anterossuperiores. Na literatura há variações no posicionamento da equipe e dos trocartes.

Identificação das estruturas

O ligamento umbilical medial, os vasos ilíacos, os ânulos inguinais internos, os ductos deferentes e os cordões espermáticos são visualizados. Pode-se fazer uma tração do testículo para facilitar a identificação do cordão espermático na entrada do ânulo inguinal interno.

Abertura do peritônio e dissecção da veia e artéria ilíaca externa

Inicia-se a incisão do peritônio parietal na região do ânulo inguinal interno. A abertura do peritônio estende-se cranialmente ao longo da linha de Toldt sobre o músculo psoas até o cruzamento do ureter com os vasos ilíacos comuns. Pequenos ramos dos vasos ilíacos comuns em direção ao psoas devem ser ligados. Após a abertura do peritônio, o tecido sobre o músculo psoas é dissecado medialmente ao nervo genitofemoral e o funículo espermático até os vasos ilíacos externos, cuja identificação é facilitada pela pulsação da artéria. Procede-se à dissecção romba do tecido sobre os vasos ilíacos externos. A tração desses vasos medialmente facilita a exposição dos linfáticos situados sob os mesmos. A dissecção continua, de forma cuidadosa, medialmente à veia ilíaca externa sobre a musculatura pélvica até a identificação do nervo obturatório. Os tecidos seccionados devem ser ligados para prevenir a formação de linfocele.

Dissecção do ureter e artéria ilíaca interna

O limite cranial da dissecção é a artéria ilíaca comum. Seguindo a dissecção a partir da bifurcação dessa artéria, identifica-se o ureter que cruza sobre esta. O ureter, após ser isolado, pode ser afastado medial ou cranialmente com auxílio da pinça do segundo auxiliar, a fim de diminuir as chances de lesão inadvertida. Inicia-se a dissecção sobre a artéria ilíaca interna, onde se identifica a artéria umbilical obliterada e os ramos vesicais. (Figura 1)

Figura 1 – Dissecção do ureter e artéria ilíaca comum e interna.

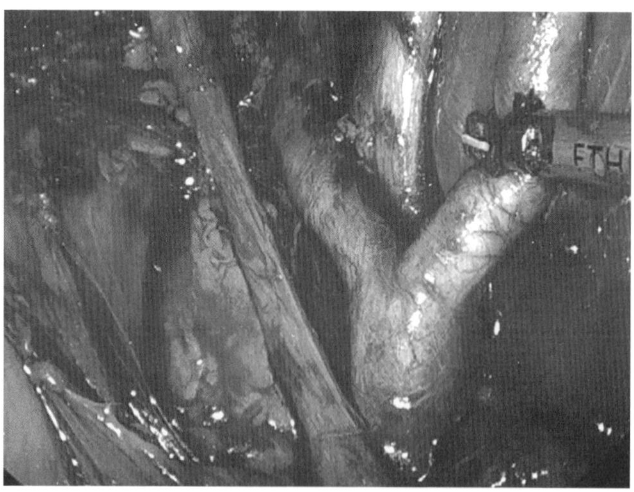

Dissecção da veia ilíaca externa até o ligamento de Cooper e isolamento do deferente

A dissecção da veia ilíaca externa segue em sentido caudal em direção ao osso púbico. Durante a dissecção, a veia obturatória, que acompanha o nervo correspondente, pode ser identificada. Próxima ao osso púbico, frequentemente, se encontra a veia obturatória acessória com a qual se deve ter cuidado para evitar sangramentos. Durante a abertura do peritônio em direção ao osso púbico, identifica-se o deferente, que deve ser preservado ou ligado, dependendo da intenção ou não de se preservar a fertilidade. Posteriormente, disseca-se a veia ilíaca externa em sentido cefálico até a identificação da veia ilíaca interna.

Dissecção do nervo obturatório

O limite posterior da dissecção é o nervo obturatório e os vasos ilíacos internos. A dissecção do nervo a partir do ligamento de Cooper deve ser feita paralelamente ao mesmo, mantendo-o sobre visão. O nervo obturatório deve ser identificado antes de realizar a clipagem ou secção do tecido linfonodal, evitando assim sua lesão acidental. A dissecção romba quase sempre permite a liberação do nervo, no entanto, eventual ligadura e secção de vasos obturatórios podem ser necessárias. O tecido linfático é liberado do nervo obturatório até o local onde o nervo passa posterior à veia ilíaca. O uso de eletrocautério durante a dissecção deve ser evitado, pois pode ocasionar estímulo nervoso e brusco movimento de adução do membro inferior, possibilitando uma lesão vascular acidental (Figura 2).

Figura 2 – Esvaziamento da fossa obturatória.

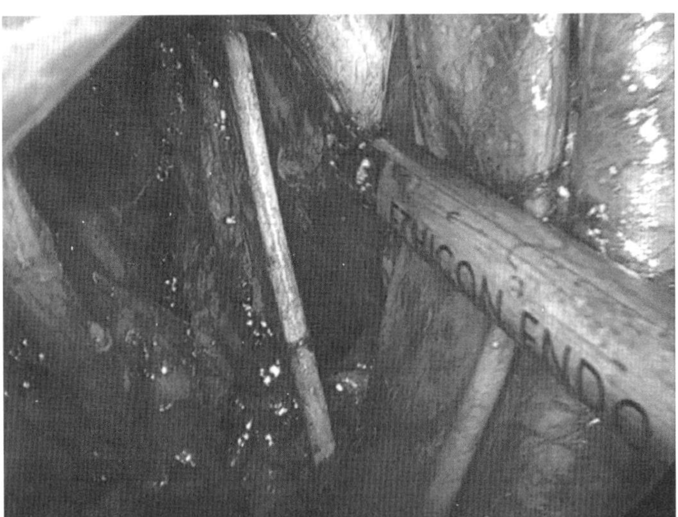

Realização da linfadenectomia contralateral

Após a completa linfadenectomia do lado mais suspeito, realiza-se a dissecção linfonodal contralateral, utilizando a mesma técnica (Figura 3).

Figura 3 – Aspecto final linfadenectomia direita.

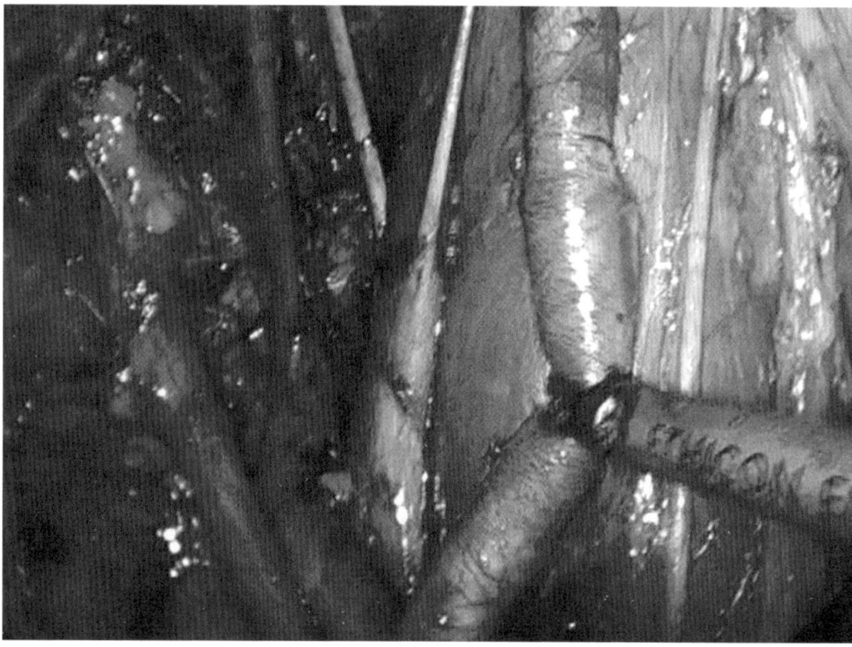

Ensacamento e retirada da peça

O tecido linfático é retirado através do portal de 10 mm da região umbilical após ser devidamente ensacado dentro da cavidade, prevenindo, assim, o implante de células tumorais no portal.

Colocação do dreno e fechamento dos portais

No final do procedimento, a pressão abdominal é diminuída para 5 mmHg e efetua-se a revisão cuidadosa da hemostasia. A avaliação completa das estruturas pélvicas é realizada para visualizar uma eventual lesão de vísceras ou vasos. Posicionado dreno na cavidade pélvica e realizado o fechamento da aponeurose dos portais de 10 mm.

Comparação entre fontes de energia

A escolha da energia e dos instrumentais utilizados na dissecção pode variar de acordo com a experiência do cirurgião e da disponibilidade de materiais. A utilização do eletrocautério permite a realização da linfadenectomia, mas deve ser extremamente cuidadosa, visto que permite uma maior disseminação de energia e pode aumentar o risco de lesões vasculares e de nervos, que estão intimamente relacionados com os linfonodos.

O uso da energia harmônica é muito eficiente e pode ser útil quando o cirurgião está usando uma mão para a retração e exposição, e permite minimizar a disperção de energia, embora o verso da parte ativa da tesoura ultrassônica, se em contato direto, pode provocar danos aos tecidos. A desvantagem da utilização de energia ultrassônica é a incapacidade de selar vasos linfáticos, o que pode aumentar a incidência de linfocele. O uso de clipes metálicos é recomendado para garantir o fechamento dos vasos linfáticos. Apesar de a abordagem transperitoneal reduzir o risco de linfoceles no pós-operatório, não pode impedi-las totalmente.[21]

Estudo prospectivo randomizado, comparando o uso de energia bipolar com o de clipes, para prevenir linfocele durante a linfadenectomia pélvica laparoscópica, evidenciou uma taxa de linfocele diagnosticada por US de 3% quando os clipes foram utilizados contra 30% quando a energia bipolar foi empregada.[21]

Comparação entre as vias de acesso

Historicamente, a dissecção laparoscópica de linfonodos pélvicos para estadiamento foi comparada com a dissecção aberta e com a minilaparotomia, mas atualmente a dissecção de linfonodos pélvicos é executada em raros casos como um procedimento independente, dificultando essas comparações. Alguns trabalhos que confrontam a linfadenectomia laparoscópica com a realizada através de minilaparotomia evidenciaram equivalência entre os dois acessos e redução da morbidade quando comparados com a cirurgia aberta.[24,25] Em geral, a eficácia da dissecção laparoscópica de linfonodos pélvicos é comparável à da dissecção aberta.[22,23]

A linfadenectomia pélvica laparoscópica pode ser realizada através do acesso transperitoneal e extraperitoneal, com resultados semelhantes.[26] No entanto, quando realizada de forma estendida, existe uma tendência de ela ser realizada através do acesso transperitoneal.

Aplicabilidade técnica assistida por robô

As cirurgias robóticas estão cada vez mais sendo realizadas no tratamento de doenças urológicas, especialmente nas cirurgias pélvicas. Em muitos serviços, as prostatectomias radicais e as cistectomias radicais assistidas por robô já são a abordagem mais utilizada, pois em teoria facilitaria a realização da cirurgia e diminuiria a curva de aprendizado. As cirurgias robóticas, no entanto, ainda não demonstraram melhores resultados oncológicos ou funcionais quando comparadas ao acesso videolaparoscópico tradicional.

Estudos comparativos entre a linfadenectomia aberta, laparoscópica pura e realizada por robô durante a cistectomia radical e a prostatectomia radical evidenciaram resultados semelhantes quanto ao número de linfonodos ressecados e concluíram que a linfadenectomia pélvica assistida por robô é viável e segura quando realizada em um centro de alto volume por uma equipe experiente. Alguns parâmetros de morbidade perioperatória do acesso laparoscópico assistido por robô têm demonstrado superioridade desse acesso, quando comparado com a abordagem aberta.[27-30]

Resultados

Como já mencionado anteriormente, os resultados cirúrgicos da linfadenectomia pélvica laparoscópica são difíceis de serem avaliados, já que na maioria dos casos a linfadenectomia está associada a outro procedimento de grande porte. Na Tabela 1, podemos avaliar algumas séries de cistectomias radicais laparoscópicas com linfadenectomia pélvica.[38]

Tabela 1 – Cistectomia radical laparoscópica e linfadenectomia pélvica: resultados.

Author (yr)	**Nº of patients**	**Technique (reconstruction)**	**Lymphadenectomy (*n* node, range)**	**Mean (range) months at stated follow-up**	***N* Overall survival**
Denewer (1999)	10	Lap (extra)	Limited (not stated)	Not stated	9
Turk (2001)	5	Lap (purely intra)	Limited (not stated)	Not stated	5
Abdel-Hakim (2002)	9	Lap (extra)	Limited (*n* _ 2–4)	Not stated	9
Simonato (2003)	10	Lap (extra)	Limited (not stated)	12.3 (5–18)	10
Menon (2003)	17	Robot (extra)	Limited (*n* _ 4–27)	(2–11)	17
Basillotte (2004)	13	Lap (extra)	Limited (not stated)	Not stated	13
Taylor (2004)	5	HAL (extra)	Extended (not stated)	Not stated	5
Gill (2004)	22	Lap (purely intra)	11/22 extended ($n = 21$, 6-30)	11 (2–43)	18
Cathelineau (2005)	84	Lap (extra)	Not stated	18 (1–44)	–
Hemal (2004)	11	Lap (extra)	Limited (not stated)	18.4 (1–48)	10

Complicações

Recentes relatos têm evidenciado uma taxa de complicação nas linfadenectomias laparoscópicas que varia de 0 a 22% contra 0 a 13% para dissecção aberta dos linfonodos pélvicos.[31-33] No entanto, a experiência e o treinamento laparoscópico têm reduzido as taxas de complicações. Em contrapartida, os artigos que comparam as complicações da linfadenectomia laparoscópica com a aberta utilizam casuística de pacientes com câncer de próstata ou bexiga, em que a linfadenectomia pélvica é realizada em conjunto com outro procedimento cirúrgico, e não de forma isolada. As complicações potenciais da linfadenectomia pélvica incluem hemorragia, lesão da bexiga e do ureter, perfuração intestinal, trombose venosa profunda, embolia pulmonar, obstrução intestinal, retenção urinária, hipercarbia, lesão do nervo obturatório, infecção de ferida, linfocele e linfedema. A maioria dessas complicações pode ser evitada com uma técnica cirúrgica cuidadosa e reparo imediato de lesões identificadas durante o ato operatório. O uso do eletrocautério deve ser criterioso para evitar lesões inadvertidas e despercebidas. A conversão da cirurgia ocorre mais comumente devido à lesão vascular, especialmente na veia ilíaca. Pequenas lesões na artéria e veia ilíaca podem ser tratadas pelo acesso laparoscópico. No entanto, não se deve ter dúvida quanto à qualidade do reparo.

Lesões vasculares

As lesões vasculares são as complicações mais frequentes no intraoperatório. Devido à pressão do pneumoperitônio e consequente colabamento das veias, pequenas lesões venosas podem não necessariamente resultar em sangramento importante.

Pequenas lesões podem ser gerenciados através da aplicação de clipes. Para lesões maiores, o reparo por meio de sutura deve ser tentado. No caso de grandes lesões arteriais, o reparo laparoscópico pode ser realizado, mas uma rápida conversão para cirurgia aberta deve ser fortemente considerada.

Lesão do ureter

O ureter tem maior risco de lesão no seu cruzamento com a artéria ilíaca comum. Durante a incisão do peritônio que recobre a artéria ilíaca comum, o cirurgião deve ser capaz de ver claramente o ureter para evitar sua lesão inadvertida. No caso de lesão ureteral, este pode ser reparado por laparoscopia, após a espatulação de ambas as extremidades, através de uma anastomose com sutura reabsorvível e colocação de um cateter ureteral.

Lesão do nervo obturador

A transecção completa do nervo obturador deve ser reparada. Um reparo laparoscópico pode ser considerado com Prolene.[7-0]

Linfocele

A abordagem transperitoneal diminui o risco de formação linfocele. Quando utilizado o acesso extraperitoneal para a realização da prostatectomia, alguns estudos sugerem que a fenestração peritoneal reduz significativamente a incidência de linfocele, sem aumento da morbidade pós-operatória.

Nos raros casos sintomáticos a drenagem percutânea ou laparoscópica com marsupialização da linfocele deve ser considerada.[34]

Resultados oncológicos e tempo de seguimento

Apesar de a cirurgia laparoscópica ser considerada segura do ponto de vista oncológico, alguns questionamentos ainda existem, principalmente sobre o risco de implantes em portais. Existe, na literatura, quatro casos de recorrência do tumor no local do trocarte após linfadenectomia pélvica.[35] Três dos casos ocorreram após a realização de linfadenectomia para câncer de bexiga e um após a dissecção de linfonodos pélvicos de câncer de próstata.[36,37] No entanto, em todos os casos ocorreram erros técnicos durante a extração do espécime.

Cuidados devem ser tomados no manejo dos linfonodos, especialmente nos casos de neoplasia de alto grau. Além disso, todo o tecido linfático deve ser colocado imediatamente em um saco impermeável. Ainda são necessários trabalhos com maior follow-up para comparar os resultados oncológicos das linfadenectomias pélvicas pelo acesso laparoscópico, mas, até então, parecem ser superponíveis aos resultados das cirurgias abertas.

Estudo de custos

A análise dos custos envolvidos com procedimentos cirúrgicos é complexa, devido à gama de fatores envolvidos. As cirurgias laparoscópicas tendem a ser mais dispendiosas, no que se refere à sala cirúrgica, em função do custo de materiais descartáveis. Entretanto, esse custo seria compensado com a abreviação do período de internação e retorno precoce dos pacientes às atividades laborativas.

Conclusão

A linfadenectomia pélvica laparoscópica é uma opção factível e permite a reprodução da técnica aberta com as vantagens de um procedimento minimamente invasivo, tornando-se uma alternativa para o tratamento de neoplasias geniturinárias. Mais estudos são necessários para elucidar as várias questões que permanecem a respeito desse procedimento.

Recomendações do comitê

- A linfadenectomia pélvica laparoscópica limitada pode ser realizada com eficiência comparável à cirurgia aberta, e com tempo cirúrgico equivalente. (NE 3; GR C)
- A extensão da linfadenectomia no câncer de próstata, especialmente nos pacientes de alto risco, ainda está para ser definida. (NE 3; GR C)
- Durante a cistectomia radical com intenção curativa deve ser realizada uma meticulosa linfadenectomia, assim como se procede na cirurgia aberta, com retirada de no mínimo 10 a 14 linfonodos. (NE 4; GR C)
- A linfadenectomia pélvica laparoscópica estendida no câncer da bexiga é um desenvolvimento relativamente recente e maior experiência será necessária para definir o seu papel. (NE 4; GR D)
- O uso de clipes metálicos é recomendado no fechamento dos vasos linfáticos, pois reduz o risco de linfoceles no pós-operatório. (NE 3; GR C)

- A linfadenectomia pélvica laparoscópica pode ser realizada através do acesso transperitoneal e extraperitoneal, com resultados semelhantes. (NE 4; GR C)

Referências bibliográficas

1. Schuessler WW, Vancaillie TG, Reich H, Griffith DP. Transperitoneal endosurgical lymphadenectomy in patients with localized protate cancer. J Urol. 1991 May;145(5):988-91.
2. Juliano RV, Machado MT, Barbosa CP. Linfadenectomia pélvica videolaparoscópica no estadiamento do adenocarcinoma de próstata. J.Bras. Urol., 1999;25:359.
3. Moore RG, Kavoussi LR. Laparoscopic lymphadenectomy in genitourinary malignancies. Surg Oncol. 1993;2 Suppl 1:51-66.
4. Raboy A, Adler H, Albert P. Extraperitoneal endoscopic pelvic lymph node dissection: a review of 125 patients. J Urol. Dec 1997;158(6):2202-4; discussion 2204-5.
5. Villers A, Vannier JL, Abécassis R, Baron JC, Anidjar M, Khoury R, Delmas V, Desmonts JM, Boccon-Gibod L. Extraperitoneal endosurgical lymphadenectomy with insufflation in the staging of bladder and prostate cancer. J Endourol. 1993 Jun;7(3):229-35.
6. Silberstein JL, Derweesh IH, Kane CJ. Lymph node dissection during robot-assisted radical prostatectomy: where do we stand? Prostate Cancer Prostatic Dis. 2009;12(3):227-32. Epub 2009 Jun 23.
7. Vanni AJ, Moinzadeh A. Lymphadenectomy in minimally invasive urologic oncology. Curr Opin Urol. 2008 Mar;18(2):163-6.
8. Singh I. Robot-assisted pelvic lymphadenectomy for bladder cancer--where have we reached by 2009. Urology. 2010 Jun;75(6):1269-74. Epub 2010 Jan 29.
9. Harisinghani MG, Barentsz J, Hahn PF, Deserno WM, Tabatabaei S, van de Kaa CH, de la Rosette J, Weissleder R. Noninvasive detection of clinically occult lymph-node metastases in prostate cancer. N Engl J Med. 2003 Jun 19;348(25):2491-9. Erratum in: N Engl J Med. 2003 Sep 4;349(10):1010.
10. Wawroschek F, Vogt H, Wengenmair H, et al. Prostate lymphoscintigraphy and radio-guided surgery for sentinel lymph node identification in prostate cancer. Technique and results of the first 350 cases. Urol Int. 2003;70(4):303-10.
11. Bader P, Burkhard FC, Markwalder R, Studer UE. Is a limited lymph node dissection an adequate staging procedure for prostate cancer? J Urol. 2002; 168(2):514-8; discussion 518.
12. Eden CG, Arora A, Rouse P. Extended vs standard pelvic lymphadenectomy during laparoscopic radical prostatectomy for intermediate- and high-risk prostate cancer. BJU Int. 2010 Aug;106(4):537-42. Epub 2010 Feb 3.

13. Skinner DG. Management of invasive bladder cancer: a meticulous pelvic node dissection can make a difference. J Urol 1982;128(1):34-6.
14. Stein JP, Cai J, Groshen S, Skinner DG. Risk factors for patients with pelvic lymph node metastases following radical cystectomy with en bloc pelvic lymphadenectomy: concept of lymph node density. J Urol 2003;170(1):35-41.
15. Vieweg J, Gschwend JE, Herr HW, Fair WR. The impact of primary stage on survival in patients with lymph node positive bladder cancer. J Urol. 1999;161(1):72-6.
16. Herr HW, Bochner BH, Dalbagni G, Donat SM, Reuter VE, Bajorin DF. Impact of the number of lymph nodes retrieved on outcome in patients with muscle invasive bladder cancer. J Urol. 2002;167(3):1295-8.
17. Leissner J, Ghoneim MA, Abol-Enein H, et al. Extended radical lymphadenectomy in patients with urothelial bladder cancer: results of a prospective multicenter study. J Urol. 2004;171(1):139-44.
18. Konety BR, Joslyn SA, O'Donnell MA. Extent of pelvic lymphadenectomy and its impact on outcome in patients diagnosed with bladder cancer: analysis of data from the Surveillance, Epidemiology and End Results Program data base. J Urol. 2003;169(3):946-50.
19. Ornellas AA, Seixas AL, Marota A, Wisnescky A, Campos F, de Moraes JR. Surgical treatment of invasive squamous cell carcinoma of the penis: retrospective analysis of 350 cases. J Urol. 1994;151:1244-9.
20. Assimos DG, Jarow JP. Role of laparoscopic pelvic lymph node dissection in the management of patients with penile cancer and inguinal adenopathy. J Endourol 1994; 8: 365±9
21. Gallotta V, Fanfani F, Rossitto C, Vizzielli G, Testa A, Scambia G, Fagotti A. A randomized study comparing the use of the Ligaclip with bipolar energy to prevent lymphocele during laparoscopic pelvic lymphadenectomy for gynecologic cancer. Am J Obstet Gynecol. 2010 Nov;203(5):483.e1-6. Epub 2010 Aug 17.
22. Kerbl K, Clayman RV, Petros JA, Chandhoke PS, Gill IS. Staging pelvic lymphadenectomy for prostate cancer: a comparison of laparoscopic and open techniques. J Urol. 1993;150(2 Pt 1):396-8; discussion 399.
23. Parra RO, Andrus C, Boullier J. Staging laparoscopic pelvic lymph node dissection: comparison of results with open pelvic lymphadenectomy. J Urol. 1992;147(3 Pt 2):875-8.
24. Idom CB Jr, Steiner MS. Minilaparotomy staging pelvic lymphadenectomy follow-up: a safe alternative to standard and laparoscopic pelvic lymphadenectomy. World J Urol. 1998;16(6):396-9.
25. Merlet B, Ouaki F, Pirès C, Lecoq B, Irani J, Doré B. Pelvic lymph nodes dissection for prostate cancer: Minilap with speculum vs laparoscopy. Prog Urol. 2010 Apr;20(4):279-83.
26. Tobias-Machado M, Lopes Neto AC, Juliano RV, Borrelli M, Wroclawski ER. Estudo comparativo entre lindadenectomia pélvica laparoscópica por acesso trans-

peritoneal e extraperitoneal no estadiamento do Câncer de próstata. Braz. J. Urol., 2001;27(1):35-6.

27. Richards KA, Hemal AK, Kader AK, Pettus JA. Robot assisted laparoscopic pelvic lymphadenectomy at the time of radical cystectomy rivals that of open surgery: single institution report. Urology. 2010 Dec;76(6):1400-4. Epub 2010 Mar 29.
28. Nix J, Smith A, Kurpad R, Nielsen ME, Wallen EM, Pruthi RS. Prospective randomized controlled trial of robotic versus open radical cystectomy for bladder cancer: perioperative and pathologic results. Eur Urol. 2010 Feb;57(2):196-201. Epub 2009 Oct 20.
29. Singh I. Robot-assisted pelvic lymphadenectomy for bladder cancer--where have we reached by 2009. Urology. 2010 Jun;75(6):1269-74. Epub 2010 Jan 29. Review.
30. Silberstein JL, Derweesh IH, Kane CJ. Lymph node dissection during robot-assisted radical prostatectomy: where do we stand? Prostate Cancer Prostatic Dis. 2009;12(3):227-32. Epub 2009 Jun 23.
31. Kavoussi LR, Sosa E, Chandhoke P, et al. Complications of laparoscopic pelvic lymph node dissection. J Urol. Feb 1993;149(2):322-5.
32. Lang GS, Ruckle HC, Hadley HR, Lui PD, Stewart SC. One hundred consecutive laparoscopic pelvic lymph node dissections: comparing complications of the first 50 cases to the second 50 cases. Urology 1994;44(2):221-5.
33. Vallancien G, Cathelineau X, Baumert H, Doublet JD, Guillonneau B. Complications of transperitoneal laparoscopic surgery in urology: review of 1,311 procedures at a single center. J Urol 2002;168(1):23-6.
34. Stolzenburg JU, Wasserscheid J, Rabenalt R, Do M, Schwalenberg T, McNeill A, Constantinides C, Kallidonis P, Ganzer R, Liatsikos E. Reduction in incidence of lymphocele following extraperitoneal radical prostatectomy and pelvic lymph node dissection by bilateral peritoneal fenestration. World J Urol. 2008 Dec;26(6):581-6. Epub 2008 Sep 7.
35. Rassweiler J, Tsivian A, Kumar AV, et al. Oncological safety of laparoscopic surgery for urological malignancy: experience with more than 1,000 operations. J Urol. 2003;169(6):2072-5.
36. Elbahnasy AM, Hoenig DM, Shalhav A, McDougall EM, Clayman RV. Laparoscopic staging of bladder tumor: concerns about port site metastases. J Endourol. 1998;12(1):55-9.
37. Bangma CH, Kirkels WJ, Chadha S, Schroder FH. Cutaneous metastasis following laparoscopic pelvic lymphadenectomy for prostatic carcinoma. J Urol. 1995;153(5):1635-6.
38. Ukimura O, Moinzadeh A, Gill IS. Laparoscopic radical cystectomy and urinary diversion. Curr Urol Rep. 2005;6:118-21.
39. Café LE, Gattás N, Arruda H, Ortiz V, Srougi M. Staging laparoscopic pelvic lymphadenectomy in prostate cancer. Int Braz J Urol. 2001;27(2):139-43.

16
Linfadenectomia retroperitoneal

Breno Dauster
Mirandolino B. Mariano

Introdução

O câncer de testículo é o tumor sólido mais frequente nos homens entre os 15 e os 35 anos, sendo derivado das células germinativas em 95% dos casos. Do ponto de vista prático, pode ser dividido em tumores seminomatosos e não seminomatosos.

O tratamento do câncer de testículo é um dos melhores exemplos de sucesso da terapia multimodal, sendo frequente a necessidade de cirurgia, quimioterapia ou radioterapia. A evolução no tratamento dos pacientes com doença metastática, bem como o desenvolvimento de marcadores séricos tumorais confiáveis e específicos permitiram que a sobrevida desses pacientes saltasse de 60% nos anos 1960 para mais de 90% em 1997 (C).[1] Mudanças significativas, primeiro com a introdução da Cisplatina e, depois, com a redução nas dosagens utilizadas, além do aperfeiçoamento das técnicas de dissecção do retroperitônio, ampliaram as taxas de cura e reduziram a morbidade do tratamento.

A linfadenectomia retroperitoneal (LNRP) é a única forma precisa de estadiar os linfonodos retroperitoneais e pode ser curativa nos pacientes com baixo volume tumoral metastático. Porém, a alta morbidade e complexidade associadas ao procedimento cirúrgico convencional tornou-a cada vez menos popular, sendo indicada principalmente para o tratamento de massas residuais após quimioterapia.

Poucos centros tornaram-se referência mundial para o tratamento do câncer de testículo e nesses locais foi-se aperfeiçoando a técnica de LNRP.

O desenvolvimento do "template" unilateral e, posteriormente, a preservação seletiva da inervação simpática, com o intuito de evitar lesão das fibras simpáticas pós-ganglionares, foram os maiores avanços no campo. Essas técnicas permitem hoje que mais de 95% dos pacientes operados mantenham a ejaculação anterógrada. A necessidade de reduzir a morbidade da cirurgia aberta, principalmente o íleo pós-operatório e complicações relacionadas à incisão, fez com que a laparoscopia fosse aplicada à LNRP.

Quais as indicações de linfadenectomia retroperitoneal laparoscópica em pacientes com câncer testicular?

Após a realização da orquiectomia radical, pacientes com marcadores tumorais (Alfa-feto Proteína, Beta-HCG, LDH) normais, sem aumento dos linfonodos retroperitoneais e sem metástase para órgãos sólidos são considerados estádio I. Quando existe aumento apenas dos linfonodos e suspeita de invasão tumoral, o estádio é II (a < 2 cm, b = 2-5 cm, c > 5 cm). Quando há alteração nos valores dos marcadores tumorais ou presença de metástase em outros sítios que não retroperitoneais, o estádio é III (D).[2]

É muito importante saber se um paciente com tumor de testículo encontra-se em um grupo com risco alto ou baixo de metástase à distância, pois é preconizado que o tratamento seja apoiado no risco. Os fatores de risco de metástase para seminoma são o tamanho do tumor primário maior que 4 cm e a invasão da "rede testis" (C).[3] Para o tumor não seminomatoso o fator de risco mais importante é a presença de invasão angiolinfática (IV), que, quando está presente, aumenta o risco de metástase retroperitoneal de 15 para 50% (C).[4]

Pacientes em estádio I devem ser submetidos à observação clínica quando considerados de baixo risco, ou à terapia complementar quando de alto risco (A).[5] As opções de tratamento complementar no estádio I incluem RT ou QT para os seminomas e a linfadenectomia ou QT para os não seminomatosos (A).[6-8]

Alguns serviços vêm desenvolvendo protocolos de pesquisa em que a LNRP é a primeira opção, em vez da quimioterapia para o tumor não seminomatoso (C).[6] A maior desvantagem em aplicar a LNRP no estádio I é que ela não evita entre 8 e 10% de recidiva fora do retroperitônio e será desnecessária para 70% dos pacientes.

Para os pacientes com seminoma em estádio II, o tratamento-padrão é radioterapia adjuvante (C).[7] Para o tumor não seminomatoso em estádio II o tratamento-padrão, hoje, é a quimioterapia adjuvante com três ciclos de BEP, isso quando o tipo histológico primário é o carcinoma embrionário puro, ou os marcadores estão aumentados (C).[9] Os pacientes em estádio II que possuem teratoma no tumor inicial têm risco aumentado de metástase no retroperitônio por esse tipo histológico, sendo a LNRP a única forma de tratá-los, devido à quimiorresistência dos teratomas (C).[10] Nesses casos, ou quando há impossibilidade em se realizar quimioterapia, a melhor indicação é a LNRP.

Outra condição que pode determinar a necessidade de realizar LNRP é a impossibilidade de seguimento clínico adequado, problema muito comum em nosso país devido à migração de pacientes em busca de auxílio médico. Em nosso serviço, para os pacientes que moram em outras cidades e relatam dificuldade em realizar os exames e retornos é oferecida a LNRP-L como estadiamento (estádio I) ou tratamento (estádio IIa). Após a LNRP-L, os pacientes são colocados em seguimento se os linfonodos forem negativos ou menores que 2 cm, aqueles com linfonodos positivos maiores que 2 cm (N2) fazem dois ciclos de quimioterapia adjuvante com PEB.

O intuito da LNRP é determinar o estádio linfonodal preciso, já que através dos exames de imagem este pode ser subestadiado ou hiperestadiado, conceito de diagnóstico (C).[11] A tomografia com emissão de pósitrons (PET-TC) mostrou-se de valor preditivo importante nos seminomas, mas não possui valor diagnóstico para os não seminomas (B).[12] Outro objetivo é esvaziar o retroperitônio dos linfonodos que são sítio inicial de metástase do tumor de testículo com intuito terapêutico.

Uma outra indicação para linfadenectomia retroperitoneal é a ressecção de massa residual após a QT. Normalmente, a cirurgia para massa residual costuma ser bastante complexa, em virtude da intensa desmoplasia do tecido retroperitoneal, conferindo aderência da massa aos grandes vasos e estruturas do retroperitônio.

A cirurgia laparoscópica tem sido descrita nessa situação, em geral para massas menores do que 6 cm e com plano de clivagem definido entre a massa e os grandes vasos. Nesses casos, o índice de conversão pode chegar a 30% (C).[13] A técnica assistida com a mão pode também ser utilizada em casos mais complexos de aderência ou quando ocorre lesão vascular, no intuito de evitar a conversão para cirurgia aberta (C).[13,14]

Recomendações: As indicações de cirurgia laparoscópica são exatamente as mesmas da linfadenectomia aberta, devendo ser respeitadas as mesmas áreas de ressecção linfonodal para os estádios I e IIa. A cirurgia para massas residuais é um procedimento com maior complexidade e risco de conversão, sendo indicada em casos selecionados a critério do cirurgião.

Técnica operatória

A técnica desenvolvida para a laparoscopia mimetiza os passos da cirurgia aberta, podendo ser unilateral com "template" baseado no lado do testículo envolvido, ou com preservação dos feixes simpáticos. A via de acesso mais difundida é a transperitoneal. A técnica de dissecção visa capturar todo o tecido linfático com maior risco de receber metástase do testículo envolvido, sendo mais frequente o envolvimento da altura do hilo renal até os vasos ilíacos ipsilaterais.

Os limites de ressecção foram determinados no trabalho de Weissbach e Boedfeld, baseados em achados patológicos de série histórica de LNRP, e estão descritos na Tabela 3 (C).[15] Nessa abordagem, a dissecção interaortocaval é uniforme para os dois lados e deve se estender até o nível da artéria mesentérica inferior. Os limites descritos incluem a retirada da veia gonadal até o anel inguinal interno.

Preparo pré-operatório

- Paciente deve fazer dieta hipogordurosa uma semana antes da cirurgia e continuar por duas semanas após, para evitar ascite quilosa.
- Preparo de cólon é realizado no dia anterior à cirurgia.
- Meias compressivas antiembólicas são aplicadas na sala cirúrgica, e quando disponível deve-se utilizar dispositivo para compressão intermitente dos membros inferiores.
- Reserva de três concentrados de hemácias.
- Antibiótico profilaxia de amplo espectro.

Posicionamento e trocartes

- Decúbito lateral em 45° com lado ipsilateral elevado.
- Proteger pontos de pressão com coxins de silicone ou bolsas com água, atenção especial ao nervo axilar e extremidades ósseas.
- A mesa pode ser fletida para o nível do umbigo quando necessário.
- Após anestesia geral proceder sondagem vesical e gástrica.
- Utilizam-se quatro portais em losango.
- Portal inicial no umbigo e dois secundários a 8 cm, na borda do reto. O quarto portal deve ser colocado na melhor posição para retração, ao nível da linha axilar anterior.

Procedimento – passo a passo

Lado direito

- A mobilização do cólon se inicia ao nível do anel inguinal interno com incisão do peritônio, estendendo-se até o nível do hilo renal.
- Após retração medial do cólon, duodeno e cabeça do pâncreas, tem-se a exposição da veia cava completamente.
- Secção da veia gonadal ao nível do anel inguinal interno e mobilização até sua inserção na veia cava com clipagem e secção.
- Incisão longitudinal do tecido linfático sobre a cava até o nível da veia ilíaca externa com progressiva mobilização do pacote linfonodal lateral à veia cava.
- Dissecção da veia e artéria renal direita para evitar lesões ao fazer a dissecção retrógada. Progredir inferiormente até encontrar o tecido pericaval dissecado.
- Ao nível da artéria mesentérica inferior inicia-se dissecção do tecido interaortocaval acima desse ponto.
- Identificação e controle da artéria gonadal.
- A dissecção segue em direção cefálica e acaba ao liberar completamente a artéria renal direita e a veia renal esquerda.
- O limite lateral da dissecção pericaval é o ureter, e o inferior é o cruzamento deste com a artéria ilíaca.
- Todo o tecido linfático é extraído em saco impermeável pela incisão umbilical.
- Drenagem da cavidade e fechamento dos trocartes > 10 mm.

Lado esquerdo

- A incisão do peritônio se inicia no ligamento esplenocólico com mobilização inferior do cólon esquerdo até o anel inguinal interno.
- Extensa mobilização do cólon até exposição da aorta.
- Secção da veia gonadal ao nível do anel inguinal interno e dissecção ascendente até sua inserção na veia renal esquerda.
- Incisão no tecido linfático sobre a artéria ilíaca esquerda no ponto de cruzamento do ureter.
- Dissecção ascendente seguindo na lateral da aorta até a artéria mesentérica inferior, a partir de onde a dissecção passa a liberar toda a aorta.
- Identificação e ligadura da artéria gonadal esquerda.
- Segue-se a dissecção ao longo da borda lateral da aorta com exposição das artérias lombares.
- Identificação, clipagem e secção da veia lombar esquerda, que drena para a veia renal, expondo a artéria renal esquerda, limite superior da dissecção.
- O tecido linfático entre os vasos lombares e a coluna é dissecado e retirado, a este nível são identificadas as fibras simpáticas pós-gangliônicas que podem ser preservadas.
- O tecido dissecado é extraído em saco impermeável pela incisão do umbigo.

Existe benefício do acesso laparoscópico em relação aos parâmetros perioperatórios?

O tempo operatório médio é de 204 minutos (138-261min). São retirados em média 14 linfonodos, com uma taxa de positividade de 25% (C).[16] A Tabela 4 ilustra os resultados das maiores séries publicadas comparados a séries de LNRP aberta (B).[17-19] Os resultados demonstram um tempo operatório maior em 30 minutos para o grupo laparoscópico, porém com menor necessidade de analgesia pós-operatória (33-50% menor dose) e tempo de internação menor (4-7 dias menor). As taxas de complicação variaram entre 9,4 e 25,7% com média de 15,6% (C).[16] No início da casuística é encontrada uma taxa mais alta de complicações relacionada com a curva de aprendizado, porém nas séries recentes as taxas são as descritas acima. As complicações maiores (Clavien III-IV) que necessitam de intervenção cirúrgica foram relacionadas com sangramento, lesão duodenal e ureteral. Essas complicações podem ser corrigidas por via laparoscópica, o que pode ser aferido pela baixa taxa de conversão de 3,8% (C).[16] As complicações precoces foram linfocele, embolia pulmonar, mionecrose, parestesia de membro inferior e íleo paralítico. Tais complicações são diretamente relacionadas com o posicionamento do paciente, proteção de áreas de pressão, tempo operatório e preparo nutricional. A taxa de reintervenção foi de 1,4%, sendo as principais reoperações descritas: inserção de cateter de duplo J e drenagem percutânea de linfocele. Nos estudos comparativos, as taxas de complicação foram maiores para o grupo de cirurgia aberta, entretanto, com grande participação de complicações menores, como infecção de ferida operatória, febre e íleo (B).[17-19] Uma revisão dos recentes trabalhos publicados de cirurgia aberta e laparoscópica mostrou vantagem para a laparoscopia em relação a complicações (15,6 versus 33%, $p < 0,05$), a reintervenção (1,4 versus 6,6%, $p < 0,05$) e tempo de internação (3,3 versus 6,6 dias, $p < 0,05$) (C).[16]

Apenas um estudo prospectivo avaliou qualidade de vida após a LNRP e LNRP-L (B),[18] sugerindo uma melhor qualidade de vida após a LNRP-L.

Recomendação: A cirurgia laparoscópica apresenta redução significativa da morbidade perioperatória quando comparada à técnica aberta.

Existe equivalência em relação aos resultados funcionais entre o acesso laparoscópico e o aberto?

Como consequência da linfadenectomia retroperitoneal, pode ocorrer lesão do plexo nervoso responsável pelo mecanismo de ejaculação. No entanto, a amplificação da imagem obtida pela técnica laparoscópica permite uma ótima visualização das terminações nervosas retroperitoneais, que podem ser preservadas quando indicado.

Dados das principais séries mostram que na cirurgia laparoscópica distúrbios da ejaculação podem ocorrer entre 3 e 5% dos casos, índices que foram semelhantes aos resultados obtidos em centros de referência que utilizam a cirurgia convencional (C).[16]

Recomendação: A cirurgia laparoscópica oferece resultado funcional semelhante ao da cirurgia aberta.

A cirurgia laparoscópica apresenta eficácia oncológica?

Os resultados oncológicos dos trabalhos com maior casuística estão agrupados na Tabela 5. Quando comparamos esses resultados com as últimas séries de LNRP aberta os resultados são muito semelhantes. A taxa de recidiva retroperitoneal (1,3 versus 1,4%), a recidiva no "template" operado (0 versus 0,45%) e a recidiva bioquímica (0,9 versus 1,1%) são superponíveis (C).[20-24] O fato de a recidiva retroperitoneal ser semelhante (1,4%) chama atenção para a precisão de estadiamento da LNRP laparoscópica com "template" unilateral.

Existem, no entanto, três relatos de implantes em trocartes após LNRP, o que reforça a necessidade de se manter aderência à técnica oncológica correta e retirar as peças cirúrgicas em sacos impermeáveis (C).[24-26]

Até o momento, poucos casos de linfadenectomia retroperitoneal robótica foram reportados, com resultados semelhantes aos obtidos com a laparoscopia pura. Séries maiores serão necessárias para provar a eficácia oncológica da cirurgia robótica nessa indicação.[27,28]

Recomendação: A cirurgia laparoscópica tem eficácia oncológica semelhante à da cirurgia aberta.

Referências bibliográficas

1. Bosl GJ, Motzer RJ. Testicular germ-cell cancer. N Engl J Med. Jul 24 1997;337(4):242-53.
2. Sobin LH WC. UICC: TNM classification of malignant tumours. 6th ed. New York: Wiley-Liss, 2000.
3. Warde P, Specht L, Horwich A, et al. Prognostic factors for relapse in stage I seminoma managed by surveillance: a pooled analysis. J Clin Oncol. Nov 15 2002;20(22):4448-52.
4. Albers P, Siener R, Kliesch S, et al. Risk factors for relapse in clinical stage I nonseminomatous testicular germ cell tumors: results of the German Testicular Cancer Study Group Trial. J Clin Oncol. Apr 15 2003;21(8):1505-12.
5. Gilligan T. Retroperitoneal lymph node dissection versus chemotherapy for stage I testicular nonseminomas. Ann Oncol. Jan 2005;16(1):172-3.
6. Bhayani SB, Ong A, Oh WK, Kantoff PW, Kavoussi LR. Laparoscopic retroperitoneal lymph node dissection for clinical stage I nonseminomatous germ cell testicular cancer: a long-term update. Urology. Aug 2003;62(2):324-7.

7. Classen J, Schmidberger H, Meisner C, et al. Radiotherapy for stages IIA/B testicular seminoma: final report of a prospective multicenter clinical trial. J Clin Oncol. Mar 15 2003;21(6):1101-6.
8. Oliver RT, Mason MD, Mead GM, et al. Radiotherapy versus single-dose carboplatin in adjuvant treatment of stage I seminoma: a randomised trial. Lancet. Jul 23-29 2005;366(9482):293-300.
9. Horwich A, Stenning S. Initial chemotherapy for stage II testicular non- seminoma. World J Urol. 1994;12(3):148-50.
10. Stephenson AJ, Bosl GJ, Motzer RJ, et al. Retroperitoneal lymph node dissection for nonseminomatous germ cell testicular cancer: impact of patient selection factors on outcome. J Clin Oncol. Apr 20 2005;23(12):2781-8.
11. Leibovitch I, Foster RS, Kopecky KK, Albers P, Ulbright TM, Donohue JP. Identification of clinical stage A nonseminomatous testis cancer patients at extremely low risk for metastatic disease: a combined approach using quantitive immunohistochemical, histopathologic, and radiologic assessment. J Clin Oncol. Jan 1998;16(1):261-8.
12. Huddart RA, O'Doherty MJ, Padhani A, et al. 18fluorodeoxyglucose positron emission tomography in the prediction of relapse in patients with high-risk, clinical stage I nonseminomatous germ cell tumors: preliminary report of MRC Trial TE22--the NCRI Testis Tumour Clinical Study Group. J Clin Oncol. Jul 20 2007;25(21):3090-5.
13. Tobias-Machado M, Zambon JP, Ferreira AD, Medina JA, Juliano RV, Wroclawski ER. Retroperitoneal lymphadenectomy by videolaparoscopic transperitoneal approach in patients with non-seminomatous testicular tumor. Int Braz J Urol. Sep-Oct 2004;30(5):389-96; discussion 396-387.
14. Tobias-Machado M, Neto AS. Hand-assisted laparoscopic retroperitoneal lymph node dissection for nonseminomatous testicular cancer. J Laparoendosc Adv Surg Tech A. Feb 2009;19(1):85.
15. Weissbach L, Boedefeld EA, Horstmann-Dubral B. Surgical treatment of stage-I non-seminomatous germ cell testis tumor. Final results of a prospective multicenter trial 1982-1987. Testicular Tumor Study Group. Eur Urol. 1990;17(2):97-106.
16. Rassweiler JJ, Scheitlin W, Heidenreich A, Laguna MP, Janetschek G. Laparoscopic retroperitoneal lymph node dissection: does it still have a role in the management of clinical stage I nonseminomatous testis cancer? A European perspective. Eur Urol. Nov 2008;54(5):1004-15.
17. Abdel-Aziz KF, Anderson JK, Svatek R, Margulis V, Sagalowsky AI, Cadeddu JA. Laparoscopic and open retroperitoneal lymph-node dissection for clinical stage I nonseminomatous germ-cell testis tumors. J Endourol. Sep 2006;20(9):627-31.
18. Poulakis V, Skriapas K, de Vries R, et al. Quality of life after laparoscopic and open retroperitoneal lymph node dissection in clinical Stage I nonseminomatous germ cell tumor: a comparison study. Urology. Jul 2006;68(1):154-60.

19. Janetschek G, Hobisch A, Holtl L, Bartsch G. Retroperitoneal lymphadenectomy for clinical stage I nonseminomatous testicular tumor: laparoscopy versus open surgery and impact of learning curve. J Urol. Jul 1996;156(1):89-93; discussion 94.
20. Albqami N, Janetschek G. Laparoscopic retroperitoneal lymph-node dissection in the management of clinical stage I and II testicular cancer. J Endourol. Jul-Aug 2005;19(6):683-92; discussion 692.
21. Neyer M, Peschel R, Akkad T, et al. Long-term results of laparoscopic retroperitoneal lymph-node dissection for clinical stage I nonseminomatous germ-cell testicular cancer. J Endourol. Feb 2007;21(2):180-3.
22. Castillo OA, Alvarez JM, Vitagliano G, Ramirez D, Diaz M, Sanchez-Salas R. [Retroperitoneal laparoscopic lymphadenectomy for stage I non seminomatous testicular cancer]. Arch Esp Urol. Jan-Feb 2007;60(1):59-66.
23. Nielsen ME, Lima G, Schaeffer EM, et al. Oncologic efficacy of laparoscopic RPLND in treatment of clinical stage I nonseminomatous germ cell testicular cancer. Urology. Dec 2007;70(6):1168-72.
24. Cresswell J, Scheitlin W, Gozen A, Lenz E, Teber D, Rassweiler J. Laparoscopic retroperitoneal lymph node dissection combined with adjuvant chemotherapy for pathological stage II disease in nonseminomatous germ cell tumours: a 15-year. BJU Int. Sep 2008;102(7):844-8.
25. Castillo O UR, Pinto I, et al. Laparoscopic retroperitoneal lymph node dissection for stage I and stage II NSGCT. 2004:247-78. Located at: J Urol 2004.
26. Sebe P, Nouri M, Haab F, Doublet JD, Gattegno B, Thibault P. [Metastasis to trocar site after lymphadenectomy with retroperitoneal laparoscopy]. Prog Urol. Apr 2001;11(2):307-9.
27. Cheney SM, Andrews PE, Leibovich BC, Castle EP. Robot-assisted retroperitoneal lymph node dissection: technique and initial case series of 18 patients. BJU Int. 2015 Jan;115(1):114-20.
28. Kunit T, Janetschek G. Minimally Invasive Retroperitoneal Lymphadenectomy: Current Status. Urologic Clinics of North America. August 2015;42(3):321-9.

17
Linfadenectomia inguinal

Ricardo H. Nishimoto
Antonio Augusto Ornellas
Pedro Romanelli Castro

Introdução

O carcinoma de pênis é pouco frequente nos países desenvolvidos, porém, em países subdesenvolvidos, pode chegar a 10% das doenças neoplásicas masculinas (C).[1,2] Sua etiologia ainda não é totalmente esclarecida, porém existe uma forte associação com má higiene local, fimose e infecção pelo papilomavírus humano (C).[2,3]

O principal sítio de metástase são os linfonodos inguinais.[2,3] A presença e a extensão das metástases em região inguinal são os fatores prognósticos mais importantes na sobrevida dos pacientes portadores do carcinoma de pênis.[2] Dos pacientes com câncer de pênis, 20 a 50% apresentarão acometimento inguinal no momento do diagnóstico. A linfadenectomia desempenha um importante papel no carcinoma de pênis metastático, pois até 75% dos pacientes podem ser curados nos casos de micrometástases (C).[4,7]

A linfadenectomia inguinal convencional é considerada o padrão-ouro no tratamento das metástases do carcinoma peniano, apesar de o índice de complicações poder alcançar 50%, mesmo em séries mais recentes, em que foram utilizados os mais avançados refinamentos técnicos (C).[1,7-10]

O desafio é identificar os pacientes portadores de doença inguinal metastática, que se beneficiariam da linfadenectomia inguinal, principalmente aqueles com linfonodos inguinais não palpáveis (N0). As micrometástases podem estar presentes em até 39% desses pacientes (C).[2,11] O estádio do tumor primário (T2-T4), o grau de anaplasia celular (G2-G3), a presença de embolização venosa ou linfática representam parâmetros independentes na predição de comprometimento linfonodal,[12,13] assim como a presença de coilocitose (C).[14]

A utilização de tomografia computadorizada (TC) no estadiamento da doença inguinal não acrescenta nenhuma informação adicional ao exame físico, principalmente nos pacientes com linfonodos não palpáveis. A aplicação da RNM com contraste paramagnético (nanopartículas de ferro) na identificação pré-operatória de comprometimento linfonodal, apesar de ainda em fase de investigação, apresentou resultados iniciais animadores, com taxa de detecção maior do que 90% (C).[15] Embora muito encorajadores, esses dados não foram ainda validados em estudos maiores.

As tentativas de determinar quais pacientes são portadores de doença metastática inguinal, através de aspiração por agulha fina[16] ou da realização de biópsia de linfonodo sentinela (técnica de Cabanas), não se mostraram efetivas, com elevado número de falsos negativos (C).[17,18] Estender a área de dissecção não melhorou os resultados (20% de recorrência, 5/25 pacientes) (C).[19]

A biópsia de linfonodo orientada pela linfocintilografia foi associada, com uma taxa de falsos negativos de 16% (6/37 pacientes) (C).[19,20]

Mudanças na técnica de linfadenectomia têm sido descritas com o objetivo de reduzir a morbidade cirúrgica, como a linfadenectomia simplificada (C).[21-23] Nesse caso, a ressecção linfonodal é realizada de forma mais restrita, aumentando as chances de falso negativo, pois o linfonodo metastático pode estar situado fora da área de dissecção (C).[17]

Estudos reportam que a linfadenectomia precoce (profilática-N0) oferece melhores taxas de sobrevida em cinco anos, no caso de linfonodos comprometidos, do que a linfadenectomia de resgate (C).[11,14] Por outro lado, a linfadenectomia rotineira propicia um número significativo de cirurgias sem benefício terapêutico, principalmente nos pacientes sem linfonodos palpáveis (N0).

O acesso videoendoscópico em modelo cadavérico foi descrito em 2003 por Bishoff e cols. (C).[24] As primeiras publicações da aplicabilidade com sucesso em humanos ocorreram no Brasil em 2006 (C).[25,26] Os principais objetivos dessa nova técnica seriam a redução da morbidade, utilizando os princípios da laparoscopia, além de manter a radicalidade e os mesmos princípios oncológicos da técnica convencional.

Aspectos técnicos

Técnica cirúrgica

O paciente é posicionado em decúbito dorsal com abdução e rotação externa do membro inferior a ser operado. O cirurgião posiciona-se entre as pernas do paciente e o primeiro auxiliar lateralmente ao membro abordado. O monitor é posicionado do lado esquerdo ou direito do paciente, de acordo com a preferência do cirurgião. O triângulo femoral e seus limites são demarcados com azul de metileno.

Uma incisão de 15 mm é realizada 2 cm distal ao vértice do triângulo femoral. Inicia-se a criação do espaço de trabalho, através de dissecção digital no plano abaixo da fáscia de Scarpa. Duas outras incisões – uma de 10 mm e outra de 5 mm – são realizadas 6 cm lateral e medialmente ao vértice do triângulo, respectivamente, por onde serão introduzidos os trocartes das pinças e tesoura. Pelo orifício do vértice é posicionado um trocarte de Hasson, por onde será introduzida a óptica de 30 graus. Insufla-se o espaço criado com CO_2 e mantém-se a pressão em torno de 10 mmHg.

Completa-se a criação do espaço de trabalho com o auxílio da própria óptica, de pinças e tesoura, dissecando a massa linfonodal da fáscia de Scarpa, até o ligamento inguinal. A transiluminação, a palpação e a demarcação prévia facilitam a identificação dos limites de dissecção.

Dissecam-se os músculos adutor longo e sartório, os quais correspondem, respectivamente, aos limites medial e lateral do triângulo femoral. Nessa etapa, a veia safena magna é identificada sobre o músculo adutor longo e dissecada até a crossa, no caso de sua preservação.

Procede-se à abertura das fáscias do sartório e adutor longo e bainha femoral ao nível do vértice do triângulo, para acessar os linfonodos profundos, que serão dissecados em conjunto com os superficiais. Realiza-se a esqueletização dos vasos femorais até a crossa da safena, tendo o cuidado de evitar a lesão dos ramos do nervo femoral, localizados lateralmente à artéria femoral.

Procura-se ligar todos os vasos linfáticos identificados, a fim de diminuir a incidência de linforreia e linfocele.

A peça cirúrgica é retirada pelo portal da óptica após o seu ensacamento. Um dreno aspirativo é posicionado através dos orifícios dos trocartes lateral e medial ao vértice do triângulo.

Estudo de custos

A incorporação de novas tecnologias, a fim de ser minimamente invasivo, requer a aquisição de matérias especiais, aumentando assim o custo da cirurgia.

Estudo comparativo demonstrou menor tempo médio de internação e retorno mais precoce às atividades laborativas, com menor índice de complicações pós-operatórias (C).[27] Se esses resultados forem reprodutíveis, o gasto com a aquisição do material videoendoscópico pode ser compensado pelos benefícios supracitados.

Aplicabilidade da técnica assistida por robô

Há na literatura apenas um relato sobre a utilização da plataforma robótica para realização da linfadenectomia inguinal no câncer de pênis, com resultados superponíveis à técnica laparoscópica pura (C).[28] No entanto, ainda não há estudos comparativos.

Existe benefício da cirurgia endoscópica comparada à aberta em relação aos parâmetros perioperatórios?

Tempo operatório

Em uma série comparativa com 20 pacientes submetidos à linfadenectomia inguinal laparoscópica, o tempo operatório médio foi de 120 minutos, superior quando comparado com a técnica aberta, que foi de 96 minutos (B).[27]

Complicações

Em estudo comparando a linfadenectomia inguinal videoendoscópica com a via aberta foi demonstrado que em pacientes sem linfonodos palpáveis ou com doença linfonodal de baixo volume a técnica laparoscópica apresentou redução da morbidade (B).[27] As complicações pós-operatórias totais foram maiores na cirurgia aberta (70 versus 20%). Complicações cutâneas (necrose, infecção) foram consideravelmente menores na VEIL

(5 versus 50%). As complicações linfáticas (linforreia, linfedema e linfocele) foram menores no grupo da VEIL, porém sem diferença estatística entre os dois acessos (Tabela 1).

Tabela 1

Autor (ano)	Pacientes	Necrose de pele	Infecção de parede	Seroma	Linfocele	Linfedema
Ravi (1962-90)	112	62%	17%	7%	–	27%
Ornellas et col. (1972-87)	200	45%	15%	6%	–	23%
Ayyappan et col.	78	36%	70%	–	87%	57%
Lopes et col. (1953-85)	145	15%	22%	60%	–	30%
Bevan-Thomaz et col. (2003)	53	8%	10%	10%	–	23%
Bouchot et col. (1989-2000)	88	12%	7%	19%	–	22%
Kroon et col. (1994-2003)	129	15%	27%	9%	12%	31%
Pandey et col. (1987-98)	128	20%	17%	16%	–	19%
Pompeo (1984-97)	50	6%	12%	6%	–	18%
Spiess et col. (2008)	43	11%	9%	–	2%	17%

Resultados pós-operatórios

A linfadenectomia inguinal videoendoscópica demonstrou menor morbidade, um menor tempo de permanência hospitalar e um retorno mais precoce para realização das atividades habituais quando comparada à cirurgia aberta (B).[27]

Recomendação: A cirurgia endoscópica tem menor morbidade cirúrgica que a cirurgia aberta (GR C).

O acesso endoscópico apresenta eficácia oncológica?

A VEIL permite reproduzir a radicalidade oncológica da cirurgia aberta. O número de linfonodos retirados foi comparável ao da cirurgia aberta. A ausência de recidiva local e sistêmica da doença no estudo com maior seguimento (33 meses) parece indicar a segurança oncológica do procedimento videoendoscópico.[27]

Recomendação: A cirurgia endoscópica apresenta eficácia oncológica comparada à técnica aberta (GR C).

Referências bibliográficas

1. Misra S, Chaturvedi A, Misra NC. Penile carcinoma: a challenge for the developing world. Lancet Oncol 2004;5:240-7.
2. Ornellas AA, Kinchin EW, Nobrega BL, Wisnescky A, Koifman N, Quirino R. Surgical treatment of invasive squamous cell carcinoma of the penis: Brazilian National Cancer Institute long-term experience. J Surg Oncol 2008;97:487-95.
3. Ravi R. Correlation between the extent of nodal involvement and survival following groin dissection for carcinoma of the penis. Br J Urol 1993;72:817-9.
4. McDougal WS, Kirchner FK, Jr., Edwards RH, Killion LT. Treatment of carcinoma of the penis: the case for primary lymphadenectomy. J Urol 1986;136:38-41.
5. Horenblas S. Lymphadenectomy for squamous cell carcinoma of the penis. Part 2: the role and technique of lymph node dissection. BJU Int 2001;88:473-83.
6. Puras-Baez A, Rivera-Herrera J, Miranda G. Role of superficial inguinal lymphadenectomy in carcinoma of the penis. J Urol Suppl. In: 1995:246.
7. Kattan MW, Ficarra V, Artibani W, et al. Nomogram predictive of cancer specific survival in patients undergoing partial or total amputation for squamous cell carcinoma of the penis. J Urol 2006;175:2103-8; discussion 8.
8. Bevan-Thomas R, Slaton JW, Pettaway CA. Contemporary morbidity from lymphadenectomy for penile squamous cell carcinoma: the M.D. Anderson Cancer Center Experience. J Urol 2002;167:1638-42.
9. Nelson BA, Cookson MS, Smith JA, Jr., Chang SS. Complications of inguinal and pelvic lymphadenectomy for squamous cell carcinoma of the penis: a contemporary series. J Urol 2004;172:494-7.
10. Abi-Aad AS, Kernion JB. Controversies in ilioinguinal lymphadenectomy for cancer of the penis. Urol Clin North Am 1992;19:319-24.
11. Ornellas AA, Seixas AL, Marota A, Wisnescky A, Campos F, de Moraes JR. Surgical treatment of invasive squamous cell carcinoma of the penis: retrospective analysis of 350 cases. J Urol 1994;151:1244-9.
12. Pompeo AC. Extended lymphadenectomy in penile cancer. Can J Urol 2005;12 Suppl 1:30-6; discussion 97-8.
13. Ficarra V, Zattoni F, Cunico SC, et al. Lymphatic and vascular embolizations are independent predictive variables of inguinal lymph node involvement in patients with squamous cell carcinoma of the penis: Gruppo Uro-Oncologico del Nord Est (Northeast Uro- Oncological Group) Penile Cancer data base data. Cancer 2005;103:2507-16.

14. Ornellas AA, Nóbrega BL, Wei Kin Chin E, Wisnescky A, da Silva PC, de Santos Schwindt AB. Prognostic factors in invasive squamous cell carcinoma of the penis: analysis of 196 patients treated at the Brazilian National Cancer Institute. J Urol; 2008:1354-9.
15. Tabatabaei S HM, McDougal WS. Regional lymph node staging using lymphotropic nanoparticle enhanced magnetic resonance imaging with ferumoxtran-10 in patients with penile cancer. J Urol, 2005:923-7.
16. Scappini P, Piscioli F, Pusiol T, Hofstetter A, Rothenberger K, Luciani L. Penile cancer. Aspiration biopsy cytology for staging. Cancer 1986;58:1526-33.
17. Ornellas AA, Seixas AL, Marota A, Wisnescky A, Campos F, de Moraes JR. Intérêt des biopsies des ganglions inguinaux chez les patients atteints d'un carcinome épidermoïde de verge. Progrès Urol; 1995:544-7.
18. Cabanas RM. An approach for the treatment of penile carcinoma. Cancer 1977;39:456-66.
19. Izawa J, Kedar D, Wong F, Pettaway CA. Sentinel lymph node biopsy in penile cancer: evolution and insights. Can J Urol 2005;12 Suppl 1:24-9.
20. Kroon BK, Horenblas S, Meinhardt W, et al. Dynamic sentinel node biopsy in penile carcinoma: evaluation of 10 years experience. Eur Urol 2005;47:601-6; discussion 6.
21. Colberg JW, Andriole GL, Catalona WJ. Long-term follow-up of men undergoing modified inguinal lymphadenectomy for carcinoma of the penis. Br J Urol 1997;79:54-7.
22. Catalona WJ. Modified inguinal lymphadenectomy for carcinoma of the penis with preservation of saphenous veins: technique and preliminary results. J Urol 1988;140:306-10.
23. d'Ancona CA, de Lucena RG, Querne FA, Martins MH, Denardi F, Netto NR, Jr. Long- term followup of penile carcinoma treated with penectomy and bilateral modified inguinal lymphadenectomy. J Urol 2004;172:498-501.
24. Bishoff JA, Lackland AF, Basler JW, Teichman JM, Thompson IM. Endoscopic subcutaneous modified inguinal lymph node dissection (ESMIL) for squamous cell carcinoma of the penis. J Urol, suppll; 2003:78.
25. Tobias-Machado M, Tavares A, Molina WR, Jr., et al. Video endoscopic inguinal lymphadenectomy (VEIL): initial case report and comparison with open radical procedure. Arch Esp Urol 2006;59:849-52.
26. Tobias-Machado M, Tavares A, Molina WR, Jr., Forseto PH, Jr., Juliano RV, Wroclawski ER. Video endoscopic inguinal lymphadenectomy (VEIL): minimally invasive resection of inguinal lymph nodes. Int Braz J Urol 2006;32:316-21.
27. Tobias-Machado M, Tavares A, Silva MN, et al. Can video endoscopic inguinal lymphadenectomy achieve a lower morbidity than open lymph node dissection in penile cancer patients? J Endourol 2008;22:1687-91.
28. Josephson DY, Jacobsohn KM, Link BA, Wilson TG. Robotic-assisted endoscopic inguinal lymphadenectomy. Urology 2009;73:167-70; discussion 70-1.

V

Cirurgias da bexiga

18
Cistectomia parcial

Mirandolino B. Mariano
Matheus Neves R. Silva

Introdução

Cistectomia parcial laparoscópica, assim como seu equivalente aberto, é de indicação difícil e controversa, sendo realizada em pacientes selecionados com doenças isoladas, tais como endometriose vesical, feocromocitoma, leiomioma, doenças benignas e malignas do úraco e doenças em divertículo vesical. Também pode ser considerada em tumor maligno solitário vesical, não associado a carcinoma *in situ*, que esteja distante do colo vesical, dos orifícios ureterais e trígono, para permitir uma ressecção de 1 a 2 cm de margem, sendo esta uma indicação de exceção (C).[1,2]

Aspectos técnicos

Técnica operatória

Torre de videoendoscopia, óptica de 10 mm de 0° ou 30°, sonda Foley 22 de três vias, 3 trocartes de 11 mm e 2 trocartes de 6 mm, 2 porta-agulhas, 1 aspirador de pistão de 5 mm, 1 eletrocautério em gancho Hook, 1 tesoura laparoscópica, 1 pinça Meriland laparoscópica, 1 suctor de 1⁄4, fios para fechamento de monocryl 2 zeros e vicryl 2 zeros, vicryl 4 zeros para a pele.

Posição de decúbito supino e em Trendelenburg. Abordagem a céu aberto extraperitoneal ou transperitoneal.

Criação do espaço cirúrgico por via extraperitoneal

Realiza-se uma incisão transversal de 2 cm de extensão, 1 cm abaixo da cicatriz umbilical até identificar a aponeurose dos retos abdominais. Incisa-se apenas a aponeurose anterior e afasta-se o reto abdominal, preservando a aponeurose posterior. Cria-se um espaço atrás do reto e na frente da aponeurose posterior de ambos os lados e, em seguida, unem-se os dois espaços criados, seccionando a rafe mediana do nível da incisão transversal em direção à sínfise púbica até o seu final. Essa manobra pode ser feita com uma gaze na ponta de uma pinça ou até mesmo digitalmente.

Colocação dos trocartes: uma vez criado o espaço se introduz o primeiro trocarte infraumbilical de 11 mm sob visão direta e insufla-se o gás CO_2 a uma pressão de 14 mmHg. Coloca-se a óptica e, usando uma agulha cor-de-rosa, estudam-se os locais de colocação dos demais trocartes em forma de w.

A bexiga é adequadamente mobilizada. Cistoscopia intraoperatória é feita para melhor orientar o local da incisão laparoscópica para não comprometer as margens da lesão. Uma incisão expõe o interior da bexiga e em sua parede, de ambos os lados da incisão, são colocados pontos de afastamento para facilitar a visibilidade. A mucosa é demarcada e seccionada e com a pinça forte de apreensão na mão esquerda e a tesoura na mão direita a lesão é totalmente ressecada. A peça é ensacada e mantida fora do campo de trabalho.

Nos casos de doença maligna, alguns autores realizam congelamento intraoperatório das margens.[3] Utiliza-se um ponto transparietal alto para segurar o saco fora do campo de visão enquanto se realiza a restauração da via urinária. Os pontos de afastamento são retirados, a hemostasia é revisada, a sonda posicionada e, então, a bexiga fechada. Instala-se irrigação contínua. A peça é retirada pelo portal da óptica, que é passada para o portal da direita com o objetivo de realizar essa manobra. Coloca-se um portovac 1/4 sob visão saindo pelo portal da esquerda. Os portais são fechados com um plano da aponeurose e outro da pele.

Nos casos de comprometimento do úraco, a abordagem é feita acima da cicatriz umbilical por via transperitoneal para permitir englobar o umbigo na ressecção, junto com o úraco, a cúpula vesical e adjacências da aponeurose posterior do músculo reto abdominal.[3]

Qual a melhor via de acesso laparoscópica para cistectomia parcial?

Quanto à abordagem transperitoneal ou extraperitoneal, esta irá depender da localização da lesão. Nos casos de persistência de úraco e necessidade de sua retirada, indica-se a abordagem transperitoneal para permitir retirada com margem e sob visão. Nos demais casos podem ser utilizadas quaisquer das vias, de acordo com a preferência do cirurgião.

Recomendação: Não há estudo comparativo entre as vias de acesso.

Há alguma vantagem do uso de robô na cistectomia parcial?

O robô passou a ser uma ferramenta extra nas mãos dos cirurgiões. Os centros que dispõem desse instrumento estão utilizando-o e as suas vantagens são as mesmas vistas nas cirurgias da próstata, principalmente na parte reconstrutiva. As citações na literatura ainda são muito poucas para permitir conclusões. Há alguns relatos de caso em doença benigna, carcinoma de células transicionais e doenças do úraco, com resultados semelhantes aos da técnica laparoscópica convencional (C).[4-6]

Recomendação: A cirurgia robótica é uma opção técnica com resultados semelhantes à técnica laparoscópica pura.

Existe benefício da cirurgia laparoscópica em relação aos parâmetros perioperatórios?

- *Tempo operatório* – o tempo cirúrgico médio varia entre 110 e 200 minutos nos diferentes trabalhos publicados, o que a coloca como uma alternativa aceitável, pois equivale ao tempo de uma cirurgia aberta (C).[1,3]
- *Sangramento e transfusão* – o sangramento variou nas séries entre 70 e 200 ml, sem necessidade de hemotransfusão (C).[3-7]
- *Complicações* – a taxa de complicações das séries publicadas é baixa. Nos casos de ressecção de endometriose pode haver mais risco de complicações devido às lesões associadas em ureter e alças intestinais (C).[7]

- *Conversão* – não houve relato de conversões nas séries apresentadas na literatura (C).[1,3,7]
- *Analgésicos* – o primeiro dia pós-operatório apresenta dor e o paciente necessita de medicação mais forte. A partir do segundo dia apenas paracetamol é suficiente.
- *Estadia operatória* – o tempo de permanência hospitalar variou entre 2 e 4 dias (C).[1,3]

Recomendação: Não existem dados comparativos entre as técnicas aberta e laparoscópica.

O acesso laparoscópico apresenta eficácia oncológica?

É necessário um seguimento dos pacientes com estudos de imagem e cistoscopia. São observados e tratados de acordo com a evolução. Na primeira série de casos com carcinoma de células transicionais e seguimento de longo prazo publicados em 2004 por Mariano et al., após 30 meses 5 dos 6 pacientes estavam livres de doença (C).[1] Um apresentou recidiva linfonodal e à distância, sem sinais de recidiva local. Colombo et al. (2008), reportaram o tratamento de três casos de adenocarcinoma de úraco e três casos de carcinomas de célula transicional. Num seguimento médio de 28 meses, não foi observado nenhuma recidiva (C).[3]

Em outro estudo recente de Wang et al. (2015), foram reportados 16 casos de tumores do úraco ressecados com margens livres. Não ocorreu recidiva local em nenhum paciente num período de seguimento de 36 meses. Cinco pacientes apresentavam linfonodos positivos. A sobrevida em 2 e 3 anos foi de 62,5% e 50% (8/16), respectivamente.[8]

Um acompanhamento de maior número de pacientes por períodos mais longos ainda é necessário para definir a segurança oncológica.

Recomendações: O controle oncológico a curto prazo parece ser satisfatório. Não há dados suficientes para avaliar a eficácia oncológica a longo prazo da cistectomia parcial laparoscópica.

Referências bibliográficas

1. Mariano MB, Tefilli MV. Laparoscopic partial cystectomy in bladder cancer initial experience. Int Braz J Urol 2004;30:192-8.
2. Holzbeierlein JM, Lopez-Corona E, Bochner BH, et al. Partial cystectomy: a contemporary review of the Memorial Sloan-Kettering Cancer Center experience and recommendations for patient selection. J Urol 2004;172:878-81.
3. Colombo Jr JR, Desai M, Canes D, et al. Laparoscopic partial cystectomy for urachal and bladder cancer. Clinics (São Paulo) 2008;63:731-4.
4. Spiess PE, Correa JJ. Robotic assisted laparoscopic partial cystectomy and urachal resection for urachal adenocarcinoma. Int Braz J Urol 2009;35:609.
5. Tareen BU, Mufarrij PW, Godoy G, Stifelman MD. Robot-assisted laparoscopic partial cystectomy and diverticulectomy: initial experience of four cases. J Endourol 2008;22:1497-500.
6. Kim DK, Lee JW, Park SY, Kim YT, Park HY, Lee TY. Initial experience with robotic- assisted laparoscopic partial cystectomy in urachal diseases. Korean J Urol 2010;51:318-22.
7. Kovoor E, Nassif J, Miranda-Mendoza I, Wattiez A. Endometriosis of bladder: outcomes after laparoscopic surgery. J Minim Invasive Gynecol 2010;17:600-4.
8. Wang B, Li X, Ming S, Ma X, Li HZ, Ai Q, Zhang X. Journal of Endourology. Ahead of print. 2015 Nov. doi:10.1089/end.2015.0423.

19
Cistectomia radical e derivações urinárias

Felipe Brandão Araújo
Daher Chade
Limirio Leal
Eduardo S. Starling

Introdução

A cistectomia radical aberta com linfadenectomia pélvica e derivação urinária permanece como o tratamento padrão-ouro para pacientes com câncer de bexiga músculo invasivo e para aqueles tumores recorrentes, não invasivos e de alto grau. Entretanto, com a revolução da cirurgia laparoscópica e robótica no tratamento da prostatectomia radical, o manejo cirúrgico do câncer de bexiga vem sendo o foco dos procedimentos minimamente invasivos (C).[1]

A primeira cistectomia laparoscópica foi realizada por Parra et al. em 1992 para tratamento de piocistite (C).[2] Em 1995, Badajoz et al. publicaram a primeira cistectomia radical laparoscópica para o tratamento do câncer de bexiga músculo invasivo (C).[3]

A cirurgia robótica surgiu como uma recente evolução ao acervo da cirurgia minimamente invasiva. Apresenta as seguintes vantagens: uma visão tridimensional e magnificada, maior grau de movimentos de pulso, diminui o tremor da mão e promove uma menor curva de aprendizado em relação à cirurgia laparoscópica. A primeira cistectomia radical assistida por robô foi realizada em 2002, em Frankfurt, na Alemanha (C).[4] Desde então várias publicações de séries de casos vêm comprovando a aplicabilidade da cistectomia assistida por robô.

A indicação de cistectomia radical laparoscópica ou assistida por robô deve ser a mesma que aquela da cirurgia aberta, porém, conforme a curva de aprendizado nas técnicas minimamente invasivas, estas devem ser oferecidas para pacientes com tumores não volumosos e confinados à bexiga. Presença de linfadenopatia extensa, doença localmente avançada, coagulopatias, obesidade mórbida, cirurgias abdominais prévias, radioterapia ou quimioterapia neoadjuvante são contraindicações relativas e devem ser estudadas caso a caso (C).[1]

Aspectos técnicos

Técnica cirúrgica

O paciente é posicionado em litotomia com braços ao longo do corpo e leve declive.

O cirurgião deve se posicionar do lado esquerdo do paciente junto com o segundo auxiliar, e o primeiro auxiliar se posiciona do lado direito do paciente.

O primeiro trocarte de 10 mm é introduzido 2 cm acima da cicatriz umbilical, onde é realizado o pneumoperitônio e introduzida a óptica. Demais trocartes são introduzidos em forma de V invertido. Após esses procedimentos, os passos são os seguintes:

- Dissecção dos ureteres do cruzamento das artérias ilíacas comuns bilateralmente e secção dos mesmos na junção vesicoureteral, preservando a gordura periuretral.
- Incisão do peritônio do espaço reto vesical. Dissecção, ligadura e secção dos vasos deferentes, dissecção das vesículas seminais.
- Incisão da lâmina posterior da fáscia de Denonvilliers e ligadura dos pedículos laterais e posteriores da bexiga.
- Dissecção do úraco e face anterior da bexiga. Incisão da fáscia endopélvica bilateralmente, ligadura e secção do complexo da veia dorsal e da uretra.
- A linfadenectomia pélvica é realizada após a retirada da peça cirúrgica.

Estudo de custos

Poucos estudos foram encontrados avaliando os custos comparativos entre a cistectomia radical aberta com técnicas minimamente invasivas. Um estudo demonstrou um menor custo da cirurgia laparoscópica (€ 10.600 versus € 14.400) e atribui essa diferença a um menor tempo de internação hospitalar (C).[5] Ao comparar-se a cirurgia robô-assistida com a aberta, os estudos ainda são conflitantes. Porém, o único estudo prospectivo randomizado demonstrou custos semelhantes, devido ao menor tempo de internação e menor taxa de hemotransfusão (B).[6]

Existe benefício da cirurgia laparoscópica em relação aos parâmetros perioperatórios?

Tempo operatório

Os tempos cirúrgicos médios das cistectomias radicais laparoscópicas e assistidas por robô ainda se mostram maiores quando comparados com os da cirurgia aberta, porém nota-se uma melhoria do tempo cirúrgico com a experiência acumulada. Esse tempo varia atualmente entre 280 e 390 minutos nas cistectomias radicais laparoscópicas e assistidas por robô.

Um estudo prospectivo randomizado controlado comparou o tempo operatório entre a técnica aberta e assistida por robô, determinando que é significativamente maior na cirurgia minimamente invasiva (A).[7]

Essa importante variação deve-se, principalmente, ao tipo de derivação urinária utilizada e se esta foi realizada extra ou intracorpórea (B).[1,8,12]

Sangramento e taxas de transfusão

A abordagem laparoscópica pura ou assistida por robô vem demonstrando, em relação à cirurgia aberta, importante diminuição das taxas de sangramento e hemotransfusão (B).[9] Esses percentuais variam, respectivamente, entre 150 e 500 ml e 3 e 6%, tanto para cirurgias laparoscópicas quanto robóticas (B).[1,8,10,11,12]

Complicações

Várias séries vêm demonstrando semelhanças entre as taxas de complicações (tanto de menor quanto de maior grau) quando comparadas com cistectomia radial aberta. Um estudo analisando criticamente a técnica laparoscópica mostrou taxas de complicações menores e maiores de 18 e 16%, respectivamente, sem diferenças estatísticas em relação à técnica aberta (C).[1] Esses resultados são corroborados por outros estudos comparativos (B).[13-15] Quando analisamos as cirurgias assistidas por robô, os resultados também são semelhantes e as taxas de complicações variam entre 21 e 30% (C).[12,16,17]

Um estudo recente determinou três fatores preditivos de maior índice de complicações perioperatórias, a saber: 1) pacientes com aumento do IMC; 2) perda sanguínea operatória; e 3) quimioterapia neoadjuvante. Complicações a longo prazo ocorreram em 12%, sendo principalmente representadas por estenose ureteroileal e hérnias incisionais (C).[18]

Recuperação pós-operatória

Quando analisados os estudos comparativos, fica evidente que na recuperação pós-operatória a cistectomia radical realizada pelas técnicas minimamente invasivas apresenta vantagens quando comparada à cirurgia aberta (B).[8,10,12-15,17] Essas vantagens compreendem:

- Diminuição da necessidade do uso de analgésicos.
- Rápida recuperação dos movimentos intestinais.
- Realimentação precoce.
- Diminuição do tempo de internação hospitalar.
- Retorno precoce às atividades habituais (A).[19]

Recomendações: Os resultados intraoperatórios são semelhantes entre as técnicas. A recuperação pós-operatória é melhor nos acessos laparoscópico e robótico.

O acesso laparoscópico apresenta eficácia oncológica?

Estádio e margens positivas

As taxas de tumores localmente avançados (pT3, pT4) variam de 14 a 50% nas cistectomias laparoscópicas. Nas cirurgias assistidas por robô esse percentual variou entre 5 e 28%. A presença de carcinoma *in situ* (Cis), primário ou concomitante, varia de 3,5 a 30% nas cistectomias laparoscópicas e 28 a 45% nas assistidas por robô. A incidência de margens cirúrgicas comprometidas está entre 0 e 6% nas cirurgias laparoscópicas e assistidas por robô (C).[1,10,12,14,16,17,20] Um recente estudo clínico randomizado publicado por Bochner et al. (2015) conclui que não existem diferenças nas margens cirúrgicas comparando-se a técnica robótica com a cirurgia aberta.[7]

Número de linfonodos dissecados

O número de linfonodos dissecados nas cirurgias laparoscópicas está entre 10 e 18 e nas assistidas por robô entre 16 e 19. A incidência de metástase linfonodal varia entre 10 e 25% (C).[1,10,12,14,16] Esses valores se assemelham aos números de linfonodos ressecados nas séries de cirurgias abertas.

No estudo prospectivo randomizado de Nix et al, não houve diferenças no número de linfonodos retirados entre as técnicas robótica e aberta (18 versus 19) (A).[21]

Tempo de seguimento, sobrevida global e sobrevida livre de doença

O tempo médio de seguimento nas cistectomias radicais laparoscópicas varia de 18 a 38 meses e nas assistidas por robô de 18 a 84 meses. Em recente publicação, mostrando os resultados oncológicos estimados em cinco anos de uma série de 171 pacientes submetidos à cistectomia radical laparoscópica, a sobrevida global foi de 73%, a sobrevida câncer específica de 81% e a sobrevida livre de doença de 72% (C).[20] Outros trabalhos suportam esses dados mostrando resultados semelhantes à cirurgia aberta (B).[1,22,24] Nas cistectomias radicais assistidas por robô, em um seguimento de 1-2 anos, a sobrevida global, câncer específica e livre de doença são de 91, 94 e 91%, respectivamente.[12,16] Um estudo com seguimento mais longo (cinco anos) apontou, respectivamente, 50, 75, 67% (C).[23]

Apesar dos curtos períodos de seguimento demonstrados na literatura, os princípios oncológicos, como percentual de margens cirúrgicas livres, extensão da linfadenectomia e números de linfonodos dissecados são mantidos com as técnicas minimamente invasivas, demonstrando resultados oncológicos a curtos e médios prazos semelhantes aos da cirurgia aberta (C).[25]

Recomendação: O acesso laparoscópico apresenta eficácia oncológica semelhante à da cirurgia aberta.

Qual a melhor maneira de se realizar as derivações urinárias: puramente laparoscópica ou laparoscópica assistida?

As derivações urinárias desde as primeiras séries publicadas ainda são mais frequentemente utilizadas por via extracorpórea. A opção da realização totalmente intracorpórea tem que ser encarada com cautela. Resultados apresentados pela Cleveland Clinic com 54 cistectomias laparoscópicas, das quais em 17 delas a derivação urinária foi realizada puramente laparoscópica, mostraram um maior tempo cirúrgico, maior sangramento e taxas de transfusão, maiores taxas de complicações menores, maior tempo para aceitação alimentar e alta hospitalar quando comparadas com as derivações realizadas extracorpóreas (C).[26] Porém, com a experiência acumulada com cirurgia robótica, publicações recentes vêm demonstrando a opção da realização das derivações urinárias totalmente intracorpóreas com resultados semelhantes às realizadas extracorpóreas.[27,28]

Recomendação: As derivações urinárias são preferencialmente realizadas de maneira extracorpórea, sendo uma opção realizá-las por técnica totalmente intracorpórea.

Existe espaço para realização de derivações urinárias laparoscópicas não relacionadas à cistectomia radical?

A derivação urinária também é um procedimento urológico comumente utilizado para o tratamento paliativo em casos de malignidade pélvica avançada com sintomas urinários intratáveis, obstrução urinária ou fístula. Recentemente, demonstrou-se a possibilidade da realização de derivações urinárias, além do conduto ileal, como a colostomia úmida e o conduto colônico, assistidas por laparoscopia (C).[29-31]

Recomendação: O acesso laparoscópico pode ser utilizado com segurança e eficácia em casos selecionados.

Referências bibliográficas

1. Haber GP, Crouzet S, Gill IS. Laparoscopic and robotic assisted radical cystectomy for bladder cancer: a critical analysis. Eur Urol 2008;54:54-62.
2. Parra RO, Andrus CH, Jones JP, Boullier JA. Laparoscopic cystectomy: initial report on a new treatment for the retained bladder. J Urol 1992;148:1140-4.
3. Kijvikai K, Patcharatrakul S, Kongchareonsombat W, Dissaranan C. Laparoscopic radical cystectomy with ileal conduit diversion: the first case report in Thailand. J Med Assoc Thai 2005;88:1947-51.
4. Singh I. Robotics in urological surgery: review of current status and maneuverability, and comparison of robot-assisted and traditional laparoscopy. Comput Aided Surg 2011;16:38-45.
5. Gregori A, Galli S, Goumas I, Scieri F, Stener S, Gaboardi F. A cost comparison of laparoscopic versus open radical cystoprostatectomy and orthotopic ileal neobladder at a single institution. Arch Ital Urol Androl 2007;79:127-9.
6. M NM, Wallen E, Pruthi R. Cost Analysis Of Robotic-Assisted Radical Cystectomy Versus Open Radical Cystectomy Utilizing A Prospective, Randomized Cohort. J Urol Volume 2011:35-6.
7. Bochner BH, Dalbagnia G, Sjobergb DD, Silbersteina J, Keren Paz GE, Donata SM Comparing Open Radical Cystectomy and Robot-assisted Laparoscopic Radical Cystectomy: A Randomized Clinical Trial, European Urology 2015;67:1042-50.
8. Porpiglia F, Renard J, Billia M, et al. Open versus laparoscopy-assisted radical cystectomy: results of a prospective study. J Endourol 2007;21:325-9.
9. Tobias-Machado M, Said D, Mitre AI, Pompeo ACL. Comparison beetwen open and laparoscopic radical cistectomy in a latin american reference center: perioperative and oncological results. Int Braz J Urol. 2015;41:635-41.
10. Huang J, Lin T, Xu K, et al. Laparoscopic radical cystectomy with orthotopic ileal neobladder: a report of 85 cases. J Endourol 2008;22:939-46.
11. Hemal AK, Abol-Enein H, Tewari A, et al. Robotic radical cystectomy and urinary diversion in the management of bladder cancer. Urol Clin North Am 2004;31:719-29, viii.
12. Pruthi RS, Nielsen ME, Nix J, Smith A, Schultz H, Wallen EM. Robotic radical cystectomy for bladder cancer: surgical and pathological outcomes in 100 consecutive cases. J Urol 2010;183:510-4.
13. Basillote JB, Abdelshehid C, Ahlering TE, Shanberg AM. Laparoscopic assisted radical cystectomy with ileal neobladder: a comparison with the open approach. J Urol 2004;172:489-93.

14. Cathelineau X, Arroyo C, Rozet F, Barret E, Vallancien G. Laparoscopic assisted radical cystectomy: the montsouris experience after 84 cases. Eur Urol 2005; 47:780-4.
15. Guillotreau J, Game X, Mouzin M, et al. Radical cystectomy for bladder cancer: morbidity of laparoscopic versus open surgery. J Urol 2009;181:554-9; discussion 9.
16. Murphy DG, Challacombe BJ, Elhage O, et al. Robotic-assisted laparoscopic radical cystectomy with extracorporeal urinary diversion: initial experience. Eur Urol 2008;54:570-80.
17. Wang GJ, Barocas DA, Raman JD, Scherr DS. Robotic vs open radical cystectomy: prospective comparison of perioperative outcomes and pathological measures of early oncological efficacy. BJU Int 2008;101:89-93.
18. Albisinni S, Oderda M, Fossion L, et al.The morbidity of laparoscopic radical cystectomy: analysis of postoperative complications in a multicenter cohort by the European Association of Urology (EAU)-Section of Uro-Technology. World J Urol. 2015 Jul 2. [Epub ahead of print]
19. Tangd K, Xiad D, Li H, Guan W, et al. Robotic vs. open radical cystectomy in bladder cancer: A systematic review and meta-analysis. European Journal of Surgical Oncology 2014;40:1399-411.
20. Huang J, Lin T, Liu H, et al. Laparoscopic radical cystectomy with orthotopic ileal neobladder for bladder cancer: oncologic results of 171 cases with a median 3-year follow-up. Eur Urol 2010;58:442-9.
21. Jeff N, Angela S, Raj K, Matthew EN, Eric MW, Raj S. Prospective Randomized Controlled Trial of Robotic versus Open Radical Cystectomy for Bladder Cancer: Perioperative and Pathologic Results. European Urology 2010;57:196-201.
22. Hemal AK, Kolla SB. Comparison of laparoscopic and open radical cystoprostatectomy for localized bladder cancer with 3-year oncological followup: a single surgeon experience. J Urol 2007;178:2340-3.
23. Raza SJ, Wilson T, Peabody JO, Wiklund P, Scherr DS, Al-Daghmin A, Dibaj S, Khan MS. Long-term Oncologic Outcomes Following Robot-assisted Radical Cystectomy: Results from the International Robotic Cystectomy Consortium. Eur Urol. 2015;68(4):721-8.
24. Treiyer A, Saar M, Kopper B, Kamradt J, Siemer S, Stockle M. [Robotic-assisted laparoscopic radical cystectomy: evaluation of functional and oncological results]. Actas Urol Esp 2011;35:152-7.
25. Chade DC, Laudone VP, Bochner BH, Parra RO. Oncological outcomes after radical cystectomy for bladder cancer: open versus minimally invasive approaches. J Urol 2010;183:862-9.
26. Haber GP, Campbell SC, Colombo JR, Jr., et al. Perioperative outcomes with laparoscopic radical cystectomy: "pure laparoscopic" and "open-assisted laparoscopic" approaches. Urology 2007;70:910-5.
27. Pruthi RS, Nix J, McRackan D, et al. Robotic-assisted laparoscopic intracorporeal urinary diversion. Eur Urol 2010;57:1013-21.

28. Guru K, Seixas-Mikelus SA, Hussain A, et al. Robot-assisted intracorporeal ileal conduit: Marionette technique and initial experience at Roswell Park Cancer Institute. Urology 2010;76:866-71.
29. Tobias-Machado M, Starling ES, Korkes F, da Silva MN, Appolonio PR, Wroclawski ER. Video-assisted colonic conduit: a new minimally invasive urinary diversion to patients after pelvic radiotherapy. Surg Laparosc Endosc Percutan Tech 2009;19:119-22.
30. Tobias-Machado M, Bicudo MC, Appolonio PR, et al. Video-assisted double-barreled wet colostomy: a new minimally invasive simultaneous diversion to patients after pelvic radiation therapy. J Laparoendosc Adv Surg Tech A 2009;19:803-6.
31. Potter SR, Charambura TC, Adams JB, 2nd, Kavoussi LR. Laparoscopic ileal conduit: five-year follow-up. Urology 2000;56:22-5.

20
Correção de fístulas urinárias

Milton Tatsuo Tanaka
José Barbosa Mendes Jr.
Francisco Cavalcanti

Introdução

Em 2015, completaram-se 24 anos do relato da primeira nefroureterectomia laparoscópica por Clayman et al. (1991), e ao longo do tempo temos visto o emprego dessa técnica operatória progredir de forma vertiginosa, culminando com a mais recente incorporação dos recursos da robótica, fato que comprova o contínuo desenvolvimento desse procedimento dito "minimamente invasivo", cujas indicações iniciais eram apenas diagnósticas, mas que hoje evoluíram para as cirurgias extirpativas e até mesmo para as reconstrutivas mais complexas.[1,2] Nesse contexto, também pudemos constatar o emprego de referida técnica no reparo de lesões complexas, decorrentes inclusive de iatrogenias, como é o caso do assunto em questão.[2,5-11]

As fístulas urinárias, além de constituírem-se um problema não só cirúrgico, mas também social, trazem consigo um potencial realmente devastador sobre a qualidade de vida do paciente acometido, afetando sobremaneira não apenas a parte física, mas, principalmente, a parte psicológica.[4]

A literatura registra de longa data que nos países desenvolvidos mais de 90% dos casos de fístulas urinárias, especialmente a vesicovaginal, resultam de lesão cirúrgica inadvertida da bexiga (principalmente pós-histerectomias), enquanto nos países não desenvolvidos resultam de causas obstétricas (trabalho de parto prolongado e assistência obstétrica de baixa qualidade).[4,6]

Em 1852, Sims relatou um caso de fístula vesicovaginal reparada com sucesso, em uma escrava. Desde então muitas técnicas cirúrgicas têm sido desenvolvidas para correção dessa anormalidade, incluindo as abordagens transvaginal, transabdominal e a endoscópica, de tal forma que o primeiro relato de tratamento laparoscópico de uma fístula geniturinária (vesicovaginal) foi feito por Nezhat et al., em 1994.[3,5]

Assim sendo, com o propósito de levantarmos as melhores evidências quanto aos resultados obtidos com o uso de tal técnica, realizamos uma busca no MEDLINE/PubMed em língua inglesa, até setembro de 2015, com as seguintes palavras-chaves: *laparoscopic*; *urinary*; *fistula*; e *laparoscopic*; *vesicovaginal*; *fistula* nos campos de busca (PALAVRAS). Obtivemos 375 e 129 artigos, respectivamente. Destes, foram selecionados 75, considerados de maior relevância para o estudo. Com relação aos artigos de melhor qualidade, envolvendo estudos comparativos, ensaios clínicos randomizados ou estudos de metanálises, não encontramos nenhuma publicação, apenas os compartilhados por Miklos et al. em recente revisão publicada em 2015.[41] No entanto, encontramos um protocolo ainda em andamento, a saber: Lapitan Marie Carmela M, Rienhardt Gunter. Surgical management of vesicovaginal and/or urethrovaginal fistulae (Protocol for a Cochrane Review). In: The Cochrane Library, Issue 12, 2010.

Considerando o tema fístulas urinárias, é relevante destacarmos que, baseados na frequência de ocorrências, bem como no número de publicações correntes, elegemos como foco do estudo a fístula vesicovaginal e, muito embora a fístula ureterovaginal também mostre-se relevante, quanto à ocorrência e literatura disponível, o seu reparo quase sempre faz-se mediante uma ureteroneocistostomia, tema este que encontra-se contemplado em um capítulo específico desta coletânea de revisões.[37-39]

No que concerne à avaliação do emprego da técnica laparoscópica nas fístulas uretrorrectais, uretrovaginais e vesicorretais, não encontramos publicações relevantes, mas sim relatos de casos isolados ou séries pequenas, que até o presente momento ainda têm sido considerados de caráter investigativo.[2,25,35,36,40,55]

Aspectos técnicos

Como o escopo desta revisão é levantar os resultados obtidos com a técnica laparoscópica no reparo das fístulas urinárias, mais especificamente das vesicovaginais, e sendo esse tipo de acesso dito transabdominal, não teceremos considerações sobre o acesso vaginal.

Desde a descrição por O'Conor, em 1951, da técnica da bipartição vesical, por abordagem transabdominal, para tratamento das fístulas vesicovaginais supratrigonais e/ou complexas, inúmeras publicações seguiram-se ao longo dos anos, reproduzindo os excelentes resultados obtidos e consolidando a técnica aos poucos como "padrão-ouro" na abordagem por via alta.[12,14,15] Essa abordagem, podendo ser aplicada a todas as formas, inclusive complicadas, demonstrou ao longo dos anos, além das altas taxas de sucesso, a vantagem de oferecer um ótimo acesso cirúrgico ao leito fistuloso e aos ureteres, bem como a possibilidade de interposição de retalhos de enxertos pediculados entre os planos de sutura.[12,14,15] Com a bipartição e ampla mobilização da bexiga, separando-a da vagina, a sutura pode ser feita da forma mais satisfatória e livre de tensão possível, tanto na porção vesical quanto na vaginal.[12,14,15]

Assim sendo, o emprego da laparoscopia no reparo dessas fístulas, desde o início, visou reproduzir a técnica clássica por via aberta, sempre por via "transperitoneal", conforme inúmeras publicações levantadas, cujos resultados encontram-se relatados mais adiante.[5-11,16-24]

Rizvi et al. (2010)[46] observaram, com emprego da laparoscopia, que através dessa técnica com magnificação de imagem é possível reduzir a extensão da cistotomia e, por conseguinte, a morbidade, a qual nominou de "Mini-O'Conor", observação esta também compartilhada por Sotelo et al. (2005).[16]

No entanto, pudemos constatar variações técnicas, dependendo da preferência dos autores, bem como da complexidade das fístulas, e que podem ser descritas resumidamente nos seguintes tópicos: 1) abordagem transabdominal transvesical; 2) transabdominal extravesical; 3) transabdominal trans ou extravesical combinada com abordagem vaginal (para a sutura das bordas vaginais); e 4) abordagem transvesicoscópica.[56]

Um advento inovador, nessa questão técnica laparoscópica, vem a ser a incorporação de recursos da robótica, conforme atestam algumas publicações encontradas, cuja principal vantagem reside na melhora da habilidade técnica do cirurgião, tanto para a dissecção e ressecção do leito fistuloso quanto para a sutura intracorpórea.[29-34,38,39]

Resultados

Tabela 1 – Literatura sobre Reparo Laparoscópico de fístula vésico-vaginal: resultados séries >5 pacientes.

Série Nº	Referência	Nº de Casos	Causa da Fístula	Diâmetro fístula (mm)	Abordagem	Tempo Operatório médio (min)	Hospitalização média (dias)	Perda Sanguinea média (ml)	Tempo sondagem (dias)	Seguimento (meses)	Taxa de Sucesso (%)	Complicações e Conversões
1	Chibber et al.[7]	6	HT: 6	12(8-20)	Trans: 6	220(190-280)	3	NM	14	3 - 40.	100%	conversão: 1
2	Sotelo et al.[16]	15	HT: 14	NM	Trans: 15	170 (140-240)	3(2-5)	NM	10(9-15)	26	93%	Enterotomia: 1; Fístula enterocutânea: 1; lesão artéria eipigástrica: 1
3	Nagraj et al.[18]	13	HT	18(14-31)	Trans: 13	130 (110-160)	4.5(3-7)	NM	15(14-16)	NM	92.7%	conversão: 1
4	Das Mahapatra et al.[27]	12	HT: 7; OB: 5	14(5-25)	Extra: 12	HT: 140(120-160) OB: 192(180-240)	4.5(3-4)	100-150	14	12-36.	91,70%	Sem complicação
5	Otsuka et al.[21]	7	HT: 6; OUT: 1	NM	Trans: 5; Extra: 2	280(120-470)	7.2 (2-20)	NM	28	2-48.	86%	sindrome do compartimento MMII: 1 conversão: 1
6	Shah et al.[23]	25	HT: 16	NM	Trans: 25	145	4.5	180-200	14	NA	86.3%	conversões por aderências:3
7	Rizvi et al.[46]	8	HT: 5; CE: 3	0	Trans: 8	145(110-160)	4	60(40-100)	14	29(5-50)	100%	Recorrência: 2; ileo adinâmico: 1

Tabela 1 – *Continuação*

Série Nº	Referência	Nº de Casos	Causa da Fístula	Diâmetro fístula (mm)	Abordagem	Tempo Operatório médio (min)	Hospitalização média (dias)	Perda Sanguinea média (ml)	Tempo sondagem (dias)	Seguimento (meses)	Taxa de Sucesso (%)	Complicações e Conversões
8	Abdel-Karim et al.[48]	15	HT: 6; CE: 5; OB: 3; OU: 1	NM	Extra: 15	172(145-210)	3(2-5)	110(93-127)	21	19(NM)	100%	sem complicação
9	Zhang et al.[49]	18	HT: 16; OB: 2	NM	Trans: 18	135(75-175)	5(4-7)	95(50-200)	15(14-16)	22,7(3-45)	100%	sem complicação
10	Utrera et al.[50]	9	HT: 9	NM	Trans: 9	150(NM)	4,7(NM)	NM	10	32(NM)	100%	ITU: 1
11	Miklos et al.[44]	44	HT: 41; OU: 3	NM	Extra: 44	144,8(60-529)	1,2(0-3)	51(0-450)	14-21(cistostomia)	17.3(3-64)	98%	Não utilizou retalho epiplon em 11 recorrentes
12	Javali et al.[42]	22	HT: 20	7(4-18)	Trans: 22	75(55-100)	1,5(NM)	35	14	18(2-45)	100%	Íleo adinâmico: 1
13	Singh et al.[43]	28	HT: 10; OB: 18	12(8-25)	Trans: 28	160(140-200)	6(5-7)	70(50-100)	28	24(4-54)	100%	converção: 1 aberta
14	Chu et al.[45]	11	NM	NM	Extra: 11	80(50-140)	NM	229(100-400)	11(7-16)	17,1(8-29)	100%	Sem complicação
15	Tobias et al.[47]	10	HT: 7; OU: 3	NM	Trans: 10	150(108-192)	1,8(1-2)	150(100-200)	14	36(12-60)	90%	inf/ urin/: 1
16	Sharma et al.[55]	22	HT: 14; CE: 7; OU: 1	14	Trans: 22	140(NM)	NM	75(NM)	NM	38(NM)	100%	Sem complicação
	Total	265	HT: 190		Trans: 181(68.3%; Extra: 84(31.7%)	153,9	3,8	97,2	15,8	25,3	96,10%	

NM = não mencionado; HT = pós histerectomia total; OB: obstètrico; CE: cesárea; Trans: Transperitoeal; Extra: Extraperitoneal; OU: Outras

Tabela 2 – Literatura sobre reparo laparoscópico robô-assitido de fístula vésico-vaginal : resultados series >3 pacientes

Série Nº	Referência	Nº de Casos	Causas da Fístula	Diâmetro fístula (mm)	Tempo Operatório médio (minutos)	Permanência Hospitalar média (dias)	Perda Sanguínea média (ml)	Tempo sondagem (dias)	Seguimento (mês)	Resultados	Complicações
1	Sundaram et al.[33]	5	HT: 4; OU: 1	31(20-40)	233(150-330)	5(4-7)	70	10	6	100%	Sem complicação
2	Hemal et al.[30]	7	HT: 3; OB: 1; CE: 2	30(20-40)	141(110-160)	3(2-4)	90(50-150)	14	12	100%	Sem complicação
3	Gupta et al.[51]	12	HT: 4; OB: 6; CE: 2	NM	140(110-180)	3,1(2-5)	88(50-200)	14-21	NM	100%	Sem complicação
4	Agrawal et al.[52]	10	HT: 10	NM	214(120-457)	2,2(1-5)	43(5-100)	13(10-16)	23,6(4-44)	100%	1íleo paralítico: 1; inf/ clostridium: 2; atelectasia: 1
5	Bragayrac et al.[53]	4	HT: 4	15(3-20)	117,5(100-150)	1,75(1-13)	100(50-150)	15,75(10-25)	14,25(1-21)	100%	Sem complicação
6	Tang et al.[54]	5	NM	NM	97(70-120)	5,8(4-8)	54(40-70)	NM	7,6(4-12)	100%	Sem complicação
	Total	43	HT: 25		157	3,47	74,16	13,2	12,7	100%	Sem complicação

HT= Histerectomia Total; OB: pós obstètrica; CE: Cesárea; OU: Outras

Com um total compilado de 265 pacientes tratados por via laparoscópica, considerando apenas as publicações com casuística maior que cinco pacientes, encontramos a iatrogenia como a principal etiologia, sendo a pós-histerectomia responsável pela maioria da casuística em todas as séries levantadas.

O diâmetro das fístulas tratadas foi muito variável (de 3 a 40 mm), porém não encontramos nas amostras apresentadas casos mais complexos, como pacientes previamente irradiadas ou portadoras de fístulas múltiplas.

Em apenas 84 dos 265 pacientes tratados por laparoscopia convencional, a abordagem não foi transvesical, revelando uma preferência quase que absoluta pela duplicação da técnica transvesical de O'Conor (68,3%). Miklos et al.,[41] em levantamento concluído em março de 2014, no qual contabilizou todas as publicações encontradas, somou uma casuística de 260 pacientes tratados por via laparoscópica, segundo a qual a via transvesical foi empregada em 58%, o que demonstra uma real preferência dos cirurgiões por essa via. Também podemos perceber maior interesse no emprego de técnica laparoscópica para esse tipo de reparo, por meio de mais publicações observadas recentemente.[41-56]

Quanto à interposição de retalho pediculado (omental flap) entre os planos de sutura, tal recurso técnico foi adotado pela maioria dos cirurgiões, tendo sido empregado principalmente nas maiores séries (seis ou mais pacientes).

Com relação ao tempo operatório médio de 154 minutos para laparoscopia pura, este mostrou resultados muito similares entre si, tais como 145 minutos (Shah et al., 2009),[23] 170 minutos (Sotelo et al., 2005),[16] 130 minutos (Nagraj et al., 2007),[18] 140 minutos (Das Mahapatra et al., 2007)[27] e 145 minutos (Miklos et al., 2015),[44] os quais podem ser considerados extremamente razoáveis e satisfatórios se comparados aos da técnica aberta abdominal ou vaginal.[12-15] Ainda em relação ao quesito tempo operatório médio, o robô-assistido foi de 157 minutos, e interessante observar que em duas publicações o tempo médio da robótica foi significativamente maior que o da laparoscópica (214 e 233 min).[33,52]

Quanto à perda sanguínea transoperatória, esta não mostrou diferenças significativas entre laparoscópica pura e robótica, e em ambas as modalidades puderam ser consideradas bastante aceitáveis, sem nenhum registro de transfusão sanguínea (volume médio para laparoscópica pura de 97,2 ml e robótica de 74,1 ml).

O tempo de hospitalização mostrou-se muito variável, porém com valores médios similares entre ambas as técnicas: 3,8 dias (laparoscópica) e 3,5 dias (robótica). No entanto, se considerarmos as últimas publicações, como Miklos et al. (2015)[44] e Bragayrac et al. (2014),[53] podemos constatar tempos médios menores que 2 dias.

Um dado muito interessante observado diz respeito às taxas de conversão para cirurgia aberta e de complicações operatórias, as quais foram, segundo levantamento feito por Miklos et al. (2015),[41] de 1,9 e 2,7%, respectivamente. Tais números podem ser considerados baixíssimos e, portanto, muito satisfatórios, tratando-se de um procedimento de natureza reparadora e de alta complexidade.

Finalmente, as altas taxas de sucesso, como na laparoscopia pura de 96% e assistido por robótica de 100%, revelaram-se como excelentes, equiparando-se às das técnicas por via aberta.[12-15]

Discussão

Em virtude de escassa literatura disponível até o momento, contabilizando apenas casos isolados ou pequenas séries de relato do emprego da técnica laparoscópica e robótica, com resultados apenas de curto a médio prazo, e ausência de estudos comparativos, ensaios randomizados ou estudos de metanálise, classificamos o nível de evidência desta revisão como III (Rassweiller et al[2]).

Em termos de comparação da laparoscopia e robótica com a cirurgia aberta nos deparamos com dois estudos observacionais retrospectivos: Montoya-Martinez et al. (2013)[57] e Gupta et al. (2010),[51] respectivamente. Segundo Gupta, a diferença mais significativa entre a robótica e a cirurgia aberta foi o tempo médio de hospitalização mais curto em favor da robótica (3,1 versus 5 dias). Segundo Montoya, as vantagens em favor da laparoscópica são tempo de sondagem uretral, dias de hospitalização e sangramento pós-operatório ($p < 0,05$).

Não obstante, os resultados obtidos pelos diferentes autores sugerem algumas considerações, tais como: a) a laparoscopia, desde que empregada por centros que dominem sua técnica plenamente, tem conseguido duplicar a técnica aberta via abdominal (considerada padrão-ouro para fístulas supratrigonais), com resultados preliminares similares nos quesitos mais relevantes; b) este pré-requisito de domínio pleno da técnica operatória laparoscópica parece ficar evidenciado pela baixa taxa de conversão constatada, mesmo na realização de procedimentos reconstrutivos dessa natureza, inclusive realizados em caráter de reintervenções, em pacientes previamente tratadas por técnica aberta e fracassadas (Sotelo et al., 2005,[16] Otsuka et al., 2008[21] e Wong et al., 2006);[17] c) trata-se de uma alternativa possível, segura e eficaz, em relação à abordagem abdominal aberta, para o tratamento reparador da fístula vesicovaginal, com as vantagens de magnificação de imagem, menor uso de analgésicos, menor hospitalização, menor sangramento intraoperatório, recuperação mais precoce e melhor resultado cosmético; e d) no reparo da fístula urinária, os atuais pontos de consenso no que diz respeito aos princípios técnicos a serem obedecidos, tais como exposição cirúrgica adequada com ampla mobilização dos tecidos envolvidos, suturas sem tensão e fechamento em planos, conseguem ser sobejamente contemplados pela técnica laparoscópica, com algumas vantagens em relação à abordagem aberta.

O conceito de "Mini-O'Conor" (Rizvi et al., 2010)[46] parece-nos muito interessante, pois permite ao cirurgião melhor localização do local da fístula, sua relação com os meatos ureterais, os quais podem ser facilmente cateterizados se necessário, e ainda permitir uma dissecção com monitoramento constante da espessura adequada dos retalhos vesical e vaginal, evitando as desvascularizações inadvertidas.

Pontos de conflito ainda existentes, referentes a questões técnicas, por exemplo, emprego da técnica laparoscópica em si, momento da abordagem cirúrgica (precoce ou tardio), ressecção do trajeto fistuloso e interposição de retalhos pediculados entre os planos de sutura, demandam estudos de melhor qualidade científica, todavia não disponíveis, restando-nos aguardar os resultados do protocolo da Cochrane Library acima mencionado, bem como os de outros possíveis estudos bem desenhados e já em curso, dos quais não temos conhecimento.

Finalmente, como perspectiva futura, cumpre-nos aguardar melhores estudos comparativos com maiores casuísticas entre as cirurgias aberta, laparoscópica convencional e robótica assistida, para conhecermos a real contribuição do emprego desses recursos tecnológicos no tratamento cirúrgico das fístulas urinárias.

Recomendações do comitê

- Nível de evidência III.
- Domínio da técnica laparoscópica avançada por parte de toda equipe cirúrgica é pré-requisito fundamental.
- Duplicação da técnica de O'Conor, com abordagem transperitoneal transvesical e com interposição de retalho pediculado, tem sido a preferencial pela maioria dos autores, com estrita observância aos princípios da exposição cirúrgica adequada, ampla mobilização dos tecidos envolvidos, suturas sem tensão e fechamento em planos.
- A maioria dos autores tem preferido uma abordagem cirúrgica mais tardia (mínimo de 3 meses).
- Tempo médio de sondagem vesical: 10 a 20 dias (com cistografia de controle antes da remoção).

Referências bibliográficas

1. Clayman RV, Kavoussi LR, Figenshau RS, Chandhoke PS, Albala DM. Laparoscopic nephroureterectomy: initial clinical case report. J Laparoendosc Surg 1991;1(6):343-9.
2. Rassweiler J, Pini G, Gozen AS, Klein J, Teber D. Role of laparoscopy in reconstructive surgery. Current Opinion in Urology 2010;20:471-48
3. Sims JM. On the treatment of vesico-vaginal fistula. Am J Med Sci 1852;23:59-82.
4. Forsgren C, Lundholm C, Johansson ALV, Altman D. Hysterectomy for Benign Indications and Risk of Pelvic Organ Fistula Disease. Obstet Gynecol 2009;114:594-9.
5. Nezhat CH, Nezhat F, Nezhat C, Rottenberg H. Laparoscopic repair of a vesicovaginal fistula: a case report. Obstet Gynecol 1994;83:899-901.
6. Phipps J. Laparoscopic repair of posthysterectomy vesico-vaginal fistula: two case reports. Gynaecol Endosc 1996;5:123-4.
7. Chibber PJ, Shah HN, Jain P. Laparoscopic O'Conor's repair for vesico-vaginal and vesico-uterine fistulae. BJU International 2005;96:183-6.
8. von Theobald P, Hamel P, Febbraro W. Laparoscopic repair of vesicovaginal fistula using an omental J flap. Br J Urol 1998;105:1216-8.
9. Miklos JR, Sobolewski C, Lucette V. Laparoscopic management of recurrent vesicovaginal fistula. Int Urogynecol J 1999;10:116-7.
10. Nabi G, Hemal AK. Laparoscopic repair of vesicovaginal fistula and right nephrectomy for nonfunctioning kidney in a single session. J Endourol 2001;15:801-3.

11. Ou CS, Huang UC, Tsuang M, Rowbotham R. Laparoscopic repair of vesicovaginal fistula. J Laparoendoscopic Adv Surgical Tech 2004;14:17-21.
12. O´Conor V, Sokol J. Vesicovaginal fistula from the standpoint of the urologist. J Urol 1951;66:579.
13. Goodwin W, Scardino P. Vesicovaginal and ureterovaginal fistulae: a summary of 25 years of experience. J Urol 1980;123:370-4.
14. Nesrallah LI, Srougi M, Gittes RF. The O´Conor technique: the gold standard for supratrigonal vesicovaginal fistula repair. J Urol 1999;161:566-8.
15. O´Conor VJ Jr. Review of experience with vesicovaginal fistula repair. J Urol 1980;123:367-9.
16. Sotelo R, Mariano MB, Garcia-Segui A, et al. Laparoscopic Repair of Vesicovaginal Fistula. J Urol 2005;173:1615-8.
17. Wong C, Lam PN, Lucente VR. Laparoscopic transabdominal transvesical vesicovaginal fistula repair. J Endourol 2006;20:240-3.
18. Nagraj HK, Kishore TA, Nagalaksmi S. Early laparoscopic repair for supra-trigonal vesicovaginal fistula. Int Urogynecol J Pelvic Floor Dysfunct 2007;18:759-62.
19. Tiong HY, Shim T, Lee YM, Tan JK. Laparoscopic repair of vesicovaginal fistula. Int Urol Nephrol 2007;39:1085-90.
20. Erdogru T, Sanli A, Celik O, Baykara M. Laparoscopic transvesical repair o recurrent vesicovaginal fistula using fleece-bound sealing system. Arch Gynecol Obstet 2008;277:461-4.
21. Otsuka RAP, Amaro JL, Tanaka MT, Pacagnan E, Mendes Jr JB, Kawano PR, Fugita OEH. Laparoscopic Repair of Vesicovaginal Fistula. J Endourol 2008;22:525-7.
22. Gozen AS, Teber D, Canda AE, Rassweiler J. Transperitoneal laparoscopic repair of iatrogenic vesico-vaginal fistulas: Heilbronn experience and review of the literature. J Endourol 2009;23:475-9.
23. Shah SJ. Laparoscopic Transabdominal Transvesical Vesicovaginal Fistula repair. J Endourol 2009;23:1135-7.
24. Lee JH, Choi JS, Lee KW, Han JS, Choi PC, Hoh J-K.Immediate Laparoscopic Nontransvesical Repair w/o Omental Interposition for Vesicovaginal Fistula Developing after Total Abdominal Hysterectomy. JSLS 2010;14:187-91.
25. Dorairajan LN, Hemal AK. Lower urinary tract fistula: the minimally invasive approach. Curr Opin Urol 2009;19:556-62.
26. Porpiglia F, Fiori C, Morra I, Ragni F, Vaccino D, Scarpa RM. Laparoscopic Vesicovaginal fistula repair. Our Experience and Review of the literature. Surg Laparosc Endosc Percutan Tech 2009;19:410-4.
27. Das Mahapatra P, Bhattacharyya P. Laparoscopic intraperitoneal repair of high-up urinary bladder fistula: a review of 12 cases. Int. Urogynecol J 2007;18:635-9.
28. Ramalingam M, Senthil K, Pai M, Renukadevi R. Laparoscopic repair of vesicouterine fistula – a case report. Int. Urogynecol J 2008;19:731-3.

29. Hemal AK, Sharma N, Mukherjee S. Robotic repair of complex vesicouterine fistula with and without hysterectomy. Urol Int 2009;82:411-5.
30. Hemal AK, Kolla SB, Wadhwa P. Robotic reconstruction for recurrent supratrigonal vesicovaginal fistulas. J Urol 2008;180:981-5.
31. Shimpf MO, Morgenstern JH, Tulikangas PK, Wagner JR. Vesicovaginal fistula repair without intentional cystotomy using the laparoscopic robotic approach: a case report. JSLS 2007;11:378-80.
32. Sears Cl, Schenkman N, Lockrow EG. Use of end-to-end anastomotic sizer with occlusion ballon to prevent loss of pneumoperitoneum in robotic vesicovaginal fistula repair. Urology 2007;70:581-2.
33. Sundaram BM, Kalidasan G, Hemal AK. Robotic repair of vesicovaginal fistula: case series of five patients. Urology 2006;67:970-3.
34. Melamud O, Eichel L, Turbow B, Shanberg A. Laparoscopic vesicovaginal fistula repair with robotic reconstruction. Urology 2005;65:163-6.
35. Roberts WB, Tseng K, Walsh PC, Han M. Critical Appraisal of Management of Rectal Injury During Radical Prostatectomy. Urology 2010;76:1088-91.
36. Choi KM, Choi JS, Lee JH, Lee KW, Park SH, Park MI. Laparoscopic Ureteroureteral Anastomosis for Distal Ureteral Injuries during Gynecologic Laparoscopic Surgery. Journal Of Minimally Invasive Gynecology 2010;17:468-72.
37. Modi P, Gupta R, Rizvi SJ. Laparoscopic Ureteroneocystostomy and Psoas Hitch for Post Hysterectomy Ureterovaginal Fistula. J Urol 2008;180:615-7.
38. Patil NN, Mottrie A, Sundaram B, Patel VR. Robotic-Assisted Laparoscopic Ureteral Reimplantation with Psoas Hitch: a Multi-institutional, Multinational Evaluation. Urology 2008;72:47-50.
39. Laungani R, Patil N, Krane LS, Hemal AK, Raja S, Bhandari M, Menon M. Robotic-Assisted Ureterovaginal Fistula Repair: Report of Efficacy and Feasibility. J Laparoendoscopic Adv Surgical Tech 2008;18:731-4.
40. Sotelo R, Mariano M, Trujillo G, Garcia A, de Andrade R, Carmona O, Sanchez L, Rodriguez E, Finelli A. Laparoscopic Repair of Rectourethral Fistulas After Prostate Surgery. Urology 2007;70:515-8.
41. Miklos JR, Moore RD, Chinthakanan O. Laparoscopic and Robotic-assisted Vesicovaginal Fistula Repair: A Systematic Review of the Literature. The journal of Minimally Invasive Gynecology 2015;22(5):727-36.
42. Javali TD, Katti A, Nagaraj HK. A Simplified Laparoscopic Approach to Repair Vesicovaginal Fistula: The M.S. Ramaiah Technique. Urology 2015;85:544-6.
43. Singh V, Sinha RJ, Mehrotra S, Gupta DK, Gupta S. Transperitoneal Transvesical Laparoscopic Repair of Vesicovaginal Fistulae: Experience of a Tertiary Care Center in Northern India. Current Urology. 2013;7:75-82.
44. Miklos JR, Moore RD. Laparoscopic Extravesical Vesicovaginal Fistula: Our Technique and 15-year Experience. International Urogynecology Journal 2015:26;441-6.
45. Chu L, Wang J-J, Li L, Tong X-W, Fan B-Z, Guo Y; Li H-F. Laparoscopic Repair of Iatrogennic Vesicovaginal and Rectovaginal Fistula. Int J Clin Exp Med 2015;8(2):2364-70.

46. Rizvi SJ, Gupta R, Patel S, Trivedi A, Trivedi P, Modi P. Modified Laparoscopic Abdominal Vesico-vaginal Fistula Repair-"Mini-O'Conor" Vesicotomy. Journal of Laparoendoscopic & Advanced Surgical Techniques. 2010;20(1):13-5.
47. Tobias-Machado M, Mattos PAL, de Castro PR, Nishimoto RH, Pompeo ACL. Laparoscopic Treatment of Vesico-vaginal Fistula. Int Braz J Urol. 2014;40(vídeo#9):435-6.
48. Abdel-Karin AM, Moussa A, Hasouna M, Elsalmy S. Laparoscopic Transperitoneal Extravesical Repair,ofVesicovaginal Fistula. Int Urogynecol J. 2011;22:693-7.
49. Zhang Q, Ye Z, Liu F, et al. Laparoscopic Transabdominal Transvesical Repair of Supratrigonal Vesicovaginal Fistula. Int Urogynecol J. 2013;24:337-42.
50. Utrera N, Foneron A, Castillo AO. Laparoscopic Vesicovaginal Fistula Repair. Arch Esp Urol. 2012;65:887-90.
51. Gupta MP, Mishra S, Hemal AK, Mishra A, Seth A, Dogra PN. Comparative Analysis of Outcome Between Open and Robotic Surgical Repair Recurrent Supra-trigonal Vesico-vaginal Fistula. J. Endourol. 2010;24:1779-82.
52. Agrawal V, Kucherov V, Bendana E, Joseph J, Rashid H, Wu G. Robot-assisted Laproscopic Repair of Vesicovaginal Fistula: A Single Centre Experience. Urology. 2015;86(2):276-82.
53. Bragayrac LAN, Azhar RA, Fernandez G, Cabrera M, Saenz E, Machuca V, de Andrade R, Carmona O, Sotelo R. Robotic Repair of Vesicovaginal Fistula with the Transperitoneal-transvaginal Approach: A case series. Int Braz J Urol. 2014;40(6):810-5.
54. Tang Y, Zhang X, Liu L, Xiong Y, Wang J. Zhong Nan Da Xue Xue Bao Yi Xue Ban. 2015;40(3):336-40.
55. Sharna S, Rizvi SJ, Bethur SS, Bansal J, Qadri SJ, Modi P. Laparoscopic Repair of Urogenital Fistulae: A single Centre Experience. J Minim Access Surg. 2014;10(4):180-4.
56. Grange P, Giarenis I, Rouse P, Kouriefs C, Robinson D, Cardozo L. Combined Vaginal and Vesicoscopic, Collaborative Repair of Complex Vesicovaginal Fistulae. Urology. 2014;84(4):950-4.
57. Montoya-Martinez G, Ledesma-Rodriguez AG, Serrano-Brambila E, Moreno--Palacios J. Fistula Vesicovaginal: Abordagem Aberto Abdominal Versus Laparoscopico. Ginecol Obstet Mex. 2013;81(10):587-592.

VI

Cirurgias da próstata

21
Prostatectomia radical laparoscópica pura

Marcos Tobias Machado
Mirandolino B. Mariano
Tiberio M. Siqueira Jr.

Introdução

A cirurgia laparoscópica tem demonstrado ao longo desta última década grandes benefícios para os pacientes. A primeira prostatectomia radical laparoscópica (PRL) foi realizada por Schuessler et al. em 1992 (C).[1] O mesmo autor descreveu, posteriormente, uma série de nove casos em 1994, com resultados não muito animadores (C).[2] Foi em 1999, em Montsouris, França, que os cirurgiões Guillonneau e Vallancien (C)[3] publicaram uma série inicial de 65 pacientes com câncer de próstata tratados com PRL, com a técnica do Dr. Richard Gaston. A série demonstrou ao mundo que o procedimento era factível e reprodutível, portanto, podendo tornar-se uma alternativa cirúrgica.

A PRL começou a se desenvolver em outros países, inclusive na América Latina, onde o Dr. Mirandolino Mariano teve papel muito importante na difusão da técnica (C).[4]

A abordagem laparoscópica tem sido utilizada cada vez mais, com intuito de diminuir a morbidade cirúrgica, a disfunção erétil e melhorar os resultados oncológicos, isso através da magnificação óptica e do uso de instrumentos refinados.

Aspectos técnicos

Técnica operatória

O paciente é admitido no dia da cirurgia com jejum de oito horas. Para preparo intestinal são utilizados laxativos 12 horas antes da cirurgia autoadministrados. Tipagem e reserva sanguínea são realizadas rotineiramente, sendo antibioticoprofilaxia administrada no momento da indução anestésica junto com heparina subcutânea. Dispositivos de compressão para os membros inferiores são acoplados logo após a indução anestésica. O paciente é colocado em decúbito dorsal, com braços ao longo do corpo e pernas parcialmente abduzidas e confortavelmente dispostas em posição de litotomia modificada para facilitar acesso abdominal e perineal, se necessário. Dispositivos de segurança são acoplados à mesa junto aos ombros do paciente para sua fixação. Cateter Foley 20 de duas vias é introduzido e fixado, não sendo inflado o balonete com único objetivo de drenagem vesical.

Acesso transperitoneal

Um primeiro trocarte de 11/12 mm é inserido ao nível da cicatriz umbilical pela técnica aberta e estabelecido o pneumoperitônio. Procede-se à inserção da óptica de 10 mm e 0 grau, utilizada para revisão da cavidade e colocação dos demais trocartes sob visão direta. Os trocartes adicionais são dispostos em forma de W invertido, sendo o vértice ao nível do umbigo para a óptica. Outros 2 trocartes de 11 e 12 mm são inseridos adjacentes e abaixo da câmera para pinça de trabalho e bisturi ultrassônico, respectivamente. Outros 2 trocartes de 5 mm são colocados lateralmente próximos às espinhas ilíacas anterossuperiores para aspirados e pinça auxiliar.

Seguem os passos da técnica cirúrgica:

1. Dissecção dos deferentes e vesículas seminais.
2. Peritoneostomia anterior para acesso ao espaço retropúbico com liberação vesical.
3. Abertura bilateral da fáscia endopélvica.

4. Ligadura isolada do complexo da veia dorsal do pênis.
5. Transecção anterior do colo vesical.
6. Transecção posterior do colo vesical e exposição dos deferentes e vesículas seminais previamente dissecados.
7. Secção dos pedículos prostáticos laterais com preservação dos feixes neurovasculares.
8. Secção dos complexos da veia dorsal do pênis e transecção uretral.
9. Anastomose uretrovesical.
10. Retirada da peça em endobag e posicionamento do dreno.

Acesso pré-peritoneal

Realiza-se o acesso aberto com uma pequena incisão de 3 cm abaixo da cicatriz umbilical. Incisa-se a aponeurose do reto abdominal e disseca-se o músculo reto abdominal na linha média, expondo a aponeurose posterior. Deve-se seccionar com tesoura ou eletrocautério a rafe mediana. Pode-se criar o espaço virtual pré-púbico com manobra digital ou utilizando balões específicos.

Um primeiro trocarte de 11/12 mm é inserido e sutura-se a aponeurose a sua volta para evitar escape de gás, estabelecendo assim o espaço de trabalho. Procede-se à inserção da óptica de 10 mm e 0 grau, utilizada para revisão e colocação dos demais trocartes sob visão direta. Os trocartes adicionais são dispostos em forma de W invertido, semelhante à abordagem transperitoneal. Os passos da técnica cirúrgica[5] são:

1. Abertura bilateral da fáscia endopélvica.
2. Ligadura isolada do complexo da veia dorsal do pênis.
3. Transecção anterior do colo vesical.
4. Transecção posterior do colo vesical.
5. Dissecção dos deferentes e vesículas seminais.
6. Secção dos pedículos prostáticos laterais com preservação dos feixes neurovasculares.
7. Secção dos complexo da veia dorsal do pênis e transecção uretral.
8. Anastomose uretrovesical.
9. Retirada da peça em endobag e posicionamento do dreno.

Estudo de custos

No início da experiência com a prostatectomia laparoscópica foi reportado um custo de 10 a 30% maior do que a cirurgia convencional. Estudos recentes comparando a cirurgia aberta com a laparoscópica vêm demonstrando que um menor tempo de permanência hospitalar, menores taxas de hemotransfusão e um menor uso de analgésicos compensam o maior custo de instrumentos utilizados na prostatectomia radical laparoscópica, fazendo com que os custos totais dessa cirurgia sejam, em geral, iguais ou inferiores aos da cirurgia aberta.[6,7]

Qual a melhor via de acesso laparoscópico para a realização da prostatectomia radical?

Estudos comparativos entre as vias transperitoneal e extraperitoneal demonstraram que, durante a curva de aprendizado, a taxa de sangramento e tempo operatório são superiores na via extraperitoneal, porém um maior risco de complicações graves no pós-operatório imediato é observado na via transperitoneal devido ao risco de peritonite (C).[8] Vencida a curva de aprendizado, as taxas de complicações, o tempo de permanência do cateter e o índice de margens comprometidas são semelhantes entre os acessos. O acesso extraperitoneal apresenta um tempo operatório menor, exceto quando necessário linfadenectomia, um retorno mais rápido da função intestinal e consequente alimentação mais precoce (B).[9-12]

Recomendação: Após ultrapassada a curva de aprendizado, não há diferenças de resultados entre os acessos.

Existe benefício da cirurgia laparoscópica em relação aos parâmetros perioperatórios?

Tempo cirúrgico

Embora o tempo cirúrgico médio das primeiras prostatectomias radicais laparoscópicas, no início dos anos 1990, durante a curva de aprendizado, fosse de nove horas, atualmente vários grupos conseguiram padronizar o procedimento e reduzir o tempo cirúrgico para duas a quatro horas (C)[13-15,17]; esse tempo tende a ser maior do que o da cirurgia aberta (média de 168 minutos) nas principais séries publicadas (B).[18] Além do treinamento do cirurgião, outros fatores que influenciam o tempo cirúrgico são o tamanho da próstata, extensão da doença neoplásica, dissecção linfonodal e a preservação nervosa.

Sangramento e transfusão

A abordagem laparoscópica reduz o sangramento intraoperatório em comparação com a cirurgia aberta (A),[16] principalmente devido à elevação da pressão intra-abdominal, melhores condições de visualização, sendo o sangramento médio em torno de 400 ml (317 a 1100 ml) e esse valor menor do que quando comparada a via aberta, cujo sangramento médio é de 1400 m (B).[18] Em virtude do menor sangramento reduz o índice de transfusão (A)[16] com índices também menores por essa via de acesso (B).[20,21]

Complicações

Lesões retais /ureterais

Lesões retais são descritas em séries de prostatectomias radicais laparoscópicas com índices de 1 a 3%, sem diferenças em comparação com a cirurgia aberta (B).[15,18] Elas, geralmente, ocorrem no final do procedimento na dissecção do ápice prostático e no momento da dissecção das vesículas seminais. Lesões ureterais também merecem menção, podendo ocorrer durante a dissecção das vesículas seminais no acesso posterior (C).[19,22]

Anastomose uretrovesical

Vazamento urinário transitório pode ocorrer em até 10% dos casos não observando diferenças entre as técnicas (B).[18] Na maioria são autolimitados e não necessitam de intervenção cirúrgica (C).[23]

Conversão

O índice de conversão na prostatectomia radical laparoscópica tem sido na faixa de 2,4% (0 a 14%).[20]

Analgesia

Estudos comparativos mostram um menor uso de analgésicos em pacientes submetidos à prostatectomia radical do que naqueles que passaram por cirurgia aberta (B).[15,18]

Permanência hospitalar

O tempo de internação dos pacientes submetidos a prostatectomia radical laparoscópica tem média de 2,1 dias, menor do que os 3,1 dias quando comparado com o da cirurgia aberta (A).[16,18]

Recomendação: O acesso laparoscópico apresenta menores taxas de sangramento e hemotransfusão, mesmas taxas de complicações, menor uso de analgesia e menor tempo de internamento hospitalar em comparação com o aberto.

O acesso laparoscópico apresenta eficácia oncológica?

Em várias séries de PRL realizadas, os índices de margens positivas têm sido semelhantes aos descritos para prostatectomia retropúbica, dependendo basicamente da extensão da doença. As médias de margens positivas têm sido entre 10 e 56%. Nos casos de PT2, esse número varia entre 6 e 26% com média de 10% nas cirurgias laparoscópicas e de 18% na cirurgia aberta, porém sem significância estatística. Em tumores estádio PT3, a média de margens positivas para as cirurgias aberta e laparoscópica é de 42,6 e 39,7% (B).[16,18,23,24] Outro estudo demonstrou que a probabilidade livre de recorrência bioquímica após cinco e sete anos foi de 97 e 96% comparável à cirurgia aberta (B).[25]

Os resultados de sobrevida global câncer específica são pouco relatados na literatura, provavelmente pelo menor tempo de existência da técnica. A sobrevida estimada em três anos em grandes séries variou de 84 a 99%.[26-28]

Um trabalho mais recente reportou que a sobrevida livre de recidiva bioquímica e clínica foi maior na técnica laparoscópica do que na aberta. Trabalhos mais antigos mostravam resultados similares.[29] Mais estudos serão necessários para comprovar esses resultados.

Recomendação: O acesso laparoscópico apresenta eficácia oncológica no mínimo comparável à da via aberta (A).

Existe equivalência em relação aos resultados funcionais entre o acesso laparoscópico e o aberto?

Continência

As taxas de continência urinária pós-PRL têm índices variáveis, explicados por diferenças nas definições de continência, métodos de avaliação e experiência da equipe cirúrgica. As taxas de continência urinária pós-PRL foram 81,7% em média (entre 60 e 90,3%) em 12 meses e 94,3% (entre 92,8 e 95,8%) em 18 meses, resultados estes semelhantes aos obtidos com a cirurgia aberta (B).[18,24,30,31]

Função sexual

A avaliação e comparação dos resultados são difíceis pelos diferentes métodos de avaliação e as diversas definições do grau de função sexual dos pacientes. Os fatores importantes para a preservação da função sexual após a PRL são a idade do paciente, a qualidade das ereções pré-operatórias, o estádio da doença, comorbidades associadas e a possibilidade ou não de preservação dos feixes vasculonervosos. Os índices de função sexual variam de 40 a 71%, semelhantes aos obtidos com a cirurgia aberta (B).[32,33] Com a preservação bilateral dos feixes vasculonervosos em pacientes com idade inferior a 60 anos, a preservação sexual após 12 meses foi de 81% (B).[32,33]

Recomendação: Não há diferenças nos resultados funcionais entre as técnicas.

Referências bibliográficas

1. Schuessler WW, Clayman, RV, et al. Laparoscopic Radical prostatectomy: initial case report. Located at: J. Urol. 1992.
2. Schuessler WW, Schulam PG, Clayman RV, Kavoussi LR. Laparoscopic radical prostatectomy: initial short-term experience. Urology. Dec 1997;50(6):854-7.

3. Guillonneau B, Vallancien G. Laparoscopic radical prostatectomy: initial experience and preliminary assessment after 65 operations. Prostate. Apr 1 1999;39(1):71-5.
4. Mariano MB, Goldraich IH, Tefilli MV. Experiência com 450 prostatectomias radicais laparoscópicas. Located at: Int B J Urol. 2005:68.
5. Reis LO, Starling ES, Pompeo AC, dos Reis RB, Nogueira L, Faria EF, Carvalhal GF, Tobias-Machado M. Step-by-step illustrated endoscopic extraperitoneal radical prostatectomy (EERP): tips and tricks to trifecta outcomes. Urol J. 2014;10:1135-9.
6. Bolenz C, Gupta A, Hotze T, et al. Cost comparison of robotic, laparoscopic, and open radical prostatectomy for prostate cancer. Eur Urol. Mar 2010;57(3):453-458.
7. Al-Shaiji TF, Kanaroglou N, Thom A, et al. A cost-analysis comparison of laparoscopic radical prostatectomy versus open radical prostatectomy: the McMaster Institute of Urology experience. Can Urol Assoc J. Aug 2010;4(4):237-41.
8. Siqueira TM, Jr., Mitre AI, Duarte RJ, et al. Transperitoneal versus extraperitoneal laparoscopic radical prostatectomy during the learning curve: does the surgical approach affect the complication rate? Int Braz J Urol. Jul-Aug 2010;36(4):450-7.
9. Hoznek A, Antiphon P, Borkowski T, et al. Assessment of surgical technique and perioperative morbidity associated with extraperitoneal versus transperitoneal laparoscopic radical prostatectomy. Urology. Mar 2003;61(3):617-22.
10. Brown JA, Rodin D, Lee B, Dahl DM. Transperitoneal versus extraperitoneal approach to laparoscopic radical prostatectomy: an assessment of 156 cases. Urology. Feb 2005;65(2):320-4.
11. Starling ES, Reis LO, Vaz Juliano R, Korkes F, Wanderlei Dos Santos M Jr, Lima Pompeo AC, Tobias-Machado M [Extraperitoneal endoscopic radical prostatectomy: How steep is the learning curve? Overheads on the personal evolution technique in 5-years experience] Actas Urol Esp. 2010;34:598-602.
12. Erdogru T, Teber D, Frede T, et al. Comparison of transperitoneal and extraperitoneal laparoscopic radical prostatectomy using match-pair analysis. Eur Urol. Sep 2004;46(3):312-9; discussion 320.
13. Tobias-Machado M, Lasmar MT, Medina JJ, Forseto PH, Jr., Juliano RV, Wroclawski ER. Preliminary experience with extraperitoneal endoscopic radical prostatectomy through duplication of the open technique. Int Braz J Urol. May-Jun 2005;31(3):228-35.
14. Guillonneau B, Vallancien G. Laparoscopic radical prostatectomy: the Montsouris experience. J Urol. Feb 2000;163(2):418-22.
15. Guillonneau B, Rozet F, Cathelineau X, et al. Perioperative complications of laparoscopic radical prostatectomy: the Montsouris 3-year experience. J Urol. Jan 2002;167(1):51-6.
16. Tewari A, Sooriakumaran P, Bloch DA, Seshadri-Kreaden U, Hebert AE, Wiklund P. Positive surgical margin and perioperative complication rates of primary surgical treatments for prostate cancer: a systematic review and meta-analysis comparing retropubic, laparoscopic, and robotic prostatectomy. Eur Urol. 2012;62:1-15.

17. Guazzoni G, Cestari A, Naspro R, et al. Intra- and peri-operative outcomes comparing radical retropubic and laparoscopic radical prostatectomy: results from a prospective, randomised, single-surgeon study. Eur Urol. Jul 2006;50(1):98-104.
18. Tooher R, Swindle P, Woo H, Miller J, Maddern G. Laparoscopic radical prostatectomy for localized prostate cancer: a systematic review of comparative studies. J Urol. Jun 2006;175(6):2011-7.
19. Fernández-Pello S, Gonzalez R, Gil UR, Rodríguez V, Diaz MB, et al. Intraoperative laparoscopic complications for urological cancer procedures World J Clin Cases 2015;3:450-6.
20. Brown JA, Garlitz C, Gomella LG, McGinnis DE, Diamond SM, Strup SE. Perioperative morbidity of laparoscopic radical prostatectomy compared with open radical retropubic prostatectomy. Urol Oncol. Mar-Apr 2004;22(2):102-6.
21. Bhayani SB, Pavlovich CP, Hsu TS, Sullivan W, Su LM. Prospective comparison of short-term convalescence: laparoscopic radical prostatectomy versus open radical retropubic prostatectomy. Urology. Mar 2003;61(3):612-6.
22. Artibani W, Grosso G, Novara G, et al. Is laparoscopic radical prostatectomy better than traditional retropubic radical prostatectomy? An analysis of peri-operative morbidity in two contemporary series in Italy. Eur Urol. Oct 2003;44(4):401-6.
23. Khedis M, Huyghe E, Soulie M, Seguin P, Mouly P, Plante P. Comparison of carcinological results between laparoscopic and retropubic radical prostatectomy. Located at: BJU International. 2004.
24. Salomon L, Anastasiadis AG, Levrel O, et al. Location of positive surgical margins after retropubic, perineal, and laparoscopic radical prostatectomy for organ-confined prostate cancer. Urology. Feb 2003;61(2):386-90.
25. Park S, Jaffer O, Lotan Y, Saboorian H, Roehrborn CG, Cadeddu JA. Contemporary laparoscopic and open radical retropubic prostatectomy: pathologic outcomes and Kattan postoperative nomograms are equivalent. Urology. Jan 2007;69(1):118-22.
26. Salomon L, Levrel O, de la Taille A, et al. Radical prostatectomy by the retropubic, perineal and laparoscopic approach: 12 years of experience in one center. Eur Urol. Aug 2002;42(2):104-10; discussion 110-101.
27. Silva E, Ferreira U, Silva GD, et al. Surgical margins in radical prostatectomy: a comparison between retropubic and laparoscopic surgery. Int Urol Nephrol. 2007;39(3):865-9.
28. Tobias-Machado M SE, Wroclawski. Learning curve improves functional and oncological outcomes on pure laparoscopic prostatectomy: experience of 150 cases in a reference center in Brazil. Located at: Urology(suppl). 2008.
29. Hruza M, Bermejo JL†, Flinspach B, Schulze M, Teber D‡, Rumpelt H, Rassweiler. Long-term oncological outcomes after laparoscopic radical prostatectomy.BJU International. 2013;111:271-80.
30. Ficarra V, Novara G, Artibani W, Cestari A, Galfano A, et al. Retropubic, laparoscopic, and robot-assisted radical prostatectomy: a systematic review and cumulative analysis of comparative studies. E.ur Urol. May 2009;55:1037-63.

31. Rassweiler J, Seemann O, Schulze M, Teber D, Hatzinger M, Frede T. Laparoscopic versus open radical prostatectomy: a comparative study at a single institution. J Urol. May 2003;169(5):1689-93.
32. Salomon L, Anastasiadis AG, Katz R, et al. Urinary continence and erectile function: a prospective evaluation of functional results after radical laparoscopic prostatectomy. Eur Urol. Oct 2002;42(4):338-43.
33. Roumeguere T, Bollens R, Vanden Bossche M, et al. Radical prostatectomy: a prospective comparison of oncological and functional results between open and laparoscopic approaches. World J Urol. May 2003;20(6):360-6.

22
Prostatectomia radical laparoscópica assistida por robô

Marcos Tobias Machado
Anuar I. Mitre
Rafael F. Coelho
Felipe Brandão Araújo

Introdução

A primeira prostatectomia radical (PR) foi realizada por Young em 1905, sendo a primeira modalidade terapêutica cirúrgica a ser utilizada no tratamento do câncer da próstata (CAP). A PR está idealmente indicada em pacientes com neoplasia localizada e com uma expectativa de sobrevida de pelo menos 10 anos. Não existe um limite de idade específico para sua realização, porém muitos autores utilizam como limite a idade de 75 anos. Mais recentemente, tem-se ampliado o espectro de indicações da prostatovesiculectomia radical, sendo também uma das opções no tratamento multimodal da doença localmente avançada devido a sua eficácia no controle das complicações locais da doença.

Em 2000, Abbou e cols.[1a] na França e Binder e Kramer[1b] na Alemanha publicaram os primeiros casos de prostatectomia radical assistida por robô (PRARR). Sua introdução nos Estados Unidos no mesmo ano, por Menon e cols.,[2a] possibilitou o avanço e desenvolvimento da técnica, acarretando sua difusão e popularização. No Brasil as primeiras cirurgias ocorreram em 2008 e desde então vem ganhando maior aceitação e difusão crescente nos grandes centros.[2b] Desde então, a PRARR representa mais uma alternativa no tratamento cirúrgico do CAP.

As principais vantagens da PRARR incluem a imagem em três dimensões com magnificação de até 15 vezes, filtro de tremor, sete graus de liberdade de movimento e maior conforto para o cirurgião.

A utilização da prostatectomia radical assistida por robô (PRARR) vem crescendo a cada ano. Entre 2005 e 2006, houve um aumento estimado de 100%, atingindo cerca de 40% das prostatectomias radicais realizadas nos Estados Unidos. Em 2011, essa taxa foi estimada em 80% (C).[3]

Nos dias de hoje, o procedimento se tornou o padrão de tratamento nos Estados Unidos e em vários países da Europa. Em 2014, 2.185 sistemas Da Vinci (Intuitive Surgical, Sunnyvale, Califórnia, Estados Unidos) já haviam sido instalados nos Estados Unidos.[4-43]

Existe benefício da realização da prostatectomia radical assistida por robô em relação aos parâmetros perioperatórios?

Tempo operatório

Badani e cols. (2007)[4] relataram sua experiência com 2.766 PRARs consecutivas (C). O tempo cirúrgico médio (calculado da inserção da agulha de Veress até o fechamento da pele) e o tempo médio de console foram de 154 e 116 minutos, respectivamente. Esses autores também compararam os resultados dos primeiros 200 pacientes da série (Grupo 1) com os dos últimos 200 pacientes (Grupo 2). Para o Grupo 1, o tempo cirúrgico médio e o tempo de console foram de 160 e 121 minutos, respectivamente; para o Grupo 2, o tempo cirúrgico médio e o tempo de console foram de 131 e 97 minutos, respectivamente.

Patel e cols. (2008) (C),[12] avaliando a experiência de um único cirurgião com 1.500 PRARs consecutivas, relataram tempo operatório médio de 105 minutos (incisão de pele até o fechamento de fáscia). Esses autores também mostraram uma diminuição no tempo operatório de 120 minutos nos primeiros 300 casos para 105 minutos nos últimos 300 pacientes da série.

O tempo operatório médio em grandes séries foi de 160-210 minutos.[44]

Revisão sistemática de 37 estudos comparativos realizada por Ficarra et al. (2009) (B)[19] mostrou que o tempo operatório médio da PRAR é superior ao da prostatectomia radical retropúbica (PRR) apenas no início da curva de aprendizado. Essa diferença desaparece considerando-se apenas as casuísticas de PRAR em centros de alto volume cirúrgico. Krambeck e cols. (2009) (B)[9] recentemente realizaram um estudo comparativo pareando PRR (588 pacientes) e PRAR (294 pacientes) e demonstraram resultados semelhantes. Houve diferença significativa no tempo operatório entre PRAR e PRR (236 versus 204 min). Porém, considerando-se apenas os últimos 100 casos de PRAR, os tempos operatórios médios foram semelhantes entre as duas técnicas (211 versus 228 min).

Um estudo recente mostrou que o risco de eventos tromboembólicos aumenta de acordo com o aumento do tempo operatório (C).[45]

Sangramento estimado e taxa de transfusão

Menor sangramento e diminuição das taxas de transfusão sanguínea são considerados vantagens da prostatectomia radical laparoscópica (PRL) (B)[20,21] e da PRARR quando comparadas à PRR. Uma vez que a maior parte da perda sanguínea intraoperatória se origina de seios venosos, o efeito de tamponamento criado pelo pneumoperitônio ajuda claramente a diminuir o sangramento.

Em uma análise pareada comparando 120 PRARs com 240 PRR, Rocco e cols. (2009) (B)[17] confirmaram recentemente que a perda sanguínea durante PRAR é significativamente inferior quando comparada à PRR (200 versus 800 ml). Duas recente metanálises, incluindo estudos que comparam RRP, LRP e RALP diretamente, confirmaram que a PRL e a PRARR são associadas com menor perda de sangue e menor risco de transfusão comparadas à PRR (A).[19,22,40,46]

Taxa de complicações

Complicações cirúrgicas foram documentadas em diversas séries de prostatectomia radical, mas poucos estudos utilizaram sistemas de classificação padronizados.[23a] A ausência de consenso dentro da comunidade cirúrgica em relação ao melhor método para relatar complicações impede comparações precisas entre diferentes séries e técnicas. Lepor et al. (2001)[23b] relatou uma incidência global de complicações de 6,5% em uma série de 1.000 PRRs executadas por um único cirurgião. Porém, nessa casuística, transfusão sanguínea (9,7%) não foi considerada complicação. A maioria da série de PRARs recentemente publicadas considera transfusão sanguínea dentro das taxas gerais de complicação. Desse modo, qualquer comparação direta torna-se inexata.

Badani e cols. (2007) (C),[4] avaliando 2.766 PRARs, mostraram uma taxa de complicação global de 12,2% (Clavien I = 8%; Clavien II = 3,7%; Clavien III = 0,3%; Clavien IV = 0,01%; Clavien V = < 0,01%). Complicações grau I e II de Clavien consistiram em mais que 95% do total de complicações. Catorze (0,5%) pacientes necessitaram de reexploração cirúrgica e 2 pacientes tiveram o procedimento convertido para cirurgia aberta. Similarmente, Murphy e cols. (2009) (C),[11] analisando as complicações em 400 PRARs sucessivas, demonstraram taxa de complicação global de 15,75% (63 pacientes). As complicações mais comuns relatadas também foram classificadas como grau I e II de Clavien (42 pacientes, 10,5%), semelhante à casuística de Badani et al. (2007) (C).[4] Dentre os 21 pacientes que tiveram complicações grau III de Clavien foram incluídos 5 pacientes com lesão de reto (1,25%). Um paciente foi reoperado devido a sangramento, e 15 pacientes (3,75%) desenvolveram estenose da anastomose requerendo dilatação.

Agarwal et al. (2011) observaram taxa de complicações de 9,8%, sendo que 81,3% ocorreram nos primeiros 30 dias após a intervenção.[44]

Poucos estudos com grande casuística comparando complicações da PRR, PRL e PRAR estão disponíveis na literatura, com resultados conflitantes. Hu e cols. (2006) (B)[7] compararam complicações intra e pós-operatórias precoces de 358 PRLs sucessivas e 322 PRARs, e mostraram menores taxas globais de complicação após PRAR (27,7 versus 14,6%). Contrariamente, Rozet et al. (2007) (B),[13] em análise pareada de 133 PRARs extraperitoneais e 133 PRLs extraperitoneais, demonstraram taxa de complicação global mais alta após PRAR (19,4 versus 9,1%). Em relação à comparação entre PRR e PRAR, taxas de complicação semelhantes foram demonstradas na maioria das publicações disponíveis. Krambeck e cols. (2009) (B)[9] recentemente demonstraram taxa de complicação perioperatória comparável entre PRAR e RRP (8 versus 4,8%). Similarmente, Nelson et al. (2007) (B)[24] demonstraram taxas equivalentes de consultas não programadas (10%) e readmissões hospitalares (PRR = 5 versus PRAR = 7%) devido a complicações pós-operatórias entre ambas as abordagens cirúrgicas.

RARP pode ser realizada rotineiramente com baixo índice de complicações. Experiência do cirurgião e as características do paciente e do tumor podem afetar a taxa de complicações.

Cirurgiões com ampla experiência prévia no campo da prostatectomia laparoscópica podem apresentar uma redução das complicações e ótimos resultados funcionais durante a curva de aprendizado quando migram para robótica (C).[47]

Tempo de internação hospitalar

O tempo de internação nas casuísticas de PRAR realizadas nos Estados Unidos é normalmente inferior quando comparado ao das casuísticas europeias, onde os pacientes ficam frequentemente internados até a retirada da sonda de Foley (C).[4-10,12-18,24]

Numa metanálise recente, o tempo médio de retirada do cateter vesical foi de cinco dias e o tempo médio de internação foi de seis dias.[48]

Entretanto, o tempo de internação médio é significativamente inferior em pacientes submetidos à PRAR em relação à PRR na maioria dos estudos comparativos disponíveis atualmente na literatura (B).[19] Em uma análise pareada comparando 294 PRARs e 588 PRRs, Krakemberg e cols. (B)[9] demonstraram tempo de permanência hospitalar significativamente mais curto no grupo submetido à PRAR (29,3 versus 19,4% dos pacientes com tempo de internação inferior a um dia). Similarmente, Rocco e cols. (2009) (B)[17] demonstraram tempo médio de internação mais curto após PRAR comparado a PRR (3 versus 6 dias).

Não obstante, Nelson e cols. (2007) (B),[24] comparando 374 PRRs com 629 PRARs, demonstraram tempo de internação semelhante entre as duas abordagens cirúrgicas (1,25 versus 1,17 dias). Deve ser ressaltado, entretanto, que a abordagem pós-operatória dos pacientes submetidos a PRR foi modificada intencionalmente em referido estudo para tentar reproduzir o tempo de internação obtido com a PRAR. Alta hospitalar no primeiro dia pós-operatório foi intencionalmente determinada após PRR.

Estudo de custos

Bolenz e cols. (2010)[25] e Close e cols. (2013) (B)[49] reportaram um maior custo da cirurgia robótica quando comparado ao da cirurgia laparoscópica e aberta.

Por outro lado, Scales e cols. (2005) (B)[26] observaram que os custos da cirurgia robótica dependem muito do volume de cirurgias realizadas. Nesse[27] estudo foi demonstrado que se o serviço realizado corresponde a dez prostatectomias radicais assistidas por robô por mês, os custos seriam semelhantes aos da cirurgia aberta.

Recomendações: A prostatectomia radical assistida por robô apresenta menor sangramento, menor taxa de transfusão, menor estadia hospitalar e menos complicações perioperatórias do que a cirurgia aberta (A).[50] O custo da cirurgia robótica quando comparado diretamente é maior do que a cirurgia aberta. Um alto volume de cirurgia pode, no entanto, tornar a cirurgia robótica custo efetiva. O sangramento intraoperatório e a taxa de transfusão da PRAR são menores do que com a técnica aberta, sendo os demais parâmetros semelhantes (GR B).

A prostatectomia radical assistida por robô apresenta eficácia oncológica?

Margem cirúrgica positiva após prostatectomia radical é um fator preditor independente de recidiva bioquímica, recorrência local e desenvolvimento de metástases à distância (C).[41] Dessa maneira, o status de margem cirúrgica é um dos resultados mais importantes a serem avaliados em qualquer tratamento cirúrgico proposto para câncer da próstata.

Estudos prévios demonstraram que a experiência do cirurgião e a curva de aprendizado podem afetar os resultados oncológicos após PRAR. Atug e cols. (2006) (C)[27] avaliaram 140 pacientes sucessivos que se submeteram a PRAR pela mesma equipe cirúrgica. Os pacientes foram divididos em três grupos, baseando-se no período em que foi realizada a cirurgia: grupo I – os primeiros 33 casos; grupo II – incluiu os 33 casos intermediários; e grupo III – os últimos 34 casos. As taxas de margem positiva foram 45,4, 21,2 e 11,7% para os grupos I, II e III, respectivamente. A diferença entre os grupos foi estatisticamente significante ($p = 0{,}0053$), mostrando taxas mais baixas de margens positivas com o aumento da experiência dos cirurgiões. Similarmente, Patel e cols. (2007) (C),[30] avaliando 500 PRARs consecutivas realizadas por um único cirurgião, mostraram uma taxa de PSM de 13% nos primeiros 100 pacientes e de 8% nos últimos 100 pacientes da série.

Em relação à comparação de taxas de margem positiva entre as diferentes abordagens cirúrgicas (PRR, PRL e PRAR), os resultados são conflitantes. Uma revisão sistemática de 13 estudos comparativos não mostrou nenhuma diferença significante na incidência geral de margens positivas entre PRR e PRL ou PRAR (B).[22] Na análise dos subgrupos de acordo com o estádio tumoral, também não foi encontrada nenhuma diferença significante entre os grupos para tumores T2 ou T3.

Igualmente, Schroeck e cols. (2008) (B),[14] comparando 362 PRARs com 435 PRRs, não demonstraram diferença significante na incidência de margens positivas entre os grupos. O risco de recorrência bioquímica também não foi significativamente diferente entre os grupos, ajustando-se de acordo com o estádio clínico (OR = 0,82, intervalo de confiança 95%, 0,48-1,38; p = 0,448) e estádio patológico (0,94, 0,55-1,61; p = 0,824). Similarmente, Krambeck e cols. (2009) (B),[9] em sua análise pareada, não demonstraram nenhuma diferença na taxa de margens positivas entre PRAR e PRR. O índice de recorrência bioquímica em três anos também não foi significativamente diferente entre os grupos (PRAR = 92,4% contra PRR = 92,2%).

Contrariamente a esses resultados, Smith e cols. (2007) (B)[31] demonstraram incidência inferior de margens positivas após PRAR comparada à PRR. Esses autores analisaram os resultados de 1.747 pacientes que se submeteram à prostatectomia radical (PRAR em 1.238, PRR em 509) e selecionaram os últimos 200 pacientes sucessivos em cada grupo. A incidência global de margens positivas após PRAR e após PRR foi de 15 e 35%, respectivamente. A incidência de PSM de acordo com estádio patológico também foi mais alta no grupo de PRR comparado com a PRAR (tumores pT2: 9,4% para PRAR contra 24,1% para PRR, $p < 0,001$; tumores pT3: 50% para PRAR contra 60% para PRR). Similarmente, em uma análise cumulativa de seis estudos comparativos, Ficarra et al. (2009) (B)[19] demonstraram diferença estatisticamente significante na taxa de margens positivas em favor da PRAR comparado com RRP. Considerando apenas pacientes com câncer localizado (estádio pT2), a PRAR foi novamente seguida por um risco mais baixo de margens positivas comparado com a PRR.

Novara et al. (2012) reportaram margens positivas de 15%, similares entre as técnicas robótica, laparoscópica e aberta. Dados a longo prazo avaliando a recidiva bioquímica não estão ainda amplamente disponíveis para conclusões definitivas.[51]

Diaz et al. (2015) recentemente reportaram o mais longo seguimento em 483 pacientes submetidos à prostatectomia robótica. Num seguimento médio de 10 anos ocorreram 108 elevações de PSA (22,4%), 11 metástases (2,3%), 6 mortes por CaP (1,4%) e 38 mortes por outras causas (7,9%). Isso se traduziu em dados atuariais de 73,1% de sobrevida livre de recidiva bioquímica, 97,5% de sobrevida livre de metástases e 98,8% de sobrevida câncer específica.[52]

Recomendações: O índice de margens positivas é similar ou menor comparando-se a PRAR com a cirurgia aberta. Resultados oncológicos de médio e longo prazo, considerando-se recorrência bioquímica da doença, são similares entre as cirurgias aberta e assistida por robô.

Existe benefício funcional na utilização da PRAR no tratamento do câncer da próstata?

Continência

Compilação de dados sobre continência urinária incluindo diferentes casuísticas é extremamente difícil devido a variações na definição, métodos de coleta de dados e seguimento pós-operatório.

Ficarra e cols. (2012) reportaram taxas de incontinência urinária 12 meses após a cirurgia de 4 a 31% com a definição de ausência do uso de forros. Considerando a utilização de até um forro de proteção, eles observaram taxa de 8 a 11%, com média de 9%. Os principais fatores preditores de incontinência foram IMC, idade, comorbidades, LUTS e volume prostático.[53]

Pouquíssimos dados relativos à continência urinária foram publicados nos estudos comparando PRAR, PRL e PRR, de modo que conclusões definitivas não podem ser obtidas. Não obstante, alguns estudos recentes sugeriram que a continência pode ser obtida mais rapidamente após PRAR comparada à PRR. Tewari e cols. (2003) (B)[34] compararam 100 PRRs e 200 PRARs e demonstraram tempo mais curto para recuperação de continência após PRAR (tempo mediano 160 versus 44 dias). Similarmente, Rocco e cols. demonstraram, em uma análise pareada, resultados de continência significativamente melhores após PRAR comparada a RRP (B).[32] O retorno de continência foi significativamente mais curto em pacientes que se submeteram à PRAR com a maioria deles ficando continente dentro dos primeiros três meses após a cirurgia. As taxas de continência 3, 6 e 12 meses após PRAR e RRP foram 70, 93, 97% e 63, 83, 88%, respectivamente.

Contrariamente a esses resultados, Krambeck e cols. (2009) (B),[9] em uma comparação pareada entre RRP e RALP, demonstraram taxas de continência comparáveis entre os dois grupos com seguimento pós-operatório de um ano (RALP 91,8%, RRP 93,7%). Igualmente, Parsons & Bennet (2008) (B),[22] analisando taxas de continência urinária um ano após cirurgia em quatro estudos comparativos, não encontraram nenhuma diferença significante entre LRP ou RALP e RRP.

Ficarra e cols. (2012) observaram uma melhor taxa de recuperação da continência na cirurgia robótica comparada à aberta.[53]

Várias modificações técnicas foram propostas para promover retorno mais precoce de continência após prostatectomia radical. Rocco e cols. (2006) (C)[35] descreveram recentemente a técnica de reconstrução posterior do rabdoesfíncter, que consiste na justaposição da extremidade livre de fáscia de Denonvilliers e da parede vesical posterior com a camada posterior do rabdoesfíncter e a rafe mediano posterior. Esses autores relataram recuperação precoce de continência urinária após PRR[35] e LRP[36] utilizando referida técnica. Recentemente, Coughlin et al. (2008) (C)[37] relataram resultados preliminares encorajadores incorporando a técnica de reconstrução posterior a PRAR. Os estudiosos também relataram taxa de continência de 58% uma semana após PRAR, definida pela ausência do uso de absorventes.

Por sua vez, Tewari et al. (2008) (B)[28] descreveram uma técnica de reconstrução anterior e posterior (reconstrução total) durante PRAR e compararam os resultados com PRAR sem reconstrução (grupo controle) ou apenas com reconstrução posterior (Tabela 4). O grupo submetido à reconstrução total teve taxas de continência de 38, 83, 91%, e 97%, 1, 6, 12, e 24 semanas após a cirurgia, respectivamente. Em todos os intervalos do seguimento a taxa de continência foi significativamente inferior no grupo de controle comparado aos grupos submetidos à reconstrução posterior ou total. Os autores concluíram que o procedimento de reconstrução total é um método seguro e efetivo para obter recuperação precoce da continência após PRAR.

Coelho e cols. (2009) (B)[38] descreveram a técnica de suspensão periuretral durante PRAR e demonstraram taxas de continência estatisticamente superiores três meses após cirurgia comparadas aos do grupo controle (sem suspensão) (92,8 versus 83%). O intervalo para recuperação de continência foi estatisticamente inferior no grupo submetido ao ponto de suspensão (mediana = 6 semanas / média = 7,338 semanas) em comparação ao grupo controle (mediana = 7 semanas / média = 9,585 semanas; 95%).

Contrariamente a esses resultados, Menon e cols. (2008) (B)[39] não demonstraram melhora das taxas de continência com realização da reconstrução posterior do rabdoesfíncter e reconstrução do ligamento pubo-prostático. Esses autores randomizaram 116 pacientes sucessivos para PRAR com e sem reconstrução do tecido periprostático. Nenhuma diferença estatística foi encontrada nas taxas de continência urinária entre os grupos 1, 2, 7 e 30 dias após o procedimento. Houve, entretanto, redução na incidência de fístula urinária, que é um fator de risco conhecido para estenose de colo vesical e incontinência urinária.

Recentemente, Galfano et al. (2013) reportaram uma nova abordagem com a total preservação do espaço de Retzius e de importantes estruturas, como o arco pubovesical, o plexo venoso dorsal e as artérias pudendas acessórias. Os resultados observados em 200 casos foram extremamente promissores. Após um ano de seguimento > 90% dos pacientes apresentaram continência urinária imediata ao procedimento cirúrgico.[54] Tobias-Machado et al. (2015) foram os primeiros a reproduzirem a técnica no Brasil, com índice de continência imediata em 90% nos primeiros 50 casos operados.[55]

Potência sexual

Potência sexual é um dos resultados mais difíceis de serem avaliados após prostatectomia radical. Outros fatores, além do cirurgião ou abordagem cirúrgica, têm um efeito significativo na recuperação de potência, incluindo idade do paciente, técnica de "nerve-sparing" (NS) e uso de medicamentos. Além disso, a avaliação de potência pós-operatória não é padronizada, incluindo questionários não validados e entrevistas por terceiros.

As taxas de potência sexual nas casuísticas de PRAR recentemente publicadas na literatura são apresentadas na Tabela 5 (B).[8-11,17,30,32,33,40-42]

Estudos prévios avaliaram a importância da técnica utilizada durante a dissecção dos feixes vásculo-nervosos (FVN) para a recuperação da função sexual após cirurgia. Finley et al. (2009) (C)[41] demonstraram que a adoção de uma técnica sem uso de cautério para dissecção dos FVN promoveu taxas de potência significativamente mais altas após cirurgia (NS bilateral + uso de cautério: taxas de potência 11,5, 16,6, 44,4% e 67,8%, 3, 9, 12 e 24 meses, respectivamente; NS bilateral + sem uso de cautério: 29,2, 62,8, 79,4% e 93%, respectivamente). Igualmente, Coughlin et al. (2008) (C)[37] recentemente descreveram sua técnica de liberação retrógrada do FVN durante PRAR, combinando benefícios da cirurgia aberta tradicional aos da dissecção anterógrada laparoscópica. A técnica envolve liberação do FVN em uma direção retrógrada, do ápice para a base da próstata, durante PRAR anterógrada. O objetivo é delinear claramente o trajeto dos FVNs antes da ligadura do pedículo prostático. Nenhuma energia térmica é usada durante dissecação, evitando dano térmico ao nervo de cavernoso.

Se há diferença nas taxas de potência após PRR, PRL ou PRAR ainda não está claro. Alguns autores advogam que a visão tridimensional magnificada obtida na cirurgia robótica pode auxiliar na prevenção de lesão dos FVNs. Rocco e cols. (2009) (B)[17] demonstraram taxa de potência mais alta após PRAR comparada à PRR 3, 6 e 12 meses após cirurgia (PRAR: 31, 43 e 61%, respectivamente; e PRR: 18, 31 e 41%, respectivamente). Tewari e cols. (B)[13] demonstraram recuperação mais precoce da potência sexual após PRAR comparada à PRR. Pacientes que se submeteram à PRAR mostraram retorno mais precoce das ereções (50% em um seguimento médio de 180 dias após PRAR versus 50% em um seguimento médio de 440 dias depois de RRP), do mesmo modo que um retorno mais rápido para relações sexuais (50% em 340 dias após PRAR versus 50% em 700 dias para RRP) comparados a pacientes que se submeteram à PRR.

Contrariamente a esses resultados, a análise pareada conduzida por Krambeck e cols. (2009) (B)[9] mostrou taxas de potência comparáveis entre RALP e RRP com um ano de seguimento (PRAR 70%, PRR 62,8%).

Na metanálise mais significativa reportada até o momento, Ficarra e cols. (2012)[56] avaliaram 15 séries de casos, 6 estudos comparativos de RARP com a cirurgia aberta e 4 estudos comparando robótica e laparoscópica. A potência de 12 e 24 meses foi de 54 e 90% e 63 e 94%. Idade, potência prévia, comorbidades e extensão da preservação nervosa foram os principais fatores preditivos de potência no pós-operatório. A cirurgia robótica apresentou melhor índice de preservação da potência sexual do que a cirurgia aberta. Comparada à laparoscópica, apesar de não haver diferença significativa na taxa final de disfunção erétil, há uma recuperação mais rápida da função sexual.[57] Técnicas robóticas com preservação máxima do envoltório fascial da próstata têm sido promissoras, atingindo uma recuperação ainda mais precoce da potência após a cirurgia.[58,59]

Recomendações: A cirurgia robótica resulta em melhores índices de continência urinária do que as técnicas aberta e laparoscópica. A preservação da função erétil obtida com as técnicas robótica e laparoscópica foi superior à obtida na cirurgia aberta. A recuperação da atividade sexual é mais rápida utilizando-se a cirurgia robótica com preservação do envoltório fascial.

Referências bibliográficas

1a. Abbou CC, Hoznek A, Salomon L, Lobontiu A, Saint F, Cicco A, Antiphon P, Chopin D. Prostatectomie radicale laparoscopique réalisée à distance par robot. A propos d'un cas [Remote laparoscopic radical prostatectomy carried out with a robot. Report of a case]. Prog Urol. 2000 Sep;10(4):520-3.

1b. Binder J, Kramer W. Robotically-assisted laparoscopic radical prostatectomy. BJU Int. Mar 2001;87(4):408-10.

2a. Pasticier G, Rietbergen JB, Guillonneau B, Fromont G, Menon M, Vallancien G. Robotically assisted laparoscopic radical prostatectomy: feasibility study in men. Eur Urol. Jul 2001;40(1):70-4.

2b. Faria EF, Maciel CVM, Berger A, Mitre A, Dauster B, Freitas CH Jr, Fraga C, Chade D, Dall'Oglio M, Carvalho F, Campos F, Carvalhal GF, Lemos GC, Guimarães G, Zampolli H, Alves JR, Manzano JP, Fortes MA, Rocha MFH, Rubinstein M, Luz M, Romanelli P, Coelho R, Rocha R, Machado RD, Dos Reis RB, Zequi S, Guida R, Muglia V, Tobias-Machado M. Recommendations on robotic-assisted radical prostatectomy: a Brazilian experts' consensus. J Robot Surg. 2021 Jan 11. doi: 10.1007/s11701-020-01186-0. Epub ahead of print. PMID: 33426578.

3. Jemal A, Siegel R, Xu J, Ward E. Cancer statistics, 2010. CA Cancer J Clin. Sep-Oct 2010;60(5):277-300.

4. Badani KK, Kaul S, Menon M. Evolution of robotic radical prostatectomy: assessment after 2766 procedures. Cancer. Nov 1 2007;110(9):1951-8.

5. Borin JF, Skarecky DW, Narula N, Ahlering TE. Impact of urethral stump length on continence and positive surgical margins in robot-assisted laparoscopic prostatectomy. Urology. Jul 2007;70(1):173-7.

6. Chan RC, Barocas DA, Chang SS, et al. Effect of a large prostate gland on open and robotically assisted laparoscopic radical prostatectomy. BJU Int. May 2008;101(9):1140-4.

7. Hu JC, Nelson RA, Wilson TG, et al. Perioperative complications of laparoscopic and robotic assisted laparoscopic radical prostatectomy. J Urol. Feb 2006;175(2):541-6; discussion 546.
8. Joseph JV, Rosenbaum R, Madeb R, Erturk E, Patel HR. Robotic extraperitoneal radical prostatectomy: an alternative approach. J Urol. Mar 2006;175(3 Pt 1):945-50; discussion 951.
9. Krambeck AE, DiMarco DS, Rangel LJ, et al. Radical prostatectomy for prostatic adenocarcinoma: a matched comparison of open retropubic and robot-assisted techniques. BJU Int. Feb 2009;103(4):448-53.
10. Mottrie A, Van Migem P, De Naeyer G, Schatteman P, Carpentier P, Fonteyne E. Robot-assisted laparoscopic radical prostatectomy: oncologic and functional results of 184 cases. Eur Urol. Sep 2007;52(3):746-50.
11. Murphy DG, Kerger M, Crowe H, Peters JS, Costello AJ. Operative details and oncological and functional outcome of robotic-assisted laparoscopic radical prostatectomy: 400 cases with a minimum of 12 months follow-up. Eur Urol. Jun 2009;55(6):1358-66.
12. Patel VR, Palmer KJ, Coughlin G, Samavedi S. Robot-assisted laparoscopic radical prostatectomy: perioperative outcomes of 1500 cases. J Endourol. Oct 2008;22(10):2299-305.
13. Rozet F, Jaffe J, Braud G, et al. A direct comparison of robotic assisted versus pure laparoscopic radical prostatectomy: a single institution experience. J Urol. Aug 2007;178(2):478-82.
14. Schroeck FR, Sun L, Freedland SJ, et al. Comparison of prostate-specific antigen recurrence-free survival in a contemporary cohort of patients undergoing either radical retropubic or robot-assisted laparoscopic radical prostatectomy. BJU Int. Jul 2008;102(1):28-32.
15. Wood DP, Schulte R, Dunn RL, et al. Short-term health outcome differences between robotic and conventional radical prostatectomy. Located at: Urology. 2007:945-9.
16. Zorn KC, Gofrit ON, Orvieto MA, et al. Da Vinci robot error and failure rates: single institution experience on a single three-arm robot unit of more than 700 consecutive robot-assisted laparoscopic radical prostatectomies. J Endourol. Nov 2007;21(11):1341-4.
17. Rocco B, Matei DV, Melegari S, et al. Robotic vs open prostatectomy in a laparoscopically naive centre: a matched-pair analysis. BJU Int. Oct 2009;104(7):991-5.
18. Ham WS, Park SY, Rha KH, Kim WT, Choi YD. Robotic radical prostatectomy for patients with locally advanced prostate cancer is feasible: results of a single-institution study. J Laparoendosc Adv Surg Tech A. Jun 2009;19(3):329-32.
19. Ficarra V, Novara G, Artibani W, et al. Retropubic, laparoscopic, and robot-assisted radical prostatectomy: a systematic review and cumulative analysis of comparative studies. Eur Urol. May 2009;55(5):1037-63.
20. Guillonneau B, Vallancien G. Laparoscopic radical prostatectomy: the Montsouris experience. J Urol. Feb 2000;163(2):418-22.

21. Eden CG, Cahill D, Vass JA, Adams TH, Dauleh MI. Laparoscopic radical prostatectomy: the initial UK series. BJU Int. Dec 2002;90(9):876-82.
22. Parsons JK, Bennett JL. Outcomes of retropubic, laparoscopic, and robotic-assisted prostatectomy. Urology. Aug 2008;72(2):412-6.
23a. Tourinho-Barbosa RR, Tobias-Machado M, Castro-Alfaro A, Ogaya-Pinies G, Cathelineau X, Sanchez-Salas R. Complications in robotic urological surgeries and how to avoid them: A systematic review. Arab J Urol. 2017 Dec 14;16(3):285-292.
23b. Lepor H, Nieder AM, Ferrandino MN. Intraoperative and postoperative complications of radical retropubic prostatectomy in a consecutive series of 1,000 cases. J Urol. Nov 2001;166(5):1729-33.
24. Nelson B, Kaufman M, Broughton G, et al. Comparison of length of hospital stay between radical retropubic prostatectomy and robotic assisted laparoscopic prostatectomy. J Urol. Mar 2007;177(3):929-31.
25. Bolenz C, Gupta A, Hotze T, et al. Cost comparison of robotic, laparoscopic, and open radical prostatectomy for prostate cancer. Eur Urol. Mar 2010;57(3):453-8.
26. Scales CD, Jr., Jones PJ, Eisenstein EL, Preminger GM, Albala DM. Local cost structures and the economics of robot assisted radical prostatectomy. J Urol. Dec 2005;174(6):2323-9.
27. Atug F, Castle EP, Srivastav SK, Burgess SV, Thomas R, Davis R. Positive surgical margins in robotic-assisted radical prostatectomy: impact of learning curve on oncologic outcomes. Eur Urol. May 2006;49(5):866-71; discussion 871-862.
28. Tewari A, Jhaveri J, Rao S, et al. Total reconstruction of the vesico-urethral junction. BJU Int. Apr 2008;101(7):871-7.
29. Liss M, Osann K, Ornstein D. Positive surgical margins during robotic radical prostatectomy: a contemporary analysis of risk factors. BJU Int. Aug 5 2008;102(5):603-8.
30. Patel VR, Thaly R, Shah K. Robotic radical prostatectomy: outcomes of 500 cases. BJU Int. May 2007;99(5):1109-12.
31. Smith JA, Jr., Chan RC, Chang SS, et al. A comparison of the incidence and location of positive surgical margins in robotic assisted laparoscopic radical prostatectomy and open retropubic radical prostatectomy. J Urol. Dec 2007;178(6):2385-9; discussion 2389-2390.
32. Menon M, Shrivastava A, Kaul S, et al. Vattikuti Institute prostatectomy: contemporary technique and analysis of results. Eur Urol. Mar 2007;51(3):648-57; discussion 657-648.
33. Zorn KC, Gofrit ON, Orvieto MA, Mikhail AA, Zagaja GP, Shalhav AL. Robotic-assisted laparoscopic prostatectomy: functional and pathologic outcomes with interfascial nerve preservation. Eur Urol. Mar 2007;51(3):755-62; discussion 763.
34. Tewari A, Srivasatava A, Menon M. A prospective comparison of radical retropubic and robot-assisted prostatectomy: experience in one institution. BJU Int. Aug 2003;92(3):205-10.

35. Rocco F, Carmignani L, Acquati P, et al. Restoration of posterior aspect of rhabdosphincter shortens continence time after radical retropubic prostatectomy. J Urol. Jun 2006;175(6):2201-6.
36. Rocco B, Gregori A, Stener S, et al. Posterior reconstruction of the rhabdosphincter allows a rapid recovery of continence after transperitoneal videolaparoscopic radical prostatectomy. Eur Urol. Apr 2007;51(4):996-1003.
37. Coughlin G, Dangle PP, Patil NN, et al. Surgery Illustrated--focus on details. Modified posterior reconstruction of the rhabdosphincter: application to robotic-assisted laparoscopic prostatectomy. BJU Int. Nov 2008;102(10):1482-5.
38. Patel VR, Coelho RF, Palmer KJ, Rocco B. Periurethral suspension stitch during robot-assisted laparoscopic radical prostatectomy: description of the technique and continence outcomes. Eur Urol. Sep 2009;56(3):472-8.
39. Menon M, Muhletaler F, Campos M, Peabody JO. Assessment of early continence after reconstruction of the periprostatic tissues in patients undergoing computer assisted (robotic) prostatectomy: results of a 2 group parallel randomized controlled trial. J Urol. Sep 2008;180(3):1018-23.
40. Tewari A, Rao S, Martinez-Salamanca JI, et al. Cancer control and the preservation of neurovascular tissue: how to meet competing goals during robotic radical prostatectomy. BJU Int. Apr 2008;101(8):1013-8.
41. Finley DS, Rodriguez E, Jr., Skarecky DW, Ahlering TE. Quantitative and qualitative analysis of the recovery of potency after radical prostatectomy: effect of unilateral vs bilateral nerve sparing. BJU Int. Nov 2009;104(10):1484-9.
42. van der Poel HG, de Blok W. Role of extent of fascial preservation and erectile function after robot-assisted laparoscopic prostatectomy. Urology, 2009;816-21.
43. Fujimura T, Menon M, Fukuhara H, Kume H, Suzuki M, Yamada Y, Niimi A, Nakagawa T, Igawa Y, Homma Y. Validation of an educational program balancing surgeon training and surgical quality control during robot-assisted radical prostatectomy. Int J Urol. 2015 Oct 26.
44. Agarwal PK, Sammon J, Bhandari A, et al. Safety profile of robot-assisted radical prostatectomy: a standardized report of complications in 3317 patients. Eur Urol. 2011;59(5):684-98.
45. Abel EJ, Wong K, Sado M, et al. Surgical Operative Time Increases the Risk of Deep Venous Thrombosis and Pulmonary Embolism in Robotic Prostatectomy. JSLS: Journal of the Society of Laparoendoscopic Surgeons. 2014;18(2):282-7.
46. Novara G, Ficarra V, Rosen RC, Artibani W, Costello A, Eastham JA, Graefen M, Guazzoni G, Shariat SF, Stolzenburg JU, Van Poppel H, Zattoni F, Montorsi F, Mottrie A, Wilson TG. Systematic review and meta-analysis of perioperative outcomes and complications after robot-assisted radical prostatectomy. Eur Urol. 2012 Sep;62(3):431-52.
47. Novara G, Ficarra V, D'Elia C, Secco S, Cavalleri S, Artibani W. Prospective evaluation with standardised criteria for postoperative complications after robotic-assisted laparoscopic radical prostatectomy. Eur Urol, 2010;57:363-70.

48. Close A, Robertson C, Rushton S, Shirley M, Vale L, Ramsay C, Pickard R. Comparative cost-effectiveness of robot-assisted and standard laparoscopic prostatectomy as alternatives to open radical prostatectomy for treatment of men with localised prostate cancer: a health technology assessment from the perspective of the UK National Health Service. Eur Urol. 2013 Sep;64(3):361-9.
49. Tewari A, Sooriakumaran P, Bloch DA, Seshadri-Kreaden U, Hebert AE, Wiklund P. Positive surgical margin and perioperative complication rates of primary surgical treatments for prostate cancer: a systematic review and meta-analysis comparing retropubic, laparoscopic, and robotic prostatectomy. Eur Urol. 2012 Jul;62(1):1-15.
50. Novara G, Ficarra V, Mocellin S, Ahlering TE, Carroll PR, Graefen M, Guazzoni G, Menon M, Patel VR, Shariat SF, Tewari AK, Van Poppel H, Zattoni F, Montorsi F, Mottrie A, Rosen RC, Wilson TG. Systematic review and meta-analysis of studies reporting oncologic outcome after robot-assisted radical prostatectomy. Eur Urol. 2012 Sep;62(3):382-404.
51. Diaz M, Peabody JO, Kapoor V, Sammon J, Rogers CG, Stricker H, Lane Z, Gupta N, Bhandari M, Menon M. Oncologic Outcomes at 10 Years Following Robotic Radical Prostatectomy. European Urology 2015;67: 1168-76.
52. Ficarra V, Novara G, Rosen RC, Artibani W, Carroll PR, Costello A, Menon M, Montorsi F, Patel VR, Stolzenburg JU, Van der Poel H, Wilson TG, Zattoni F, Mottrie A. Systematic review and meta-analysis of studies reporting urinary continence recovery after robot-assisted radical prostatectomy. Eur Urol. 2012 Sep;62(3):405-17.
53. Galfano A, Trapani D, Sozzi F, Strada E, Petralia G, Bramerio M, Ascione A, Gambacorta M, Bocciardi AM. Beyond the Learning Curve of the Retzius-sparing Approach for Robot-assisted Laparoscopic Radical Prostatectomy: Oncologic and Functional Results of the First 200 Patients with >1 Year of Follow-up. European Urology. 2013;64:974-80.
54. Tobias-Machado M, Nunes-Silva I, Hidaka AK, Almeida R, Junior JRC, Pompeo ACL. Retzus-Sparing Robotic-Assisted Laparoscopic Radical Prostatectomy: A Step-by-Step Technique Description of this first Brazilian experience. International Brazilian Journal of Urology, 2015 in press ahead of print.
55. Ficarra V, Novara G, Ahlering TE, Costello A, Eastham JA, Graefen M, Guazzoni G, Menon M, Mottrie A, Patel VR, Van der Poel H, Rosen RC, Tewari AK, Wilson TG, Zattoni F, Montorsi F. Systematic review and meta-analysis of studies reporting potency rates after robot-assisted radical prostatectomy. Eur Urol. 2012 Sep;62(3):418-30.
56. Asimakopoulos AD, Corona Montes VE, Gaston R. Robot-assisted laparoscopic radical prostatectomy with intrafascial dissection of the neurovascular bundles and preservation of the pubovesical complex: a step-by-step description of the technique. J Endourol. 2012 Dec;26(12):1578-85.

57. Genes WP, Bicudo MC, Machado PM, Auad PR, Pacheco LE, Tobias-Machado. (2019) Retzius Sparing (RS) Robotic Assisted Radical Prostatectomy (RARP) and Retzius Space Reconstruction Technique after RARP Improve Urinary Continence Compared to Conventional RARP (C-RARP): Systematic Review and Metanalysis. Int Arch Urol Complic 5:065.
58. **Citation:** Tobias-Machado M, Pazeto CL, Tourinho-Barbosa R, et al. (2017) Minimally Invasive Radical Prostatectomy: 1000 Cases Performed by a Single Surgeon. Adv Laparoscopy 1(1):44-50.

23
Prostatectomia simples

Mirandolino B. Mariano

Introdução

Hiperplasia prostática benigna é uma das principais causas de sintomas do trato urinário inferior no homem. O manejo dessa patologia inclui várias opções, desde o tratamento clínico com alfabloqueadores e bloqueadores da 5 alfa redutase, até o tratamento cirúrgico com o uso da ressecção transuretral da próstata (RTUP), a qual é o atual padrão-ouro, o uso da ressecção com *Holmium laser* (HoLRP) e a vaporização com o *Green Light* (*BPH Laser Therapy*) e para grandes adenomas a prostatectomia transvesical ou transcapsular. A técnica de adenomectomia transcapsular foi descrita e publicada pela primeira vez em dezembro de 1947 por Millin (C).[1] Em 1954, Bourque publicou a técnica transvesical capsular (C).[2] Essa técnica tem o potencial de ser aplicável a todos os tipos de adenoma, mesmo que associada a cálculos ou divertículos de bexiga. A laparoscopia tem, nos últimos anos, demonstrado que pode ser utilizada em muitas cirurgias do domínio urológico. Consequentemente, tem sido utilizada em adenomectomias como uma forma de abordagem para grandes próstatas (volumes maiores de 75 gramas). Nos últimos anos o robô vem ganhando muito terreno na área da urologia. No entanto, temos poucos trabalhos realizados utilizando-o na prostatectomia simples. Sabemos que é factível e necessitaremos mais trabalhos para que se defina o real papel do robô nesse tipo de cirurgia (C).[3]

Aspectos técnicos

Técnica operatória

Torre de videoendoscopia, óptica de 10 mm de 0° ou 30°, sonda Foley 22 de 3 vias, 3 trocartes de 11 mm e 2 trocartes de 6 mm, 2 porta-agulhas, 1 aspirador de pistão de 5 mm, 1 eletrocautério em gancho Hook, 1 tesoura laparoscópica, 1 pinça Meriland laparoscópica, 1 manipulador de próstata, 1 pinça de apreensão de 10 mm, 1 morcelador de próstata (opcional). Um suctor de 1/4, fios para fechamento de monocryl 2 zeros e vicryl 2 zeros, vicryl 4 zeros para a pele. Posição de decúbito supino e em Trendelenburg. Abordagem a céu aberto extraperitoneal e em próstatas avaliadas em mais de 200 gramas fazer abordagem transperitoneal.

A criação do espaço cirúrgico se realiza com uma incisão transversal de 2 cm de extensão, 1 cm abaixo da cicatriz umbilical até identificar a aponeurose dos retos abdominais. Incisa-se apenas a aponeurose anterior e afasta-se o reto abnominal preservando a aponeurose posterior. Cria-se um espaço atrás do reto e na frente da aponeurose posterior de ambos os lados e, em seguida, unem-se os dois espaços criados seccionando a rafe mediana do nível da incisão transversal em direção à sínfise púbica até o seu final. Essa manobra pode ser feita com uma gaze na ponta de uma pinça ou até mesmo digitalmente.

Uma vez criado o espaço, inicia-se a colocação dos trocartes: passa-se o ponto tensão e se introduz o primeiro trocarte infraumbilical de 11 mm sob visão direta. Fecha-se o nó e insufla-se o gás CO_2 a uma pressão de 14 mmHg. Coloca-se a óptica e usando uma agulha cor-de-rosa estudam-se os locais de colocação dos demais trocartes em forma de W. Liberação de toda gordura periprostática para ter visão de toda a próstata e, em especial, da união vesicoprostática. A ergonomia do cirurgião é revisada e procede-se à dissecção lateral da próstata ao nível da junção com a bexiga para facilitar o acesso até a artéria prostática. Dois pontos são colocados nos pedículos laterais da próstata e um ponto opcional no complexo da veia dorsal. Uma incisão mediana transvesical capsular expõe o colo vesical, o tecido prostático hiperplásico, o lobo mediano e a presença eventual de cálculo vesical (C).[4]

Na junção da bexiga com a próstata, de ambos os lados da incisão são colocados pontos de afastamento para facilitar a visibilidade (C).[5] A mucosa é demarcada e seccionada e com a pinça forte de apreensão na mão esquerda e o manipulador de próstata na mão direita a mesma é totalmente enucleada. Utiliza-se um ponto transparietal alto para segurar a próstata fora do campo de visão enquanto se realiza a restauração da via urinária. Os pontos de afastamento são retirados, a hemostasia é revisada, a retrigonização realizada, a sonda posicionada e, então, a cápsula e a bexiga fechadas. Instala-se irrigação contínua. A próstata pode ser morcelada e retirada pelo portal da esquerda ou secionada ensacada e retirada pelo portal da óptica, que é passada para o portal da direita para permitir essa manobra. Coloca-se um Portovac 1/4 sob visão saindo pelo portal da esquerda. Os portais são fechados com um plano da aponeurose e outro da pele.

Qual a melhor via de acesso laparoscópico para a realização da prostatectomia simples?

A técnica original descrita em 2002 apresenta a abordagem transperitoneal (C).[4] Com o emprego da cirurgia por diferentes cirurgiões, surgiram as alternativas de acesso extraperitoneal, acesso extraperitoneal com auxílio digital e o acesso transvesical com a utilização de portal único (C).[6] A abordagem transperitoneal pode ser utilizada para qualquer tipo e tamanho de próstata. A técnica extraperitoneal está indicada para próstatas com menos de 200 g, pois em próstatas muito volumosas, que ocupam quase todo o espaço de trabalho, o acesso se torna mais difícil. O mesmo se aplica no caso da utilização do auxílio digital, em que a enucleação é feita digitalmente por uma incisão suprapúbica. A crítica para esse tipo de abordagem recai também nas próstatas volumosas, em que o dedo não alcança a parte posterior para a enucleação, principalmente nos pacientes com panículo adiposo grande. A utilização do portal único colocado diretamente na bexiga é proposta como alternativa. Nesse caso, se dispuser de equipamento adequado é factível, porém mais difícil. Também vem sendo utilizada a colocação de portal único no umbigo e mais uma incisão para a enucleação digital, da mesma forma a limitação fica para as próstatas muito volumosas.

Recomendação: Apesar de analisadas separadamente as séries mostram resultados semelhantes, independentemente da via de acesso utilizada. Não há comparativos entre elas.

Existe benefício da cirurgia laparoscópica em relação aos parâmetros perioperatórios?

- *Tempo operatório* – a maioria dos estudos demonstra um tempo cirúrgico que varia entre 100 e 140 minutos. Em dois de três estudos comparativos referidos valores foram superiores aos da cirurgia aberta (B)[5].
- *Sangramento e transfusão* – o sangramento médio mostrado em séries é de 200-400 ml, comparado com a cirurgia aberta essas taxas são significativamente inferiores (B).
- *Complicações* – as principais complicações observadas são infecção urinária, íleo e ejaculação retrógrada. Estas mesmas são também encontradas nas cirurgias abertas sem diferenças entre as vias de acesso (B),[5,7] exceto pelas taxas de infecção urinária, mais frequentemente observada na cirurgia aberta (B).[5,8]
- *Conversão* – na maioria das séries publicadas não foram relatadas conversões para a cirurgia aberta (C).[9-11]
- *Uso de analgésicos, estada hospitalar e tempo de cateterismo* – os estudos comparativos demonstram que o uso de analgésicos é reduzido com a técnica laparoscópica, assim como o tempo de permanência hospitalar e de permanência do cateter vesical (B).[5,7]
- *Recomendação* – o acesso laparoscópico apresenta menores taxas de sangramento e hemotransfusão, taxa de complicações semelhante, menor necessidade de analgesia pós-operatória, menor tempo de internação hospitalar e de uso de sonda vesical quando comparados com a cirurgia aberta.

Existe equivalência em relação aos resultados funcionais entre o acesso laparoscópico e o aberto?

Os estudos com grandes séries de casos demonstram que existe melhora significativa no IPSS e no fluxo urinário após a prostatectomia simples videolaparoscópica (C).[5,9-13]

Recomendação: Os resultados obtidos com o acesso *laparoscópico* e *robótico*[14] são semelhantes aos das séries de acesso aberto, com potencial redução da morbidade perioperatória, sendo considerados uma alternativa à cirurgia aberta.

Referências bibliográficas

1. T. M. Retropubic Urinary Surgery. Baltimore: Williams and Wilkins Co; 1947.
2. Bourque JP. Transvesico-capsular prostatic adenomectomy (transcommissural): preliminary report on 80 cases. J Urol. Nov 1954;72(5):918-24.
3. Sotelo R, Clavijo R, Carmona O, et al. Robotic simple prostatectomy. J Urol. Feb 2008;179(2):513-5.
4. Mariano MB, Graziottin TM, Tefilli MV. Laparoscopic prostatectomy with vascular control for benign prostatic hyperplasia. J Urol. Jun 2002;167(6):2528-9.
5. Baumert H, Ballaro A, Dugardin F, Kaisary AV. Laparoscopic versus open simple prostatectomy: a comparative study. J Urol. May 2006;175(5):1691-4.
6. Desai MM, Aron M, Canes D, et al. Single-port transvesical simple prostatectomy: initial clinical report. Urology. Nov 2008;72(5):960-5.
7. McCullough TC, Heldwein FL, Soon SJ, et al. Laparoscopic versus open simple prostatectomy: an evaluation of morbidity. J Endourol. Jan 2009;23(1):129-33.
8. Porpiglia F, Terrone C, Renard J, et al. Transcapsular adenomectomy (Millin): a comparative study, extraperitoneal laparoscopy versus open surgery. Eur Urol. Jan 2006;49(1):120-6.
9. Zhou LY, Xiao J, Chen H, Zhu YP, Sun YW, Xuan Q. Extraperitoneal laparoscopic adenomectomy for benign prostatic hyperplasia. World J Urol. Jun 2009;27(3): 385-7.
10. Yun HK, Kwon JB, Cho SR, Kim JS. Early Experience with Laparoscopic Retropubic Simple Prostatectomy in Patients with Voluminous Benign Prostatic Hyperplasia (BPH). Korean J Urol. May 2010;51(5):323-9.
11. Mariano MB, Tefilli MV, Graziottin TM, Morales CM, Goldraich IH. Laparoscopic prostatectomy for benign prostatic hyperplasia--a six-year experience. Eur Urol. Jan 2006;49(1):127-31; discussion 131-122.
12. Rehman J, Khan SA, Sukkarieh T, Chughtai B, Waltzer WC. Extraperitoneal laparoscopic prostatectomy (adenomectomy) for obstructing benign prostatic hyperplasia: transvesical and transcapsular (Millin) techniques. J Endourol. May 2005;19(4):491-6.
13. Porpiglia F, Fiori C, Cavallone B, Morra I, Bertolo R, Scarpa RM. Extraperitoneoscopic transcapsular adenomectomy: complications and functional results after at least 1 year of followup. J Urol. May 2011;185(5):1668-73.
14. Pokorny M, Novara G, Geurts N, Dovey Z, de Groote R, Ploumidis A, Schatteman P, de Naeyer G, Mottrie A. Robot-assisted Simple Prostatectomy for Treatment of Lower Urinary Tract Symptoms Secondary to Benign Prostatic Enlargement: Surgical Technique and Outcomes in a High-volume Robotic Centre. European Urology, 2015;68:451-7.

VII

Outras indicações e situações especiais

24
Marsupialização de linfocele

Lessandro Curcio
Marcos Tobias Machado

Introdução

A linfocele consiste de uma coleção pós-operatória de fluido linfático, em um compartimento do corpo, sem um revestimento epitelial, podendo ocorrer após diversos procedimentos, tais como: transplante renal (1 a 12% dos casos), linfadenectomia pélvica (0,5 a 10% (C)[1,2] ou, mais raramente, depois de colocação de enxertos vasculares, linfadenectomias retroperitoneais ou correção de hérnias de disco.

Sua etiologia está associada a transecção ou aumentos do fluxo dos canais linfáticos, diminuição do estado de coagulabilidade etc. Descrita inicialmente por Kobayashi e Inoue (1950) (C),[3] porém foi Mori (1955) quem descreveu a primeira grande casuística (68 casos) após doença ginecológica maligna (C).[4] A princípio, era tratada com cirurgia convencional, no entanto, McCullough, em 1991, (C)[5] descreveu o primeiro caso tratado por laparoscopia e desde então, junto com a técnica de punção percutânea, são o procedimento-padrão para o tratamento da maioria dos casos de linfocele (C).[6-20]

A maioria dos casos de linfocele são assintomáticos e não necessitam de tratamento, no entanto, os casos que mais chamam a atenção do urologista são os de pós-transplante renal, pois são a maior causa de obstrução ureteral nesses pacientes e pós-linfadenectomia para tratamento de câncer da próstata, que pode ocorrer em 30,4 a 54%, sendo sintomático apenas em 2,3 a 3,5% dos operados (C).[21] O diagnóstico pode ser aventado com exames de imagem, tais como ultrassonografia e tomografia computadorizada e confirmado através da aspiração e avaliação da concentração de eletrólitos, mostrando-se semelhantes ao plasma (diferenciando do urinoma, onde se tem uma contagem alta de creatinina e potássio, com baixos níveis de sódio). As dosagens de colesterol e proteína estão aumentadas nas linfoceles altas (retroperitônio) e baixas nas pélvicas.

Os sintomas advêm da compressão dos órgãos, com piora da função do enxerto em caso de transplante renal. Em geral, para pequenas coleções, a drenagem guiada por tomografia associada a instilação ou não de esclerosante (bleomicina, tetraciclina, povidona ou etanol a 95%) pode ter êxito. Entretanto, a marsupialização laparoscópica pode ser indicada no insucesso da drenagem percutânea, casos loculados ou linfoceles grandes. A cirurgia aberta é reservada para grandes coleções multiloculadas e infectadas (exceção).

Técnica laparoscópica

A posição: supina ou levemente lateralizado, vai depender da localização. Para o pneumoperitônio, utiliza-se agulha de Veress se não houver incisão mediana prévia, ou a técnica aberta de Hasson se o paciente já tiver sido operado por essa incisão. No que diz respeito aos cuidados adicionais, são: cateter de Foley vesical e sonda nasogástrica. A posição dos trocartes é um de 10 mm para a óptica, um de 5 mm para a mão esquerda e outro de 12 mm para possível uso de clipes. Importante é a triangulação ao redor da linfocele. Optamos sempre por fixar todos os trocartes com fio de algodão 0. A posição vai depender da localização da linfocele.

Já para a abordagem da linfocele, pode ser colocado um cateter prévio por via percutânea para identificação da coleção. Deve-se ter cuidado, em casos transplantados, com o ureter. Após a incisão do teto e grande abertura da linfocele com cautério monopolar, faz-se a inspeção do interior desta, com possível envio de parte da parede para análise histopatológica. Fixa-se um pedaço de omento dentro da cavidade, para assim mantê-la aberta por mais tempo, ou ainda uma cateter de diálise (C).[22] Revisão criteriosa da hemostasia das bordas com cautério, ou com clipes de titânio.

Retirada de todo o CO_2 de dentro da cavidade, para melhor recuperação pós-operatória. Fechamento da aponeurose dos óstios dos trocartes acima de 10 mm, com fio de poliglactina 0 ou polipropileno, com agulha CT 2. Infiltração de solução analgésica de bupivacaína e lidocaína (50% cada), nós e óstios dos trocartes. Pode-se fazer, como alternativa, a instilação preemptiva (antes da inserção dos trocartes).

Quais as principais indicações do tratamento laparoscópico da linfocele?

Em estudo comparando 52 pacientes (21% de pacientes que desenvolveram linfocele pós-prostatectomia radical aberta), destes, 30 ficaram sintomáticos e foram tratados com aspiração percutânea (15) tendo 80% de cura quando uniloculados, em relação aos multiloculados (16%) (C).[23] Dos multiloculados ou os que falharam com aspiração percutânea (com ou sem escleroterapia), todos foram abordados por laparoscopia com sucesso de resolução da linfocele de 100%. Conclui- se que, em linfoceles uniloculadas, a punção percutânea pode ser feita inicialmente, reservando a abordagem laparoscópica para os casos multiloculados e quando há falência na punção.

Em outra série de 118 casos pós-transplante renal, 12% desenvolveram sintomas decorrentes da linfocele, em que a drenagem percutânea foi usada como primeira escolha com 50% de resolução, restando a abordagem laparoscópica como segundo procedimento (75% de resolução) e a cirurgia aberta como última opção, concluindo que a drenagem percutânea deve ser feita inicialmente, deixando a laparoscopia para os casos refratários (C).[24] Ainda em relação à drenagem percutânea, com ou sem instilação de substâncias esclerosantes, alguns estudos mostram taxas de recorrência de 50 a 100% e de 10 a 15%, respectivamente. Sendo evidenciadas algumas desvantagens, tais como: possibilidade de contaminação de um líquido teoricamente estéril e a grande reação inflamatória, que pode ocorrer dificultando uma possível abordagem laparoscópica a posteriori.

Recomendação: O tratamento laparoscópico deve ser reservado para os casos de linfoceles grandes ou multiloculadas, ou ainda nos casos de falha no tratamento por punção.

Existe benefício da cirurgia laparoscópica em relação aos parâmetros perioperatórios e a eficácia quando comparado com a cirurgia aberta?

Um dos primeiros estudos confrontando a técnica aberta com a laparoscópica foi feito em 1995 (B),[11] em que se compararam 12 pacientes (técnica laparoscópica), sendo 13 pela técnica aberta e 13 mediante série histórica. O tempo operatório foi maior no primeiro grupo em relação aos demais (194,8 versus 176,9 versus 133,8 min), porém alimentação precoce, retorno às atividades habituais, taxa de sangramento e convalescência foram melhores no grupo operado por laparoscopia. É óbvio supor, no entanto, que, hoje em dia, esse tempo seria bem menor em virtude do aperfeiçoamento do material e maior prática em grandes cirurgias, como podemos notar em outro estudo comparativo, no qual de 48 casos de linfocele pós-prostatectomia radical aberta, em 42 a marsupialização foi feita por laparoscopia e somente em 6 casos foi aberta. O tempo médio da primeira consistiu em 15-60 minutos, quando comparado com a aberta, que foi de 35 a 90 minutos. O tempo de hospitalização foi menor (2,3 dias) em relação à técnica convencional (8 dias) e nenhum paciente teve recorrência em 19 meses (B).[25]

O maior estudo publicado sobre a marsupialização laparoscópica de linfocele foi realizado em 2000, por Hsu e cols. (C).[20] Este abrangeu nove centros americanos, que tinham o transplante renal como característica. Um total de 81 casos foram analisados, sendo a maioria pós-transplante (96%) e 4% após dissecção linfonodal. Em 11 pacientes realizou-se omentopexia. Conversão para cirurgia aberta foi vista em 7 casos, dos quais na maior parte a abordagem difícil da linfocele foi a maior causa (4 casos). Em 6% dos casos, houve recorrência em 27 meses. Conclui-se que a correção laparoscópica da linfocele é segura, efetiva e minimamente invasiva em comparação à cirurgia aberta.

A complicação mais comum (7%) consiste de lesão de estruturas adjacentes, principalmente de ureter de pós-transplantados renais ou ainda de bexiga. Lesão de cólon pode ocorrer e pode ser evitada pela sua completa mobilização. A peritonite pode advir de exploração de uma linfocele infectada. Outra complicação mais rara é obstrução intestinal por entrada das alças intestinais na fenestração do peritônio feita para o tratamento da linfocele (C).[26]

Na maior casuística de tratamento laparoscópico de linfocele, em 81 pacientes, a taxa de complicações foi de 3%, sendo hérnia no sítio do trocarte e retenção urinária as mais vistas (C).[20]

Recomendação: O tratamento laparoscópico é seguro e efetivo e com resultados perioperatórios superiores ao acesso aberto.

Referências bibliográficas

1. Braun WE, Banowsky LH, Straffon RA, et al. Lymphocytes associated with renal transplantation. Report of 15 cases and review of the literature. Am J Med. Nov 1974;57(5):714-29.
2. Novicki DE, Ferrigni RG. Non-malignant processes of the lymphatic system of clinical importance to the urologist. AUA Update Series. 1987;VI(22).
3. Kobayashi T, Inoue S. Pelvic lymphocyst. Located at: Clin Gynecol Obstet. 1950:91-5.
4. N. M. Clinical and experimental studies on so called lymphocyst which develops after radical hysterectomy in cancer of uterine cervix. Located at: J Jap Obst, Gynec Soc. 1955:178-203.
5. McCullough CS, Soper NJ, Clayman RV, So SS, Jendrisak MD, Hanto DW. Laparoscopic drainage of a posttransplant lymphocele. Transplantation. Mar 1991;51(3):725-7.
6. Boeckmann W, Brauers A, Wolff JM, Bongartz D, Jakse G. Laparoscopical marsupialization of symptomatic post-transplant lymphoceles. Scand J Urol Nephrol. Aug 1996;30(4):277-9.
7. Caliendo MV, Lee DE, Queiroz R, Waldman DL. Sclerotherapy with use of doxycycline after percutaneous drainage of postoperative lymphoceles. J Vasc Interv Radiol. Jan 2001;12(1):73-7.
8. Carrera C, Burgos FJ, Rodriguez R, Gomez V, Rivera M. [Sclerotherapy of post-renal transplantation lymphocele with percutaneous instillation of amidotrizoate]. Actas Urol Esp. Apr 1996;20(4):389-94.
9. Fahlenkamp D, Raatz D, Schonberger B, Loening SA. Laparoscopic lymphocele drainage after renal transplantation. J Urol. Aug 1993;150(2 Pt 1):316-8.
10. Fornara P, Doehn C, Fricke L, Hoyer J, Jocham D. Laparoscopy in renal transplant patients. Urology. Apr 1997;49(4):521-7.
11. Gill IS, Hodge EE, Munch LC, Goldfarb DA, Novick AC, Lucas BA. Transperitoneal marsupialization of lymphoceles: a comparison of laparoscopic and open techniques. J Urol. Mar 1995;153(3 Pt 1):706-11.
12. Kerlan RK, Jr., LaBerge JM, Gordon RL, Ring EJ. Bleomycin sclerosis of pelvic lymphoceles. J Vasc Interv Radiol. Sep-Oct 1997;8(5):885-7.
13. Kim JK, Jeong YY, Kim YH, Kim YC, Kang HK, Choi HS. Postoperative pelvic lymphocele: treatment with simple percutaneous catheter drainage. Radiology. Aug 1999;212(2):390-4.

14. Melvin WS, Bumgardner GL, Davies EA, Elkhammas EA, Henry ML, Ferguson RM. The laparoscopic management of post-transplant lymphocele. A critical review. Surg Endosc. Mar 1997;11(3):245-8.
15. Montalvo BM, Yrizarry JM, Casillas VJ, et al. Percutaneous sclerotherapy of lymphoceles related to renal transplantation. J Vasc Interv Radiol. Jan-Feb 1996;7(1):117-23.
16. Sawhney R, D'Agostino HB, Zinck S, et al. Treatment of postoperative lymphoceles with percutaneous drainage and alcohol sclerotherapy. J Vasc Interv Radiol. Mar-Apr 1996;7(2):241-5.
17. Shokeir AA, el-Diasty TA, Ghoneim MA. Percutaneous treatment of lymphocele in renal transplant recipients. J Endourol. Dec 1993;7(6):481-5.
18. Zuckerman DA, Yeager TD. Percutaneous ethanol sclerotherapy of postoperative lymphoceles. AJR Am J Roentgenol. Aug 1997;169(2):433-7.
19. Mulgaonkar S, Jacobs MG, Viscuso R, et al. Laparoscopic internal drainage of lymphocele in renal transplant. Am J Kidney Dis. May 1992;19(5):490-2.
20. Hsu TH, Gill IS, Grune MT, et al. Laparoscopic lymphocelectomy: a multi-institutional analysis. J Urol. Apr 2000;163(4):1096-8; discussion 1098-1099.
21. Solberg A, Angelsen A, Bergan U, Haugen OA, Viset T, Klepp O. Frequency of lymphoceles after open and laparoscopic pelvic lymph node dissection in patients with prostate cancer. Scand J Urol Nephrol. 2003;37(3):218-21.
22. Adani GL, Baccarani U, Risaliti A, et al. Treatment of recurrent symptomatic lymphocele after kidney transplantation with intraperitoneal Tenckhoff catheter. Urology. Oct 2007;70(4):659-61.
23. Treiyer A, Haben B, Stark E, Breitling P, Steffens J. Uni- vs. multiloculated pelvic lymphoceles: differences in the treatment of symptomatic pelvic lymphoceles after open radical retropubic prostatectomy. Int Braz J Urol. Mar-Apr 2009;35(2):164-9; discussion 170.
24. Zietek Z, Sulikowski T, Tejchman K, et al. Lymphocele after kidney transplantation. Transplant Proc. Nov 2007;39(9):2744-7.
25. Khoder WY, Becker AJ, Seitz M, Haseke N, Schlenker B, Stief CG. Modified laparoscopic lymphocele marsupialization for the treatment of lymphoceles after radical prostatectomy: first results. J Laparoendosc Adv Surg Tech A. Mar 2011;21(2):145-8.
26. Springhart WP, Scales CD, Albala DM. Laparoscopic Marsupialization of limphocele. Textbook of Laparoscopic Urology:375-9.

25
Cirurgia para vesículas seminais

Rodrigo Alves Tristão
Roberto Vaz Juliano
César Augusto Braz Juliano

Introdução

As vesículas seminais são responsáveis por 70% do líquido seminal ejaculado e estão localizadas na junção posterior da próstata e bexiga.[1] Patologias primárias das vesículas seminais são raras e no passado foram, provavelmente, ignoradas na maioria dos casos. O avanço dos métodos de imagem, como a ultrassonografia transretal, a tomografia computadorizada e a ressonância nuclear magnética, tem contribuído para o aumento dos diagnósticos das lesões das vesículas seminais. A necessidade de intervenção cirúrgica é rara e incluem cistos, cálculos obstrutivos,[15] tumores primários ou anomalias anatômicas, por exemplo, ureter ectópico drenando para a vesícula seminal[2] (Figura 1).

Várias técnicas têm sido propostas para o tratamento cirúrgico das vesículas seminais. Historicamente, a cirurgia aberta, incluindo o acesso transvesical, retrovesical transcoccígeo, transperineal, tem sido descrita com altas taxas de sucesso, mas a morbidade relacionada foi também considerável. Algumas complicações foram relatadas, como laceração do reto, lesão ureter, lesão da banda neurovascular e urinoma pélvico.[3]

Em 1993, Kavoussi e cols. descreveram os princípios da cirurgia laparoscópica em vesículas seminais normais de pacientes com câncer da próstata.[4]

Realizamos levantamento da literatura através do PubMed e incluímos apenas publicações em língua inglesa. As seguintes palavras-chaves foram utilizadas: laparoscopia, cirurgia, vesículas seminais. Não houve restrição em relação à data da publicação. Foram encontrados 22 relatos e séries de casos, níveis de evidência C e D, sem ensaios clínicos randomizados ou revisões sistemáticas.

Figura 1 – Cisto de vesícula seminal.

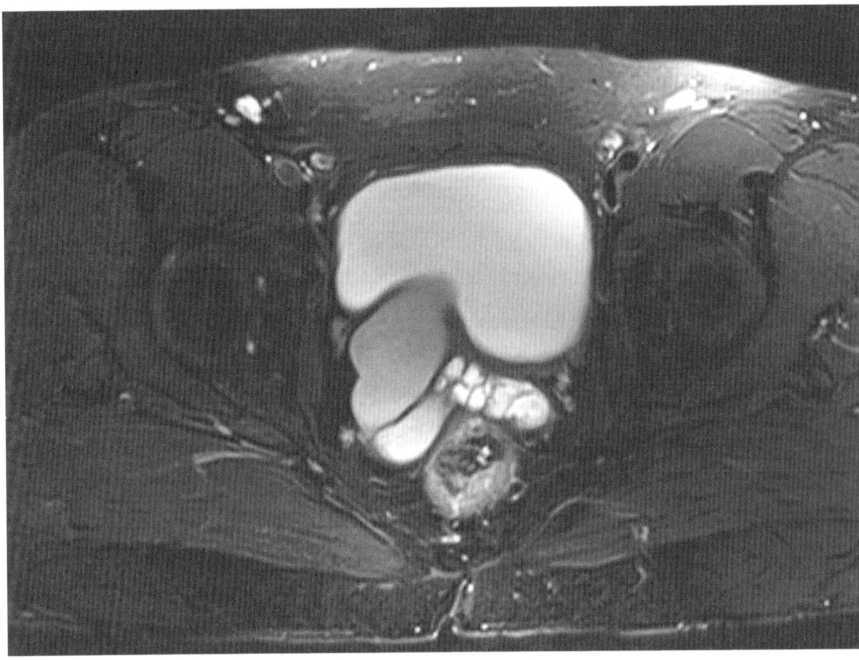

Aspectos técnicos

a) *Considerações pré-operatórias* – devido a suas similaridades embriológicas, anormalidades congênitas das vesículas seminais frequentemente coexistem com anomalias ureterais ou renais.[5] Por causa dessa associação, todos os pacientes com cistos congênitos das vesículas seminais deveriam ser submetidos à avaliação do rim e do ureter com tomografia computadorizada ou ressonância magnética, bem como à realização de cistoscopia para avaliar ectopia ureteral ou duplicação. O cirurgião deve estar preparado para remover o ureter e remanescentes renais quando necessário.
b) *Técnica operatória* – o paciente é posicionado em posição supina com os membros superiores ao longo do corpo. A mesa é ligeiramente

flexionada para abrir pelve e a posição de Trendelenburg é utilizada para permitir a retração das alças intestinais. O pneumoperitônio é obtido através de colocação de agulha de Veress ou utilização de técnica aberta. Kavoussi, originalmente, descreveu a cirurgia com realização de cinco punções em V invertido, com vértice na cicatriz umbilical para introdução da óptica[4,18] (Figura 2).

Figura 2 – Esquema das punções para cirurgia de vesículas seminais. Cicatrizes após 20 dias (seta na punção umbilical de 10 mm, demais punções com 5 mm).

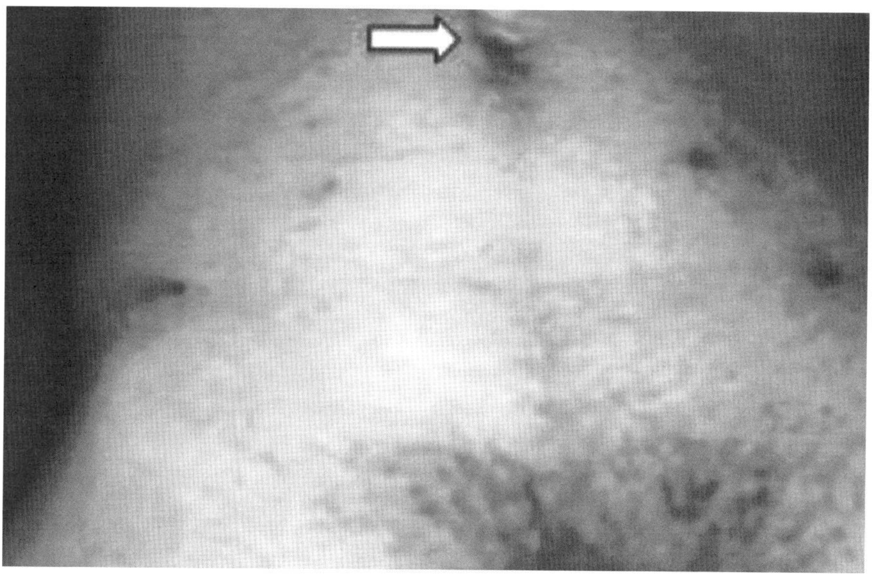

Dois trocartes de 10 mm eram colocados de cada lado na borda lateral do reto abdominal abaixo da cicatriz umbilical e mais 2 trocartes de 10 mm eram colocados 2 cm acima da crista ilíaca.[4] Outros autores realizam o procedimento com utilização de quatro ou três punções.[2,6] Após retração anterior da bexiga, o peritônio é incisado transversalmente 2 a 3 cm acima da junção retrovesical até a borda lateral da vesícula seminal. Dissecção do ducto deferente pode ser realizada com a finalidade de ser usado como guia para a vesícula seminal.[7] Realizada dissecção romba com a utilização de clipes e eletrocautério, mobilizando toda a vesícula seminal. A utilização de eletrocautério deve ser evitada na dissecção da borda lateral da vesícula seminal, a fim de preservar o feixe neurovascular. Depois de completa liberação da vesícula seminal, ela deve ser removida através de bolsa extratora.

c) *Comparação entre as vias de acesso* – em todos os trabalhos foi utilizado acesso transperitoneal, não sendo possível realizar a comparação com os outros acessos (Figura 3).

Figura 3 – Visão laparoscópica de cisto de vesícula seminal.

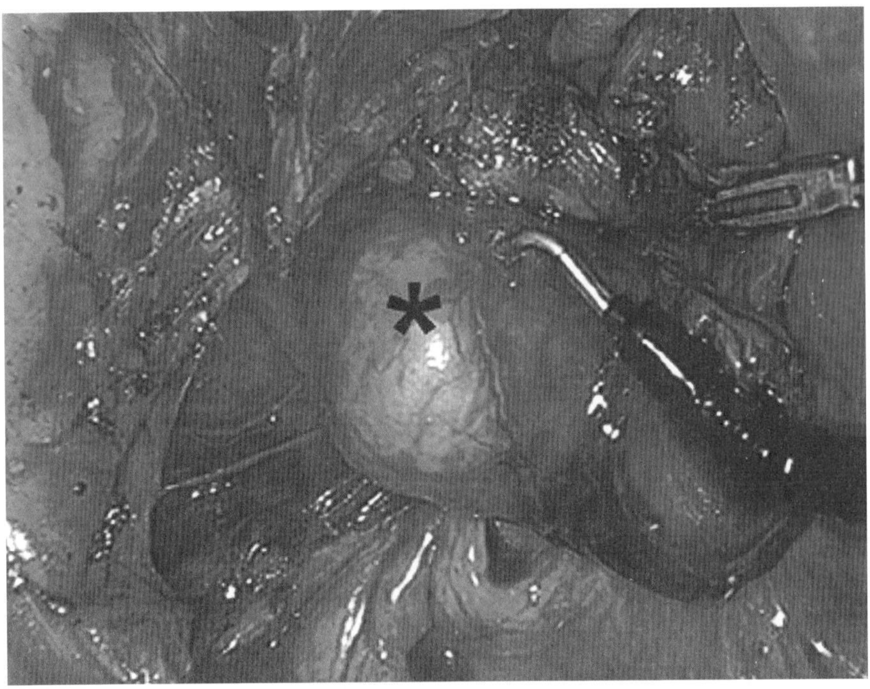

d) *Aplicabilidade da técnica assistida por robô* – a utilização da cirurgia robótica foi relatada em cinco trabalhos na literatura.[8,9,19,20,21] Em 2007, Moore e cols. descreveram o primeiro caso de utilização da cirurgia robótica no tratamento de um paciente com cisto da vesícula seminal associado à agenesia renal homolateral. Em seguida Selli e cols. relataram um caso semelhante em paciente adulto. Estudos mais recentes mostram que a técnica é factível e talvez propicie vantagens técnicas em relação à laparoscopia pura.

Resultados perioperatórios

Os resultados dos dados coletados mostram que o tempo cirúrgico médio relatado nos trabalhos foi de 165 minutos (90-364 min).[5-6,9-13] O sangramento intraoperatório foi em média de 160 ml (30-350 ml). Não foram relatadas complicações e conversões para laparotomia. Analisando os cinco relatos de descrição de cirurgia robótica na literatura, o tempo cirúrgico variou de 120 a 231 minutos, com perda sanguínea estimada variando de 5 a 50 cm.[3,8,9] Foi relatado um caso de paralisia temporária do plexo braquial devido ao posicionamento incorreto do paciente na mesa cirúrgica.[8]

Recuperação pós-operatória

McDougall e cols. (2001) avaliaram os resultados pós-operatórios de três pacientes submetidos a exérese videolaparoscópica das vesículas seminais. O período pós-operatório imediato foi sem intercorrências em todos os pacientes. O tempo médio de realimentação foi de 5,8 horas e a média de permanência hospitalar foi de 2,6 dias. Os pacientes retornaram às atividades habituais duas semanas após o procedimento cirúrgico.[11]

Resultados oncológicos

Foram relatados na literatura apenas dois casos de pacientes com neoplasia maligna primária da vesícula seminal submetidos a exérese laparoscópica e robótica. O primeiro paciente apresentava tumor filoide de baixo grau e após um ano de seguimento não apresentava recorrência local e à distância.[14] O segundo caso é de um paciente com osteossarcoma primário extraesquelético da vesícula seminal submetido à ressecção robótica com seguimento de cinco meses livre de doença após ciclo adjuvante de quimioterapia.[21]

Discussão

Historicamente, a cirurgia aberta tem sido a modalidade de tratamento definitiva. O tratamento, não raro, é reservado para pacientes sintomáticos ou naqueles em que a malignidade é suspeitada. Mais recentemente, várias instituições têm descrito com sucesso o tratamento laparoscópico em crianças e adultos. A laparoscopia oferece adequada extirpação cirúrgica da vesícula seminal com mínima dor pós-operatória, curta internação hospitalar e rápido retorno às atividades habituais. A maioria das patologias consiste em cistos congênitos ou adquiridos.[17] Em relação aos tumores da vesícula seminal, apenas dois casos são relatados abordando o acesso laparoscópico.[14,16] Encontramos relato de um caso de tratamento de um cisto de vesícula seminal por acesso single-site (LESS) com boa evolução no pós-operatório.[22]

A utilização de cirurgia robótica tem sido defendida por alguns autores,[19,20] sendo aventada como vantagem sobre a laparoscopia convencional a maior precisão dos movimentos, resultando no uso controlado de energia térmica com subsequente menor perda sanguínea e risco de lesão nervosa. Os dados relatados mostram resultados semelhantes entre a cirurgia laparoscópica convencional e a cirurgia robótica.

Conclusões

Apesar da ausência de estudos com alto nível de evidência até o presente momento, podemos concluir que a laparoscopia representa uma modalidade de tratamento efetiva para pacientes com patologias das vesículas seminais, com menor morbidade que a cirurgia aberta, e que nos últimos anos a cirurgia robótica vem ganhando espaço pela magnificação das imagens. Estudos subsequentes são necessários para avaliar o tratamento de doenças malignas primárias das vesículas seminais, visto que até o presente momento apenas dois casos foram relatados na literatura e com seguimento pequeno.

Referências bibliográficas

1. Aumuller G, Riva A. Morphology and functions of the human seminal vesicle. Andrologia. 1992;24:183-96.
2. Nadler RB, Eggener S. Laparoscopic surgery of the seminal vesicles. In: Gill IS, editor. Text book of Laparoscopic Urology. unknown: Informa Healthcare, 2006:417-22.

3. Sandlow J, Williams R. Surgery of the seminal vesicles. In: Walsh P, ed. Campbell's Urology. 8th ed. Philadelphia: WB Saunders, 2002:3869-83.
4. Kavoussi LR, Schuessler WW, Vancaillie T, Clayman RV. Laparoscopic approach to the seminal vesicles. J. Urol.1993;150:417-9.
5. Cherullo E, Meraney A, Bernstein L, Einstein D, Thomas A, Gill I. Laparoscopic management of congenital seminal vesicle cysts associated with ipsilateral renal agenesis. J Urol. 2002;167:1263-7.
6. Han P, Yang Xr, Zhang XY, Wei Q. Lapaoscopic treatment of a calcium fluorophosphates stone within a seminal vesicle cyst. Asian J Androl. 2008;10:337-40.
7. Moore CD, Erhard MJ, Dahm P. Robot excision of seminal vesicle cyst associated com ipsilateral renal agenesis. J Endourol. 2007;21:776-9.
8. Selli C, Cavalleri S, De Maria M, Iafrate M, Giannarini G. Robot assisted removal of a large seminal vesicle cyst with ipsilateral renal agenesis associated with an ectopic ureter and a Mullerian cyst of the vas deferens. Urology. 2008;71:1226. e5-7.
9. Carmignani G, Galluci M, Puppo P, De Stefani S, Simonato A, Mafezzini M. Video laparoscopic excision of a seminal vesicle cyst associated with ipsilateral renal agenesis. J Urol. 1995;153:437-9.
10. Ikari O, Castilho LN, Lucena R, D'Ancona CA, Netto NR Jr. Laparoscopic excision of seminal vesicle cysts. J Urol. 1999;162:498-9.
11. McDougall EM, Afane JS, Dunn MD, Shalhav AL, Clayman Rv. Laparoscopic management of retrovesical cystic disease: Washington University experience and review of the literature. J Endourol. 2001;15:815-9.
12. Nadler RB, Rubenstein JN. Laproscopic excision of a seminal vesicle for the chronic pelvic pain syndrome. J Urol. 2001;166:2293-4.
13. Seo IY, Kim HS, Rim JS. Congenital seminal vesicle cyst associated with ipsilateral renal agenesis. Yonsei Med J. 2009;50:560-3.
14. Khan MS, Zaheer LU, Ahmed K, Cahill D, Horsfield C, Rottenberg G, Dasgupta P. Low grade phyllodes tumor of the seminal vesicle treated with laparoscopic excision. Nat Clin Pract Urol. 2007:395-400.
15. Juliano RVJ, Tobias-Machado M, Juliano CAB, Wroclawski ER, Costa ACDM. Seminal vesicle stone treated by laparoscopic surgery: report of the first Brazilian case. Einstein 2007; 5(4):372-4.
16. Casado VJ, Hermida GJF, Castillón VIT, León RME, Ortega ML, Moreno SJ. Leiomyoma of the seminal vesicles: laparoscopic excision. Urol Int. 2014;92(4):491-4. doi: 10.1159/000357716. Epub 2014 Mar 15.
17. Kaminsky A, Kania U, Ortloff P, Sperling H. [Seminal vesicle cystadenoma as the cause of a retrovesical tumor]. Urologe A. 2014 Apr;53(4):542-4. doi: 10.1007/s00120-013-3409-9. German.
18. Zhang DX, Li Y, Li XG, Zhu X, Teng JF, Wang K, Wang JK, Chen L, Cui XG, Xu DF. Transperitoneal laparoscopic excision of primary seminal vesicle benign tumors: surgical techniques and follow-up outcomes. Urology. 2013 Jul;82(1):237-41. doi: 10.1016/j.urology.2013.02.029. Epub 2013 Apr 16.

19. Ploumidis A, Sooriakumaran P, Philippou P, Wiklund NP. Robotic-assisted laparoscopic vesiculectomy for lower urinary tract obstruction by a large seminal vesicle cyst. Int J Surg Case Rep. 2012;3(8):375-8. doi: 10.1016/j.ijscr.2012.04.014. Epub 2012 May 1.
20. Campi R, Serni S, Raspollini MR, Tuccio A, Siena G, Carini M, Minervini A. Robot-Assisted Laparoscopic Vesiculectomy for Large Seminal Vesicle Cystadenoma: A Case Report and Review of the Literature. Clin Genitourin Cancer. 2015 Oct;13(5):e369-73. doi: 10.1016/j.clgc.2015.02.011. Epub 2015 Mar 5. Review. No abstract available.
21. Choi JD, La Choi Y, Kim HS, Seo SI, Jeon SS, Lee HM, Jeong BC. Primary extraskeletal osteosarcoma of the seminal vesicle: a case report and literature review. Ann R Coll Surg Engl. 2011 May;93(4):e6-8.
22. Jang KD, Choi KH, Yang SC, Jang WS, Jang JY, Han WK. Laparoendoscopic single-site surgery (LESS) for excision of a seminal vesicle cyst associated with ipsilateral renal agenesis. Korean J Urol. 2011 Jun;52(6):431-3.

26
Tratamento laparoscópico do prolapso genital

Carlos H. W. Silva
Oliver R. Claros
Oscar Eduardo Fugita
Clóvis T. Fraga

Introdução

O prolapso de órgãos pélvicos (POP) é uma condição comum que afeta negativamente a qualidade de vida de cerca de 40% das mulheres ao longo da vida.[1] Também conhecido como prolapso genital (PG), caracteriza-se pelo descenso dos órgãos geniturinários da mulher com distorção da anatomia local e, por vezes, projeção além do introito vaginal. No entanto, é importante ressaltar que o grau de comprometimento depende da percepção da paciente sobre essa condição e como ela afeta suas atividades diárias. Sendo assim, muitas mulheres podem ter PG sem apresentar sintomas ou problemas significativos relacionados. Nesses casos, estas pacientes não necessariamente necessitam de tratamento (C).[2]

O prolapso pode envolver a bexiga, região vaginal e da cérvice uterina, alça intestinal ou reto. O prolapso da cúpula vaginal (PCV), principal alvo desta discussão, ocorre devido a um defeito na condensação da fáscia endopélvica, região conhecida como complexo cardinal uterossacral. Estima-se que o risco de uma mulher ser submetida a um procedimento cirúrgico para tratamento dessa condição ao longo de sua vida é de cerca de 9-11%, com necessidade de reoperação em 17-56% dos casos. Essa alta taxa de retratamento está relacionada ao entendimento ainda pequeno dos fatores associados ao desenvolvimento do PG (C).

O PCV é de natureza multifatorial, em que o número de partos, obesidade e idade avançada são os fatores de risco mais conhecidos (C).[2] No entanto, outros fatores podem estar relacionados com a sua etiopatogenia, como nível socioeconômico, história ocupacional, antecedente de laceração do esfíncter anal e disfunção da musculatura do assoalho pélvico.[2] O diagnóstico deve ser realizado por meio da história e confirmado pelo exame físico. O estudo urodinâmico pode ser útil na investigação de eventual incontinência urinária de esforço associada, com redução do prolapso durante o exame (C).[3]

Para o adequado tratamento do PG é necessário conhecer a anatomia e os aspectos funcionais do assoalho pélvico, de modo que sua adequada correção envolve a restauração da anatomia pélvica com preservação da função sexual (C).[2] O suporte da parede vaginal anterior e, em menor extensão, da parede posterior está relacionados ao posicionamento da cúpula vaginal, sendo esta a base do tratamento cirúrgico do PCV (C).[4] Sua correção, de forma geral, pode ser realizada por duas vias: a transvaginal e a transabdominal, sendo esta última pela via aberta convencional ou laparoscópica/robô-assistida. A escolha do procedimento e da via de acesso utilizada vai depender da experiência do cirurgião, do tipo e grau de prolapso, das características e comorbidades da paciente, além da eventual necessidade de procedimentos associados (C).[4]

Classicamente, a sacrocolpopexia abdominal (SCPA), descrita pela primeira vez em 1957 por Lane e colaboradores, tem sido considerada o tratamento-padrão para o PCV. O procedimento consiste na suspensão da cúpula vaginal, ancorando suas porções anterior e posterior ao sacro, com auxílio de telas (C);[4,5] alcançando taxas de sucesso da ordem de 78-100%, associados a baixos índices de recorrência e recidiva (B).[4,6,7]

No entanto, apesar dos bons resultados, a potencial morbidade associada a esse procedimento tem motivado muitos cirurgiões a buscar por técnicas menos invasivas. Nesse sentido, a sacrocolpopexia laparoscópica (SCPL) surge como uma opção atraente,[8] apresentando como vantagens a necessidade de incisões mínimas, melhor efeito cosmético, menor manipulação de alças, com consequente redução da dor pós-operatória e do tempo de recuperação. Entretanto, a visão bidimensional e curva de aprendizado associada com a abordagem laparoscópica aumentaram o tempo operatório, limitando o seu uso entre os cirurgiões.[9]

Mais recentemente, a utilização via robô-assistida trouxe como vantagens adicionais ao acesso laparoscópico maior ampliação da imagem, visão tridimensional, filtragem do tremor fisiológico e maior grau de liberdade. Esses fatores, associados à ergonomia melhorada, têm por objetivo simplificar tarefas complexas, por exemplo, a sutura e a realização de nós intracorpóreos.[10]

A curto prazo, dados mostram que tanto a via laparoscópica quanto a robótica são eficazes, com resultados anatômicos e funcionais comparáveis à SCPA .[11,12,13,14,15,16,17] No entanto, embora as abordagens minimamente invasivas procurem reproduzir os passos da cirurgia aberta, a maioria dos trabalhos exibe variações na técnica cirúrgica que, quando associadas a outros fatores, como a ausência de padronização nos resultados, tamanho amostral reduzido e tempo de seguimento curto, dificultam a comparação entre os diferentes estudos.

Aspectos técnicos

Técnica operatória: sacrocolpopexia laparoscópica (SCPL) para o tratamento do prolapso de cúpula vaginal

A sacrocolpopexia laparoscópica (SCPL) segue os mesmos princípios técnicos da cirurgia aberta (C).[4] As variações descritas, em sua maioria, referem-se ao tipo de tela utilizada ou à forma de fixação desta. Em nosso serviço, para a técnica laparoscópica pura, utilizamos rotineiramente um portal de 10 mm na região periumbilical para acomodar a óptica de 30° e outros dois trocartes adicionais, de 5 e 10 mm, distribuídos acima e medialmente à crista ilíaca anterossuperior, bilateralmente. No caso da cirurgia robótica, o portal de 12 mm pode ser colocado na região infraumbilical para a câmera, dois portais locados 2 cm abaixo e lateralmente à cicatriz umbilical para os braços robóticos. Um terceiro trocarte no quadrante superior ou inferior direito do abdome proporcionará a passagem de suturas pelo auxiliar. Alguns cirurgiões podem utilizar um quarto braço robótico para retração de estruturas, sendo locado no quadrante inferior esquerdo. Em ambas as modalidades de acesso, o útero, quando presente, e o cólon podem ser fixados à parede abdominal com um ponto de Nylon com agulha reta, transfixando a parede abdominal. Referida manobra evitará a colocação de um portal adicional para este fim.

Inicia-se o procedimento pela dissecção da parede vaginal, onde a tela será ancorada. Em pacientes previamente histerectomizadas, o auxiliar poderá introduzir uma pinça por via vaginal contendo um "chumaço" de gaze devidamente lubrificado com vaselina ou xilocaína gel, objetivando uma melhor apresentação da cúpula vaginal. Essa dissecção deve ser ampla a fim de proporcionar espaço suficiente para adequada fixação da tela, tanto na parede anterior (espaço vesicovaginal) quanto posterior da vagina. Segue-se a abertura do peritônio posterior com extensão abaixo do ligamento uterossacro direito até o promontório. O fundo de saco de Douglas é aberto e o plano reto-vaginal é exposto para permitir a fixação da tela à parede posterior vaginal em uma extensão aproximada de 2 cm com três ou quatro pontos separados de poliéster 2.0. Deve-se estar atento para que o ponto seja bastante efetivo, mas o fio de sutura não deve transfixar a parede vaginal. A tela deve ser, então, fixada ao promontório com três pontos separados de poliéster 2.0. Cuidado adicional é necessário durante a dissecação do promontório, bem como na passagem dos pontos de ancoragem para evitar lesão das artérias sacrais e seus ramos. Na sequência, realiza-se fixação anterior da tela no espaço vesicovaginal, também com três pontos separados, em uma extensão aproximada de 2 cm.

É importante ressaltar que, para definir o comprimento final da tela, o prolapso deverá ser reduzido manualmente, sem tensão excessiva, colocando-se o ápice vaginal na posição desejada. Em seguida, a distância entre o promontório e a parede vaginal é aferida e a tela confeccionada com o dobro da medida obtida. Em nosso serviço utilizamos a tela polipropileno monofilamentar com macroporos dobrada ao meio para obter uma melhor fixação, em que uma das extremidades é ancorada na parede anterior da vagina e a outra, em sua face posterior. Com essa manobra evitamos a utilização de duas telas, conforme preconizado por alguns autores. Adicionalmente, acreditamos que a tela dobrada ao meio oferece maior resistência sem prejuízo da qualidade de fixação, eliminando pontos de fraqueza eventualmente observados nas telas em "Y".

Finalmente, procede-se ao fechamento do peritônio sobre a tela, recobrindo-a completamente a fim de se evitar complicações relacionadas à aderência de alças e/ou obstrução intestinal.

Em ambas as técnicas, seja laparoscópica ou robótica, a paciente é mantida em decúbito dorsal em posição de Trendelenburg acentuado com as pernas afastadas, para assegurar o acesso à vagina, e com os braços ao longo do corpo, favorecendo a livre movimentação da equipe cirúrgica.

A escolha da tela e suas implicações

Uma vez que as técnicas tradicionais de plicatura apresentam reduzidas taxas de cura a longo prazo, as telas passaram a ser rotineiramente utilizadas para reforçar as estruturas fragilizadas do suporte pélvico (C).[2] Estas podem ser autólogas, heterólogas ou sintéticas, variando de acordo com o tamanho dos seus poros, densidade e capacidade de serem absorvidas.[18] Segundo Nygaard (2008), o material ideal para a sacrocolpopexia deve ser durável, fácil de manipular, com baixo risco de erosão e infecção.[1] Nesse sentido, os materiais sintéticos têm a vantagem de serem duráveis, com uma boa relação custo-benefício, em que as telas de polipropileno se destacam sobre outras comumente utilizadas (C).[18]

Apesar das crescentes evidências de que as telas melhoram os resultados nos tratamentos do PG, deve-se estar atento para o desenvolvimento de complicações secundárias, como a erosão, dispareunia e infecção. A erosão da tela ou dos fios de sutura é uma complicação que ocorre em cerca de 0,8 a 19% das pacientes submetidas à SCPA (C).[7,9] Entre outros, os fatores relacionados à erosão da tela dependem do tipo de material e da técnica operatória (C).[19,18]

As telas colocadas por via transvaginal apresentam maior risco de erosão, chegando a 40%, em algumas séries. Higgs (2005) relatou 20% de erosão ao utilizar procedimentos combinados para colocação da tela por via transvaginal. No entanto, com a modificação da técnica para abordagem totalmente laparoscópica, o autor observou significativa redução do número de erosões/extrusões (C).[20] Erosão/extrusão da tela foram relatadas em cerca de 0,9 a 8% dos casos de prolapso tratados por via laparoscópica em período de seguimento de 13,5 meses a 5 anos (C),[19] e esse número tende a aumentar com o tempo de seguimento (C).[20,21] Os pacientes com erosão da tela, frequentemente, apresentam corrimento transvaginal com sangue e dor pélvica que ocorre, em geral, entre a quarta e a vigésima semana de pós-operatório (C).[19]

Conforme descrito anteriormente, o tipo de tela é outro fator importante a ser considerado na avaliação do risco de erosão. Um estudo randomizado e controlado comparando enxerto de fáscia lata e tela de polipropileno, embora tenha demonstrado taxas de cura semelhantes entre os grupos, observou taxas de erosão maior entre as pacientes que utilizaram tela (A),[7] o que poderia ser atribuído à maior resposta inflamatória induzida pelo material sintético (C).[22] Ross, em 2007, publicou um estudo prospectivo com 31 pacientes submetidas à SCPL, utilizando tela *dual-mesh* de polipropileno revestido com colágeno, em que não foi constatado nenhum caso de erosão ou obstrução intestinal após dois anos de seguimento (C).[21] Deprest e colaboradores (2009) realizaram um estudo prospectivo observacional com 50 pacientes submetidas à SCPL com tela de xenoenxerto (colágeno porcino), comparando-as com 100 pacientes previamente submetidas à SCPL com tela de polipropileno. Em um seguimento médio de 38 meses, a taxa de falha foi maior no grupo de tela de xenoenxerto (B).[22] Apesar das vantagens teóricas da utilização de tela de xenoenxerto, não foi demonstrada diferença significante entre os dois grupos quanto ao risco de erosão (B).

Atualmente, existe um grau crescente de evidência que aponta para o benefício da utilização de telas monofilamentares de polipropileno com macroporos – Tipo I (C).[21,23] Essas telas permitem a passagem de polimorfonucleares e macrófagos, fazendo com que haja crescimento de material fibroso, proporcionando maior flexibilidade e resistência ao material. O recobrimento da tela com peritônio é aconselhável, uma vez que o uso de tela sintética apresenta risco teórico de erosão, hérnia interna e aderência às alças intestinais. Price (2009), em seu estudo de histeropexia aberta com tela sintética, constatou que duas pacientes submetidas a um segundo procedimento laparoscópico apresentavam aderências entre as alças intestinais e a tela não peritonizada, o que o levou a adotar a peritonização de rotina em todas as suas pacientes (C).[24]

A literatura sugere um aumento na incidência da erosão da tela quando SCP abdominais são realizadas concomitantemente a procedimentos adicionais, como a histerectomia (16%) versus pacientes previamente histerectomizadas (3-4%).[25] Essa mesma observação se reproduz no caso da SCPL, em que as taxas de erosão chegaram a 32% quando a histerectomia vaginal foi realizada ao mesmo tempo.[26] Osmundsen e colaboradores (2012) publicaram o primeiro estudo demonstrando as taxas de erosão de tela em SCPR associadas à histerectomia simultânea, em que nenhuma complicação relacionada à tela foi observada nas histerectomias supracervicais. Entretanto, 14% das pacientes submetidas à histerectomia radical concomitante apresentaram erosão. Em diversas séries citadas nesta revisão, as taxas de erosão variaram de 0 a 12%, porém as informações foram insuficientes para calcular o tempo médio de erosão.[27]

Outras complicações menos frequentes foram relatadas, tais como infecção de cúpula vaginal, abscesso, dor crônica relacionada ao enxerto, dispareunia e osteomielite sacral (C).[19,22,28] Stepanian avaliando 446 pacientes submetidas a SCPL com tela sintética observou 1,2% de erosão da tela e 0,3% de infecção (C).[19] Felizmente, a osteomielite sacral é uma complicação rara, sendo descritos casos esporádicos, como o de Nosseir em uma paciente submetida à sacrocolpopexia robô-assistida com tela sintética que evoluiu com osteomielite sem apresentar abscesso ou fístula (C).[28]

Sucesso funcional e satisfação do paciente com o procedimento

A avaliação da eficiência do procedimento de correção do prolapso genital leva em consideração aspectos funcionais, psicológicos e objetivos. Em termos funcionais, deve-se valorizar o grau de satisfação, a percepção da paciente quanto ao prolapso e os sintomas secundários. Tal avaliação pode ser realizada por meio de questionários disponíveis, por exemplo, o P-QOL (*prolapse quality-of-life questionnaire*) (C).[2,3]

A maioria dos autores considera recorrência o prolapso maior ou igual ao estádio 2 pelo POP-Q (*Pelvic Organ Prolapse Quantification*) (C).[3] Contudo, deve-se ressaltar que ocorre discrepância entre a taxa de sucesso subjetivo e sucesso objetivo, o que faz com que, em muitos casos, não haja necessidade de reintervenção cirúrgica. Sabbagh e colaboradores (2010), em um seguimento médio de cinco anos, relataram 92,4% de sucesso objetivo, 89,2% de sucesso subjetivo e mais de 90% de satisfação geral em pacientes submetidas à SCPL, avaliadas com questionário de qualidade de vida.[3] Resultados semelhantes foram encontrados em estudos prévios, com taxa de recorrência variando de 0 a 12% (C).[2,29] Parece consenso que as taxas de recorrência tendem a crescer com o passar do tempo, com relatos de até 100% de sucesso nos primeiros 24 meses e piora progressiva dos resultados à medida que o tempo de seguimento pós-operatório aumenta (C).[20]

Tratamento concomitante da incontinência urinária

A incontinência urinária de esforço (IUE) e o prolapso pélvico podem coexistir em cerca de 15 a 80% dos casos, sendo que em até 80% das mulheres com prolapso de alto grau a IUE existe de maneira oculta ou pouco sintomática (C).[30] Conforme já citado, a urodinâmica, como parte da avaliação pré-operatória, pode identificar a presença de IUE antes da indicação de SCP, evitando a falha diagnóstica e possibilitando o tratamento concomitante durante o procedimento.

Alguns autores, levando em consideração a possibilidade de IUE oculta, indicam o tratamento profilático concomitante à SCP (C).[29,30] Entretanto, já foi demonstrado que a redução do prolapso durante o estudo urodinâmico ou ao exame físico pode evidenciar a IUE em até 36-80% das pacientes e reduzir o número de casos subdiagnosticados. Este é um dado importante, uma vez que a incontinência pode ser encarada erroneamente no pós-operatório como complicação do procedimento.[31,32,33]

Misrai (2008), estudando 53 pacientes submetidas à SCPL, que não apresentavam IUE, nem ao estudo urodinâmico nem ao exame clínico após redução da cistocele, constatou o surgimento de IUE pós-operatória em 13% dos casos em período médio de 2,1 meses.[34] Outro estudo avaliando 132 pacientes submetidas à SCPL observou que 23 mulheres queixavam-se de incontinência urinária (IU) no pré-operatório. Porém, como 18 delas não apresentavam alteração urodinâmica, não foram submetidas ao tratamento da IU no mesmo ato cirúrgico (C).[6] Destas, 5 ficaram assintomáticas após SCPL. Das 109 pacientes que não apresentavam queixas de IU no pré-operatório e que foram submetidas apenas à SCPL, apenas 10% apresentaram incontinência urinária pós. No estudo de Sabbagh (2010), com 162 pacientes submetidas à SCPL com cinco anos de seguimento, das 61 mulheres que não tinham queixa de IU no pré-operatório, 25% passaram a apresentar incontinência ou urgeincontinência após a cirurgia. Das 25 pacientes submetidas a cirurgia de continência (colpopexia a Burch) concomitante a SCPL, 27,3% apresentaram recorrência ou persistência em cinco anos. Já do grupo submetido a TVT, 21,1% apresentaram recorrência ou persistência de IUE após três anos (C).[3]

Não é possível com os atuais dados da literatura indicar, rotineiramente, o tratamento cirúrgico profilático da IUE concomitante à SCP em pacientes assintomáticas ou com estudo urodinâmico normal. No momento, não existem estudos randomizados que avaliem com segurança a execução de procedimentos de correção da incontinência simultaneamente à SCPL. Por essa razão, todas as pacientes devem ser advertidas da possibilidade de desenvolvimento de IUE no pós-operatório.

Curva de aprendizado

A SCPL é considerada procedimento com nível de dificuldade semelhante ao da colectomia laparoscópica, sendo necessária habilidade para a execução de nós (grau de dificuldade 2 de 6), em que a proficiência é alcançada após a realização, em média, de 40 a 60 procedimentos (C).[35,7] De acordo com Mustafa e colaboradores (2012), em uma revisão retrospectiva de 47 mulheres submetidas à SCPL, em um único centro médico de atendimento terciário, a curva de aprendizagem para esse tipo de procedimento é de aproximadamente 30 a 40 casos.[9] Idêntica experiência foi repetida por Claerhout (2009), que observou um ponto de inflexão na duração da cirurgia após 18-24 casos.[35]

No caso da SCP robô-assistida, Germain e colaboradores (2013), baseando-se em 52 pacientes submetidas à SCPR ao longo de um período de sete anos, observaram que o tempo operatório médio diminuiu de 222 minutos nos primeiros dez casos para 183 nos dez casos seguintes.[36] Na opinião de Lenihan (2008), a curva de aprendizagem para SCPR é composta por cerca de 50 casos.[37]

Comparação entre os diferentes tipos de acesso

Neste capítulo, estão incluídos cerca de dez estudos comparando a SCPR com outras abordagens cirúrgicas,[15,38,39,40,41,42,43,44,45,46] sendo quatro com a técnica convencional aberta e seis com a SCPL. Os principais resultados cirúrgicos, complicações peri e pós-operatórias estão listados nas Tabelas 1 e 2, respectivamente.

Tabela 1 – Comparação dos parâmetros e complicações intraoperatórias nos diferentes estudos, considerando-se a via de acesso cirúrgico empregada (adaptado de Serati e colaboradores, 2014).

COMPARAÇÃO	NE	ESTUDO	CASOS	TEMPO CIRURGIA (minutos)	PERDA SANGUÍNEA (ml)	TAXA TRANSFUSÃO (%)	TAXA CONVERSÃO	TAXA COMPLICAÇÃO INTRA-OPERATÓRIA (%)*			TEMPO INTERNAÇÃO (dias)
								Grau 1	Grau 2	Grau 3	
SCPR Versus SCPA	2a	Collins et al.	30 SCPR	262,8(51,8)	83,3(47)	n/r	n/r	n/r	n/r	n/r	n/r
			22 SCPA	245,7(48,8)	215,2(154,1)	n/r	-	n/r	n/r	n/r	n/r
	2b	Elliott et al.	40 SCPR	226(150-439)	63(25-250)	n/r	n/r	n/r	n/r	n/r	1(0-2)
			19 SCPA	221(101-401)	224(75-400)	n/r	-	n/r	n/r	n/r	3,3 (1-11)
	2b	Hoyte et al.	73 SCPR	212(119-380)	50(20-250)	0	n/r	n/r	n/r	n/r	2 (1-5)
			91 SCPA	166(99-394)	150(25-700)	0	-	n/r	n/r	n/r	3 (1-25)
	2b	Siddiqui et al.	125 SCPR	n/r	90(89,3)	1(1)	n/r	0	2(2)	0	N/R
			322 SCPA	n/r	227,9(195)	3(1)	-	0	2(1)	0	N/R
TOTAL			268 SCPR	212	83	1(198)	n/r	0	2/125	0/125	2
			454 SCPA	166	228	3(413)	-	0	2/322	0/322	3

Tabela 1 – *Continuação*

COMPARAÇÃO	NE	ESTUDO	CASOS	TEMPO CIRURGIA (minutos)	PERDA SANGUÍNEA (ml)	TAXA TRANSFUSÃO (%)	TAXA CONVERSÃO	TAXA COMPLICAÇÃO INTRA-OPERATÓRIA (%)*			TEMPO INTERNAÇÃO (dias)
								Grau 1	Grau 2	Grau 3	
SCPR Versus SCPL	1b	Paraiso et al.	35 SCPR	265(50)	n/r	0	3(9)	0	3(8)	0	1,5 (0-10)
			33 SCPL	199(46)	n/r	0	2(6)	0	2(6)	0	1,2 (0-2)
	2a	Seror et al.	20 SCPR	128(48)	55(30)	0	1(5)	0	2(10)	0	5 (2-8)
			47 SCPL	231(68,5)	280(81)	0	3(6)	0	6(13)	0	5 (3-20)
	2b	Chan et al.	16 SCPR	230(42)	131(79,3)	0	0	0	2(13)	1(6)	7,5 (7)
			20 SCPL	185(64)	155(91,6)	0	0	0	4(20)	0	4,3 (2,6)
	2b	Tan Kin et al.	43 SCPR	281(58)	86(42)	1(2)	0	0	5(12)	0	1 (1-3)
			61 SCPL	206(42)	85(46)	0	0	1(2)	5(8)	0	1 (0-42)
	2b	Antosh et al.	65 SCPR	334(205-537)	50(10-1000)	1(2)	0	0	3(5)	0	1 (1-5)
			23 SCPL	325(219-451)	100(10-300)	2(9)	0	0	1(4)	0	1 (1-3)
	2b	Awand et al.	40 SCPR	186	48(55)	0	0	0	0	0	2 (1-5)
			40 SCPL	176	205(106)	0	1(3)	0	0	1(2)	3 (2-6)
TOTAL			219 SCPR	265	50	2(1)	4(2)	1(<1)	15(7)	1(<1)	1,5
			224 SCPL	206	155	2(1)	6(3)	1(<1)	18(8)	1(<1)	1,2

NE: nível de evidência; SCPA: Sacrocolpopexia aberta; SCPR: Sacrocolpopexia robótica; SCPL: Sacrocolpopexia laparoscópica; n/r:não reportado;
* Complicações intraoperatórias foram graduadas de acordo com a classificação de Satava et al.[47]
Os dados estão em números absolutos, porcentagens mediana ou média.

Tabela 2 – Comparação das taxas de complicações pós-operatórias da SCP segundo diversos estudos, de acordo com a via de acesso cirúrgico empregada (adaptado de Serati e colaboradores, 2014).

COMPARAÇÃO	NÍVEL DE EVIDÊNCIA	ESTUDO	NÙMERO DE CASOS	TAXA DE COMPLICAÇÃO (%)	EROSÃO DA TELA (%)	TAXA DE COMPLICAÇÕES PÓS-OPERATÓRIAS (%) *						
						Grau 1	Grau 2	Grau 3a	Grau 3b	Grau 4	Grau 5	Grau n/r
SCPR x SCPA	2b	Seddiqui et al.	125 SCPR	n/r	2	10	7	0	0	0	0	0
			322 SCPA	n/r	5	15	13	n/r	n/r	-	0	4
TOTAL			125 SCPR	n/r	2	10	7	0	0	0	0	0
			322 SCPA	n/r	5	15	12	n/r	n/r	-	0	4
SCPR x SCPL	1b	Paraiso et al.	35 SCPR	43	6	0	29	0	9	0	0	0
			33 SCPL	12	0	0	9	0	3	0	0	0
	2a	Seror et al.	20 SCPR	30	0	20	5	0	5	0	0	0
			47 SCPL	40	2	21	11	0	6	0	0	0
	2b	Chan et al.	16 SCPR	12	0	0	6	0	6	0	0	0
			20 SCPL	0	0	0	0	0	0	0	0	0
	2b	Tan-Kin et al.	43 SCPR	n/r	5	2	5	0	0	0	0	0
			61 SCPL	n/r	3	0	0	0	2	0	0	0
	2b	Antosh et al.	65 SCPR	n/r	3	n/r	n/r	0	2	0	0	0
			23 SCPL	35	0	0	30	0	4	0	0	0
	2b	Awad et al.	40 SCPR	5	0	5	0	0	0	0	0	0
			40 SCPL	5	0	3	0	0	3	0	0	0
TOTAL			219 SCPR	16	3	5	9	0	4	0	0	0
			224 SCPL	20	1	5	7	0	3	0	0	0

SCP: Sacrocolpopexia, SCPR: Sacrocolpopexia robótica; SCPA: Sacrocolpopexia aberta; SCPL: Sacrocolpopexia laparoscópica; n/r: não reportado.
* As complicações intraoperatórias foram graduadas de acordo com a classificação de Clavien-Dido.[49]

Sacrocolpopexia robô-assistida (SCPR) versus abordagem convencional aberta (SCPA)

Um estudo realizado em 2012 avaliando os resultados perioperatórios da SCPR (dez primeiros dias de pós-operatório) não encontrou melhora no controle da dor ou da recuperação da atividade em comparação com a SCPA.[41] No entanto, a maioria dos demais estudos enfatiza os melhores resultados obtidos com a SCPR em comparação com a técnica aberta.[42,43,45] Em geral, esses estudos demonstram que a SCPR aumenta o tempo operatório (212 versus 150 min; $p < 0{,}001$), mas diminui a perda de sangue (83 versus 228 ml; $p < 0{,}001$) e o tempo de internação hospitalar (2 versus 3 dias; $p < 0{,}001$) quando comparada com a cirurgia aberta (NE:2b). Considerando tais variáveis, Hoyte e colaboradores (2012) sugeriram que os custos diretos com a SCPR são mais baixos do que com a cirurgia aberta (NE:2b).[43] Da mesma forma, Elliott (2012) demonstrou que a abordagem robótica está relacionada a uma redução nos custos da ordem de 10% em comparação com a contrapartida abdominal aberta.[42]

As complicações intraoperatórias foram classificadas de acordo com a classificação de Satava e colaboradores (Tabela 1).[47]

Sacrocolpopexia robô-assistida (SCPR) versus abordagem laparoscópica (SCPL)

Conforme dito anteriormente, o objetivo da SCPR seria simplificar a execução de manobras laparoscópicas. Entretanto, as informações sobre essa técnica são esparsas e iniciais, embora as taxas de sucesso das séries sejam altas, o tempo de seguimento é relativamente curto. Na opinião de Serati e colaboradores (2014), a SCPR constitui uma opção cirúrgica eficiente e confiável no reparo do PCV, apresentando mínimas complicações intra- e pós-operatórias. O procedimento, à semelhança do SCPL, poderia assegurar as vantagens da abordagem minimamente invasiva com uma curva de aprendizagem menor em comparação à SCPL.[48]

Em geral, os estudos comparando ambas as vias de acesso minimamente invasivas mostram menor perda sanguínea (50 versus 155 ml; $p < 0{,}001$) e maior tempo operatório (265 versus 206 min; $p < 0{,}001$) na SCPR em comparação com a laparoscopia. No entanto, a taxa de cura foi semelhante (p > 0,05) com uma mínima diferença no tempo de permanência hospitalar (1,5 versus 1,2 dia). Uma metanálise dos resultados para as variáveis dicotômicas disponíveis mostrou que as taxas de conversão, transfusão, erosão de tela e complicações intraoperatórias foram semelhantes independentemente do acesso cirúrgico utilizado. Por outro lado, houve tendência a uma maior proporção de complicações gerais pós-operatórias na SCPR, o que não se confirmou para as complicações graves (Grau ≥ 3) (Tabela 2).[48] Não foram observadas diferenças nas taxas de cura objetiva para os diferentes acessos utilizados.[48]

De acordo com Paraiso e colaboradores (2011), mulheres submetidas à SCPR experimentaram maior dor em repouso com maior consumo de anti-inflamatórios não esteroidais quando comparadas às pacientes submetidas ao mesmo procedimento por via laparoscopia (NE:1b). Ainda de acordo com esse mesmo autor, o uso do robô também aumentou os custos do procedimento com uma diferença média + U$ 1.936.[39]

Referências Bibliográficas

1. Nygaard I, Barber MD, Burgio KL, et al., Pelvic Floor Disorders Network. Prevalence of symptomatic pelvic floor disorders in US women. JAMA. 2008;300:1311-6.
2. McIntyre M, Goudelocke C, Rovner ES. An update on surgery for pelvic organ prolapse. Curr Opin Urol. 2010;20(6):490-4.
3. Sabbagh R, Mandron E, Piussan J, Brychaert PE, Tu le M. Long-term anatomical and functional results of laparoscopic promontofixation for pelvic organ prolapse. BJU Int. 2010;106(6):861-6.
4. McDermott CD, Hale DS. Abdominal, laparoscopic, and robotic surgery for pelvic organ prolapse. Obstet Gynecol Clin North Am. 2009;36(3):585-614.
5. Patel M, O'Sullivan D, Tulikangas PK. A comparison of costs for abdominal, laparoscopic, and robot-assisted sacral colpopexy. Int Urogynecol J Pelvic Floor Dysfunct. Feb 2009;20(2):223-8.
6. Claerhout F, De Ridder D, Roovers JP, et al. Medium-term anatomic and functional results of laparoscopic sacrocolpopexy beyond the learning curve. Eur Urol 2009;55:1459-68.
7. Ganatra AM, Rozet F, Sanchez-Salas R, et al. The current status of laparoscopic sacrocolpopexy: a review. Eur Urol. 2009;55(5):1089-103.
8. Nezhat CH, Nezhat F, Nezhat C. Laparoscopic sacral colpopexy for vaginal vault prolapse. Obstet Gynecol. 1994;84:885-8.

9. Mustafa S, Amit A, Filmar S, et al. Implementation of laparoscopic sacrocolpopexy: establishment of a learning curve and short-term outcomes. Arch Gynecol Obstet 2012;286:983-8.
10. Lee R.K, Mottrie A, Payne C.K, Waltregny D. A review of the current status of laparoscopic and robot-assisted sacrocolpopexy for pelvic organ prolapse. Eur Urol. 2014;65:1128-37.
11. Daneshgari F, Kefer JC, Moore C, Kaouk J. Robotic abdominal sacrocolpopexy/sacrouteropexy repair of advanced female pelvic organ prolapse (POP): utilizing POP-quantification-based staging and outcomes. BJU Int. 2007;100:875-9.
12. Elliott DS, Krambeck AE, Chow GK. Long-term results of robotic assisted laparoscopic sacrocolpopexy for the treatment of high grade vaginal vault prolapse. J Urol. 2006;176:655-9.
13. Di Marco DS, Chow GK, Gettman MT, Elliott DS. Robotic-assisted laparoscopic sacrocolpopexy for treatment of vaginal vault prolapse. Urology. 2004;63:373-6.
14. Geller EJ, Siddiqui NY, Wu JM, Visco AG. Short-term outcomes of robotic sacrocolpopexy compared with abdominal sacrocolpopexy. Obstet Gynecol. 2008;112:1201-6.
15. Antosh DD, Grotzke SA, McDonald MA, et al. Short-term outcomes of robotic versus conventional laparoscopic sacral colpopexy. Female Pelvic Med Reconstr Surg. 2012;18:158-61.
16. Brubaker L, Nygaard I, Richter HE, et al. Two-year outcomes after sacrocolpopexy with and without Burch to prevent stress urinary incontinence. Obstet Gynecol. 2008;112:49-55.
17. Shveiky D, Iglesia CB, Sokol AI, Kudish BI, Gutman RE. Robotic sacrocolpopexy versus vaginal colpopexy with mesh: choosing the right surgery for anterior and apical prolapse. Female Pelvic Med Reconstr Surg. 2010;16:121-7.
18. Schwartz M, Abbott KR, Glazerman L, et al. Positive symptom improvement with laparoscopic uterosacral ligament repair for uterine or vaginal vault prolapse: interim results from an active multicenter trial. J Minim Invasive Gynecol. 2007;14(5):570-6.
19. Stepanian AA, Miklos JR, Moore RD, Mattox TF. Risk of mesh extrusion and other mesh-related complications after laparoscopic sacral colpopexy with or without concurrent laparoscopic-assisted vaginal hysterectomy: experience of 402 patients. J Minim Invasive Gynecol. 2008;15(2):188-96.
20. Higgs PJ, Chua HL, Smith AR. Long term review of laparoscopic sacrocolpopexy. Bjog. 2005;112(8):1134-8.
21. Ross JW. The use of a xenogenic barrier to prevent mesh erosion with laparoscopic sacrocolpopexy. J Minim Invasive Gynecol. 2007;14(4):470-4.
22. Deprest J, De Ridder D, Roovers JP, Werbrouck E, Coremans G, Claerhout F. Medium term outcome of laparoscopic sacrocolpopexy with xenografts compared to synthetic grafts. J Urol. Nov 2009;182(5):2362-8.

23. Rardin CR, Washington BB. New considerations in the use of vaginal mesh for prolapse repair. J Minim Invasive Gynecol. 2009;16(3):360-4.
24. Price N, Jackson SR. Advances in laparoscopic techniques in pelvic reconstructive surgery for prolapse and incontinence. Maturitas. 2009;62(3):276-80.
25. Cundiff GW, Varner E, Visco AG, et al. Risk factors for mesh/suture erosion following sacral colpopexy. Am J Obstet Gynecol. 2008;199:688 e1-5.
26. Tan-Kim J, Menefee SA, Luber KM, Nager CW, Lukacz ES. Prevalence and risk factors for mesh erosion after laparoscopic-assisted sacrocolpopexy. Int Urogynecol J. 2011;22:205-12.
27. Osmundsen BC, Clark A, Goldsmith C, et al. Mesh erosion in robotic sacrocolpopexy. Female Pelvic Med Reconstr Surg 2012;18:86-8.
28. Nosseir SB, Kim YH, Lind LR, Winkler HA. Sacral osteomyelitis after robotically assisted laparoscopic sacral colpopexy. Obstet Gynecol.2010;116 Suppl 2:513-5.
29. Granese R, Candiani M, Perino A, Romano F, Cucinella G. Laparoscopic sacrocolpopexy in the treatment of vaginal vault prolapse: 8 years experience. Eur J Obstet Gynecol Reprod Biol. 2009;146(2):227-31.
30. Hsiao KC, Latchamsetty K, Govier FE, Kozlowski P, Kobashi KC. Comparison of laparoscopic and abdominal sacrocolpopexy for the treatment of vaginal vault prolapse. J Endourol. 2007;21(8):926-30.
31. Ballert KN, Biggs GY, Isenalumhe A Jr, Rosenblum N, Nitti VW. Managing the urethra at transvaginal pelvic organ prolapse repair: a urodynamic approach. J Urol. 2009;181:679-84.
32. Borstad E, Abdelnoor M, Staff AC, Kulseng-Hanssen S. Surgical strategies for women with pelvic organ prolapse and urinary stress incontinence. Int Urogynecol J 2010;21:179-86.
33. Kasturi S, Diaz SI, McDermott CD, et al. (2011) De novo stress urinary incontinence after negative prolapse reduction stress testing for total vaginal mesh procedures: incidence and risk factors. Am J Obstet Gynecol. 2005(487):e481-e484.
34. Misrai V, Roupret M, Cour F, Chartier-Kastler E, Richard F. De novo urinary stress incontinence after laparoscopic sacral colpopexy. BJU Int. 2008;101(5):594-7.
35. Claerhout F, Roovers JP, Lewi P, Verguts J, De Ridder D, Deprest J. Implementation of laparoscopic sacrocolpopexy: a single centre's experience. Int Urogynecol J Pelvic Floor Dysfunct. Sep 2009;20(9):1119-25.
36. Germain A, Thibault F, Galifet M, et al. Long-term outcomes after totally robotic sacrocolpopexy for treatment of pelvic organ prolapse. Surg Endosc 2013;27:525-9.
37. Lenihan Jr JP, Kovanda C, Seshadri-Kreaden U. What is the learning curve for robotic assisted gynecologic surgery? J Minim Invasive Gynecol 2008;15:589-94.
38. Chan SS, Pang SM, Cheung TH, Cheung RY, Chung TK. Laparoscopic sacrocolpopexy for the treatment of vaginal vault prolapsed with or without robotic assistance. Hong Kong Med J. 2011;17:54-60.
39. Paraiso MF, Jelovsek JE, Frick A, Chen CC, Barber MD. Laparoscopic compared with robotic sacrocolpopexy for vaginal prolapse: a randomized controlled trial. Obstet Gynecol. 2011;118:1005-13.

40. Tan-Kim J, Menefee SA, Luber KM, Nager CW, Lukacz ES. Roboticassisted and laparoscopic sacrocolpopexy: comparing operative times, costs and outcomes. Female Pelvic Med Reconstr Surg. 2011; 17:44-9.
41. Collins SA, Tulikangas PK, O'Sullivan DM. Effect of surgical approach on physical activity and pain control after sacral colpopexy. Am J Obstet Gynecol 2012;206,438.e1-6.
42. Elliott CS, Hsieh MH, Sokol ER, Comiter CV, Payne CK, Chen B. Robotassisted versus open sacrocolpopexy: a cost-minimization analysis.J Urol. 2012;187:638-43.
43. Hoyte L, Rabbanifard R, Mezzich J, Bassaly R, Downes K. Cost analysis of open versus robotic-assisted sacrocolpopexy. Female Pelvic Med Reconstr Surg. 2012;18:335-9.
44. Seror J, Yates DR, Seringe E, et al. Prospective comparison of shortterm functional outcomes obtained after pure laparoscopic and robot-assisted laparoscopic sacro-colpopexy. World J Urol. 2012;30:393-8.
45. Siddiqui NY, Geller EJ, Visco AG. Symptomatic and anatomic 1-year outcomes after robotic and abdominal sacrocolpopexy. Am J Obstet Gynecol. 2012;206,435. e1-5.
46. Awad N, Mustafa S, Amit A, Deutsch M, Eldor-Itskovitz J, Lowenstein L. Implementation of a new procedure: laparoscopic versus robotic sacrocolpopexy. Arch Gynecol Obstet. 2013;287:1181-6.
47. Satava RM. Identification and reduction of surgical error using simulation. Minim Invasive Ther Technol. 2005;14:257-61.
48. Serati M, Bogani G, Sorice P, Braga A, Torella M, Salvatore S, Uccella S, Cromi A, Ghezzi F. Robot-assisted Sacrocolpopexy for Pelvic Organ Prolapse: A Systematic Review and Meta-analysis of Comparative Studies. Eur Urol. 2014;S0302-2838:00182-1.
49. Clavien PA, Barkun J, de Oliveira ML, et al. The Clavien-Dindo classification of surgical complications: five-year experience. Ann Surg 2009;250:187-96.

27
Correções de hérnias

Walter F. Corrêa
Marcos Tobias Machado
Felipe Brandão Araújo
Oseas C. Neves

Introdução

O urologista deve conhecer as técnicas de reparo de hérnias inguinais e as vantagens de cada via de acesso, tendo em vista que, em algumas situações, pode se deparar com a necessidade de correção de hérnia concomitante ao tratamento cirúrgico de patologia urológica (C).[1,2] Os pacientes submetidos à prostatectomia radical, para tratamento de câncer da próstata, apresentam uma taxa de 15% de aparecimento de hérnia inguinal em um seguimento de dois anos, na maioria dos casos devido a hérnias subclínicas já presentes à época da cirurgia, porém não diagnosticadas (C).[2,3]

As técnicas laparoscópicas utilizam o conceito introduzido por Stoppa no fim da década de 1980, com a colocação de uma tela no espaço pré-peritoneal, recobrindo o orifício de Fruchaud, de modo a reforçar o espaço direto e indireto do assoalho inguinal (C).[4]

Schultz (1990) foi o primeiro a reportar o reparo laparoscópico transabdominal, com dissecção do espaço pré-peritoneal e colocação de tela para reforço do defeito (C).[5] Uma modificação dessa técnica consiste em um acesso totalmente extraperitoneal, utilizando um balão para dissecção do espaço pré-peritoneal, com intuito de evitar a entrada na cavidade abdominal (C).[6] As duas técnicas laparoscópicas utilizadas atualmente são o reparo transabdominal pré-peritoneal (TAPP) e o reparo totalmente extraperitoneal (TEP). Na correção cirúrgica aberta, a técnica considerada padrão-ouro é a descrita por Lichtenstein (1990) (C).[7]

Aspectos técnicos

Técnica operatória

O conhecimento da anatomia pélvica é crucial para o sucesso da cirurgia. O ligamento umbilical lateral contém os vasos epigástricos inferiores. A hérnia inguinal direta é identificada medialmente aos vasos epigástricos e a hérnia indireta lateralmente aos vasos, seguindo as estruturas do cordão através do anel inguinal interno.

Reparo transabdominal pré-peritoneal (TAPP)

TAPP requer entrada na cavidade abdominal. O paciente fica em posição supina e o set de vídeo é colocado em seus pés. O acesso inicial é realizado na cicatriz umbilical e o paciente é colocado em posição de Trendelenburg. Realiza-se uma laparoscopia diagnóstica para que a hérnia seja identificada e caracterizada como direta ou indireta. Dois trocartes de 5 mm são colocados abaixo do nível da câmera e laterais ao músculo reto abdominal.

O peritônio é incisado acima da hérnia e uma dissecção romba do espaço pré-peritoneal é realizada, de forma suficiente para identificação dos reparos anatômicos e posterior acomodação adequada da tela. As hérnias diretas são reduzidas e os sacos herniários indiretos são cuidadosamente dissecados dos elementos do cordão e reduzidos.

Uma tela de polipropileno, medindo 10 x 15 cm, é colocada na cavidade abdominal através do trocarte umbilical. A tela é acomodada de modo a cobrir completamente o espaço direto e indireto. A fixação é feita utilizando grampeador, evitando lesar vasos e nervos da região. O grampeamento inicia-se pelo tubérculo púbico, seguindo pelo ligamento de Cooper lateralmente. Na parte superior, procede-se à fixação na fáscia transversal e acima do trato íleo-púbico lateralmente. Fecha-se o peritônio, evitando o contato da tela com estruturas intracavitárias.

Reparo totalmente extraperitoneal (TEP)

Paciente e sala de cirurgia são preparados de maneira similar ao acesso transperitoneal. Após incisão umbilical, a fáscia anterior do reto é incisada, e o músculo reto abdominal é mobilizado superior e lateralmente, expondo a bainha posterior. O espaço pré-peritoneal é dissecado digitalmente em direção ao púbis. Coloca-se o balão para dissecção nesse plano, insuflando-o lentamente sob visão direta laparoscópica, com identificação dos parâmetros anatômicos. O balão pode ser deixado insuflado por um curto tempo para tamponamento de pequenos vasos. Os sacos herniários diretos e indiretos são dissecados e reduzidos. A tela é acomodada e fixada do mesmo modo descrito para TAPP.

Estudo de custos

Os custos hospitalares do reparo laparoscópico são significativamente maiores quando comparados aos da cirurgia aberta. Entretanto, pelo retorno mais precoce dos pacientes submetidos à laparoscopia ao trabalho, o custo total (custo hospitalar + custo direto e indireto causado pela ausência do trabalho) não possui diferença estatisticamente significante em relação à técnica aberta (C).[8,9] O uso de material permanente nos procedimentos laparoscópicos, reduz o custo hospitalar em aproximadamente 290 euros (C).[10]

Existe benefício na utilização do acesso laparoscópico em relação aos parâmetros perioperatórios?

Tempo operatório

O reparo laparoscópico apresenta um tempo operatório maior que a técnica aberta em cerca de 15 minutos (Tabela 1) (A).[11-14] A preparação do equipamento de videolaparoscopia e a necessidade de anestesia geral causam um acréscimo de 20 minutos no procedimento quando comparado com a técnica de Lichtenstein (A).[15]

Tabela 1 – Resultados das metanálises comparando reparo laparoscópico e aberto

	Reparo Laparoscópico *versus* Aberto OR / WMD				
Autor	**Tempo Cirúrgico (min)**	**Tempo Internação (h)**	**Complicações**	**Retorno às Atividades (dias)**	**Recorrência**
Memon[9]	15,20 (7,78;22,63)†	-3,43 (-6,50;-0,35)†	0,62 (0,46;0,84)*	-4,73 (-5,96;-3,51)†	1,51 (0,81;2,79)*
McComack[10]	14,81 (13,98;15,64)†	-0,04 (-0,08;0,00)†	1,58 (1,20;2,08)*	0,56 (0,51;0,61)*	0,81 (0,61;1,08)*
Schmedt[11]	5,45 (1,18-9,73)†	NA	1,00 (0,87;1,14)*	-1,35 (-1,72;-0,97)†	2,00 (1,46-2,74)*

Valores entre parênteses correspondem a intervalos de confiança de 95%; *OR, odds ratio; †WMD, weighted mean difference; NA, não avaliado.

Complicações

As complicações inicialmente observadas no reparo laparoscópico, não mais parecem válidas (Tabela 1).[11] O uso da técnica aberta para acesso no TAPP e o uso do TEP eliminaram virtualmente a incidência de lesões vasculares ou de vísceras ocas, fazendo com que a laparoscopia apresente, atualmente, uma menor taxa de complicações pós-operatórias quando comparada à cirurgia aberta.[12] A técnica laparoscópica está associada à menor formação de hematomas (A).[11]

Conversão

A taxa de conversão do procedimento laparoscópico para cirurgia aberta é de 2,7%.[11] Conversões de TEP para TAPP ocorrem em 0,6% dos casos, causadas, principalmente, por lesões da membrana peritoneal e extravasamento de gás para a cavidade abdominal (A).[13]

Analgésicos

O uso de analgésicos no pós-operatório, queixa de dor persistente e parestesia inguinal são significativamente menores quando utilizado o reparo laparoscópico (A).[11]

Estadia operatória

A maioria dos estudos não demonstra diferença no tempo de internação hospitalar entre as técnicas.[11,14,16] Cerca de 91% dos pacientes receberam alta hospitalar no mesmo dia da cirurgia, com realimentação precoce, sem íleo prolongado.[17] Memon et al. (2003) demonstraram um tempo de estadia pós-operatória menor nos pacientes submetidos à técnica laparoscópica (A).[12]

Retorno às atividades habituais

Há uma redução estatisticamente significativa no tempo de afastamento do trabalho e retorno às atividades habituais quando utilizado o reparo laparoscópico – cerca de sete dias menor (Tabela 1) (A).[11-14]

Cirurgia bilateral

Um dos benefícios da técnica laparoscópica é a possibilidade, sem incisões adicionais, de exploração e correção de hérnia inguinal contralateral subclínica, presente em 11-22% dos pacientes submetidos a reparo unilateral (A).[19,20]

A cirurgia bilateral possui um tempo operatório maior, porém não apresenta diferença quanto à morbidade, estadia hospitalar, tempo de afastamento das atividades e recidiva quando comparada à cirurgia unilateral laparoscópica (A).[19,21]

Há uma diferença significativa entre os pacientes submetidos à cirurgia laparoscópica e aberta em termos de dor, função física e emocional, resultando em uma melhora na qualidade de vida pós-operatória no grupo laparoscópico (A).[18]

A cirurgia assistida por robô foi descrita recentemente em associação com outros procedimentos pélvicos realizados num mesmo ato cirúrgico, mantendo a eficácia de ambos os procedimentos sem aumentar as complicações.[35-37]

Recomendações: A cirurgia laparoscópica (unilateral ou bilateral) tem menor morbidade que a cirurgia aberta (A). Não há diferença nos parâmetros perioperatórios entre TAPP e TEP (B).

Recorrência e tempo de seguimento

Existe equivalência em relação às taxas de recorrência entre os acessos laparoscópico e aberto?

Após vencida a curva de aprendizado laparoscópico (estimada em 25 cirurgias), não há diferença estatística na taxa de recidiva herniária quando comparada à técnica de Lichtenstein em seguimentos de até cinco anos (A).[8,11,12,22]

Alguns autores defendem o não grampeamento da tela durante o TEP, com intuito de diminuir o risco de lesão nervosa e custo de material. Não houve diferença na taxa de recidiva quando comparado ao grupo no qual houve fixação da tela com grampos (A).[23]

A cirurgia laparoscópica, quando comparada à técnica de Lichtenstein para correção de hérnia inguinal recidivada, apresenta menor dor pós-operatória, menor taxa de infecção de ferida operatória e retorno mais rápido às atividades habituais, às custas de um tempo operatório maior. Não há diferença significativa entre os métodos nas taxas de recorrência em seguimento de cinco anos (A).[19]

Recomendação: Não há diferença nas taxas de recorrência entre as técnicas aberta e laparoscópica (GR A).

Hérnia lombar

Existe benefício na utilização do acesso laparoscópico no tratamento da hérnia lombar?

Hérnia incisional lombar é um tipo raro de hérnia, geralmente secundária a lombotomias para realização de cirurgias renais convencionais. A técnica aberta para reparo de hérnias lombares requer uma incisão ampla, associada a dor importante, longo período de convalescença, aumento da morbidade e insatisfação do paciente (C).[24-26] Com a intenção de reduzir a morbidade associada à técnica aberta, o acesso laparoscópico foi descrito.[27] São utilizados três trocartes, sendo um de 10 mm no acesso inicial umbilical, um de 5 mm no ponto médio entre a cicatriz umbilical e o processo xifoide, e outro de 5 ou 12 mm no bordo lateral do músculo reto abdominal no flanco ipsilateral à hérnia. Além da característica minimamente invasiva, a técnica laparoscópica permite uma ótima visualização dos limites do anel herniário (C).[25,27]

Devido à raridade dessa entidade, há na literatura séries de casos utilizando a técnica laparoscópica (C).[24-26] Moreno-Egea (2005) realizou um estudo comparativo entre a técnica aberta e a laparoscópica demonstrando menor tempo operatório (71 versus 41 min), menor morbidade pós-operatória (86 versus 33%), menor estadia hospitalar (7,1 versus 2,2 dias), menor tempo de consumo de analgésicos (19 versus 7 dias), melhor estética e retorno precoce às atividades normais (25 versus 12 dias) no grupo submetido ao tratamento laparoscópico (C).[24]

Recomendações: A cirurgia laparoscópica está associada a menor morbidade e retorno mais rápido às atividades, quando comparada à cirurgia aberta. Não há diferença nas taxas de recorrência entre as técnicas.

Hérnias paraestomais

Existe benefício na utilização do acesso laparoscópico no tratamento da hérnia paraestomal?

Hérnia paraestomal (HP) é uma frequente complicação decorrente da criação de colostomias e ileostomias. No cenário urológico, podem ocorrer, principalmente, após derivações urinárias externas, utilizando conduto ileal ou colônico (C).[2]

A maioria das HP permanece assintomática. Entretanto, 10-20% tornam-se sintomáticas e necessitam de reparo cirúrgico. Os sintomas incluem dor, prolapso, obstrução e má adaptação da bolsa (C).[30,31]

As opções de tratamento cirúrgico aberto, sem necessidade de laparotomia, são a sutura local do defeito, a colocação local de tela e a transposição do estoma. Usando essas técnicas, o reparo pode ser difícil, com morbidade significativa e taxas de recidiva de até 76% (C).[28,29]

O uso de técnicas de correção com colocação de tela por laparotomia reduziu significativamente as taxas de recorrência (C).[30]

Duas técnicas foram descritas, a técnica *keyhole*, publicada primeiro por Rosin e Bonardi, em 1977, e a lateralização da alça descrita por Sugarbaker, em 1989 (C).[30] Ambas as técnicas serviram de base para o desenvolvimento do reparo laparoscópico (C).[31,32]

Na técnica de *keyhole* é realizada uma abertura de cerca de 3 cm na tela para acomodação da alça intestinal, seguida da fixação da tela à parede abdominal em todo seu perímetro. Na técnica de Sugarbaker, o cólon/íleo é fixado lateralmente contra a parede abdominal, sendo então recoberto pela tela, que é suturada circunferencialmente, exceto na lateral por onde a alça passa (C).[31,32] A tela de politetrafluoretileno (PTFE) é a mais utilizada nos reparos abertos e laparoscópicos, pelo menor risco de erosão intestinal e fistulização (C).[33]

Há escassez de estudos de bom nível de evidência na literatura comparando a técnica laparoscópica e a aberta. Pequenas séries comparativas não apresentam diferença estatisticamente significante entre os acessos em relação à taxa de complicações, estadia hospitalar e tempo cirúrgico (C).[32,34] Entretanto, a técnica de Sugarbaker modificada apresenta taxa de recidiva menor em comparação à técnica de *keyhole* (0-19 versus 0-44%), tanto no reparo aberto quanto no laparoscópico (C).[30-32] Os prováveis fatores envolvidos são a pressão abdominal, a retração e o alargamento da abertura da tela, que fará em muitos casos que uma alça intestinal ou parte do omento passe através do defeito, causando progressivo alargamento e recidiva. Na técnica de Sugarbaker, como a tela é utilizada intacta (sem aberturas) e recobre a alça lateralizada, a pressão abdominal comprimirá a tela contra a parede abdominal, diminuindo a chance de recidiva (C).[30]

Novos estudos com bom nível de evidência são necessários para identificação das reais vantagens do acesso laparoscópico.

Recomendação: A cirurgia laparoscópica está associada a resultados equivalentes aos da cirurgia aberta (GR C).

Referências bibliográficas

1. Lee BC, Rodin DM, Shah KK, Dahl DM. Laparoscopic inguinal hernia repair during laparoscopic radical prostatectomy. BJU Int 2007;99:637-9.

2. Nielsen ME, Walsh PC. Systematic detection and repair of subclinical inguinal hernias at radical retropubic prostatectomy. Urology 2005;66:1034-7.
3. Rabbani F, Yunis LH, Touijer K, Brady MS. Predictors of inguinal hernia after radical prostatectomy. Urology 2011;77:391-5.
4. Stoppa RE. The treatment of complicated groin and incisional hernias. World J Surg 1989;13:545-54.
5. Schultz L, Graber L, Pietrafitta J. Laser laparoscopic herniorrhaphy: a clinical trial, preliminary results. J Laparoendosc Surg 1990:41-5.
6. ME. A. Preperitoneal repair of direct inguinal hernia with mesh. Advanced Laparoscopic Surgery: The International Experience; 1991 May;20-22.
7. Lichtenstein. The tension-free hernioplasty. Am J Surg 1990;160:139-41.
8. Kuhry E, van Veen RN, Langeveld HR, Steyerberg EW, Jeekel J, Bonjer HJ. Open or endoscopic total extraperitoneal inguinal hernia repair? A systematic review. Surg Endosc 2007;21:161-6.
9. Eklund A CP, Rosenblad A, Montgomery A, Bergkvist L, Rudberg C. Swedish Multicentre Trial of Inguinal Hernia Repair by Laparoscopy (SMIL) study group. Long- term cost-minimization analysis comparing laparoscopic with open (Lichtenstein) inguinal hernia repair. Br J Surg 2010:765-71.
10. O'Boyle CJ, Royston CM, Sedman PC. Cost-utility analysis of open versus laparoscopic groin hernia repair: results from a multicentre randomized clinical trial. Br J Surg 2001;88:653-61/1543-5.
11. McCormack K, Scott NW, Go PM, Ross S, Grant AM. Laparoscopic techniques versus open techniques for inguinal hernia repair. Cochrane Database Syst Rev 2003:CD001785.
12. Memon MA, Cooper NJ, Memon B, Memon MI, Abrams KR. Meta-analysis of randomized clinical trials comparing open and laparoscopic inguinal hernia repair. Br J Surg 2003;90:1479-92.
13. Schmedt CG, Sauerland S, Bittner R. Comparison of endoscopic procedures vs Lichtenstein and other open mesh techniques for inguinal hernia repair: a meta-analysis of randomized controlled trials. Surg Endosc 2005;19:188-99.
14. Pisanu A, Podda M, Saba A, Porceddu G, Uccheddu A. Meta-analysis and review of prospective randomized trials comparing laparoscopic and Lichtenstein techniques in recurrent inguinal hernia repair. Hernia. 2015 Jun;19(3):355-66.
15. Heikkinen T, Haukipuro K, Leppala J, Hulkko A. Total costs of laparoscopic and lichtenstein inguinal hernia repairs: a randomized prospective study. Surg Laparosc.Endosc 1997;7:1-5.
16. Laparoscopic compared with open methods of groin hernia repair: systematic review of randomized controlled trials. Br J Surg 2000;87:860-7.
17. Wijesuriya LI. Mesh compared with non-mesh methods of open groin hernia repair: systematic review of randomized controlled trials and laparoscopic compared with open methods of groin hernia repair: systematic review of randomized controlled trials. Br J Surg 2001;88:471.

18. Myers E, Browne KM, Kavanagh DO, Hurley M. Laparoscopic (TEP) versus Lichtenstein inguinal hernia repair: a comparison of quality-of-life outcomes. World J Surg 2010;34:3059-64.
19. Ismail M, Nair S, Garg P. Is prophylactic laparoscopic total extraperitoneal inguinal hernia repair on the contralateral side justified in less developed regions? A comparative study of bilateral to unilateral repair. J Laparoendosc Adv Surg Tech A 2010;20:533-6.
20. Bochkarev V, Ringley C, Vitamvas M, Oleynikov D. Bilateral laparoscopic inguinal hernia repair in patients with occult contralateral inguinal defects. Surg Endosc 2007;21:734-6.
21. Wauschkuhn CA, Schwarz J, Boekeler U, Bittner R. Laparoscopic inguinal hernia repair: gold standard in bilateral hernia repair? Results of more than 2800 patients in comparison to literature. Surg Endosc 2010;24:3026-30.
22. Eklund AS, Montgomery AK, Rasmussen IC, Sandbue RP, Bergkvist LA, Rudberg CR. Low recurrence rate after laparoscopic (TEP) and open (Lichtenstein) inguinal hernia repair: a randomized, multicenter trial with 5-year follow-up. Ann Surg 2009;249:33-8.
23. Ferzli GS, Frezza EE, Pecoraro AM, Jr., Ahern KD. Prospective randomized study of stapled versus unstapled mesh in a laparoscopic preperitoneal inguinal hernia repair. J Am Coll Surg 1999;188:461-5.
24. Moreno-Egea A, Torralba-Martinez JA, Morales G, Fernandez T, Girela E, Aguayo-Albasini JL. Open vs laparoscopic repair of secondary lumbar hernias: a prospective nonrandomized study. Surg Endosc 2005;19:184-7.
25. Tobias-Machado M, Rincon FJ, Lasmar MT, Zambon JP, Juliano RV, Wroclawski ER. Laparoscopic surgery for treatment of incisional lumbar hernia. Int Braz J Urol 2005;31:309-14.
26. Arca MJ, Heniford BT, Pokorny R, Wilson MA, Mayes J, Gagner M. Laparoscopic repair of lumbar hernias. J Am Coll Surg 1998;187:147-52.
27. Sakarya A, Aydede H, Erhan MY, Kara E, Ilkgul O, Yavuz C. Laparoscopic repair of acquired lumbar hernia. Surg Endosc 2003;17:1494.
28. Rubin MS, Schoetz DJ, Jr., Matthews JB. Parastomal hernia. Is stoma relocation superior to fascial repair? Arch Surg 1994;129:413-8; discussion 8-9.
29. Thorlakson RH. Technique of Repair of Herniations Associated with Colonic Stomas. Surg Gynecol Obstet 1965;120:347-50.
30. Sugarbaker PH. Peritoneal approach to prosthetic mesh repair of paraostomy hernias. Ann Surg 1985;201:344-6.
31. Mirza B, Chand B. Laparoscopic repair of ileal conduit parastomal hernia using the sling technique. Jsls 2008;12:173-9.
32. Pastor DM, Pauli EM, Koltun WA, Haluck RS, Shope TR, Poritz LS. Parastomal hernia repair: a single center experience. Jsls 2009;13:170-5.
33. Losanoff JE, Richman BW, Jones JW. Entero-colocutaneous fistula: a late consequence of polypropylene mesh abdominal wall repair: case report and review of the literature. Hernia 2002;6:144-7.

34. McLemore EC, Harold KL, Efron JE, Laxa BU, Young-Fadok TM, Heppell JP. Parastomal hernia: short-term outcome after laparoscopic and conventional repairs. Surg Innov 2007;14:199-204.
35. Qazi HA, Rai BP, Do M, Rewhorn M, Häfner T, Liatsikos E, Kallidonis P, Dietel A, Stolzenburg JU. Robot-assisted laparoscopic total extraperitoneal hernia repair during prostatectomy: technique and initial experience. Cent European J Urol. 2015;68(2):240-4.
36. Finley DS, Rodriguez E Jr, Ahlering TE. Combined inguinal hernia repair with prosthetic mesh during transperitoneal robot assisted laparoscopic radical prostatectomy: a 4-year experience. J Urol. 2007 Oct;178(4 Pt 1):1296-9.
37. Ludwig WW, Sopko NA, Azoury SC, Dhanasopon A, Mettee L, Dwarakanath A, Steele KE, Nguyen HT, Pavlovich CP. Inguinal Hernia Repair During Extraperitoneal Robot-Assisted Laparoscopic Radical Prostatectomy. J Endourol. 2015 Nov 4.

28
VIDEOCIRURGIAS EM UROPEDIATRIA

Francisco Tibor Dénes
Alessandro Tavares

Introdução

Dentro da urologia, coube à uropediatria o pioneirismo na utilização da tecnologia laparoscópica, desde a descrição da laparoscopia na avaliação de pacientes com testículos impalpáveis por Cortesi, em 1976 (C).[1]

No entanto, como a maioria das patologias urológicas infantis exige procedimentos cirúrgicos reconstrutivos, muitas vezes complexos, a popularização da laparoscopia na uropediatria foi mais lenta do que para a população urológica adulta. Além disso, como argumento que diminuía o entusiasmo pela utilização da laparoscopia, a criança, normalmente, tem enorme reserva orgânica e capacidade de recuperação frente a agressões cirúrgicas convencionais. Assim, as vantagens tradicionais da laparoscopia demonstradas para os adultos, como menor tempo de internação e menor tempo para retorno às atividades habituais, seriam menos importantes nas crianças, particularmente nas menores.

Esse cenário, porém, mudou graças ao avanço tecnológico e à persistência de cirurgiões que acreditaram nas práticas minimamente invasivas e padronizaram por via laparoscópica a maioria dos procedimentos cirúrgicos convencionais. Proponentes da laparoscopia avançaram de procedimentos diagnósticos, como no caso dos testículos não palpáveis, para procedimentos ablativos e reconstrutivos cada vez mais complexos, sendo que, atualmente, uma parte significativa dos procedimentos cirúrgicos uropediátricos intra-abdominais já foi descrita por via laparoscópica (C).[2] Isso foi possível graças à melhoria dos instrumentos ópticos, miniaturização de equipamentos e, mais recentemente, ao advento da robótica aplicada à cirurgia laparoscópica. A esse fato podemos acrescentar o advento de uma maior preocupação quanto ao aspecto cosmético das cirurgias, buscando-se evitar alterações da imagem corporal, mesmo em crianças (C).[2]

Um capítulo à parte sobre evidências para videocirurgia em uropediatria se justifica pelas particularidades do paciente pediátrico no tocante às características clínicas, às patologias mais frequentes e aos procedimentos cirúrgicos, fazendo com que resultados obtidos para adultos não possam ser sempre extrapolados para as crianças. O presente trabalho foi baseado na pesquisa dos estudos com o melhor nível de evidência disponível, de forma a tentar estabelecer recomendações para nortear e regulamentar a melhor prática clínica.

Existe vantagem no emprego da laparoscopia no diagnóstico e tratamento do testículo não palpável?

A princípio, a laparoscopia foi usada apenas como método *diagnóstico* nos casos de testículo impalpável e distúrbios de diferenciação sexual (DDS), tendo evoluído como método *terapêutico* nessas duas entidades.

A orquidopexia é atualmente realizada por via laparoscópica em tempo único ou em dois tempos, no caso dos vasos testiculares curtos em testículos altos. Nesse caso, opta-se pela técnica de Fowler-Stephens, com ligadura vascular inicial e orquidopexia tardia no segundo tempo. Nos estados de ambiguidade sexual, a laparoscopia é também utilizada terapeuticamente para extirpação de gônadas e órgãos incompatíveis com o sexo atribuído ao indivíduo (C).[3-5]

Técnica laparoscópica para diagnóstico e tratamento dos testículos não palpáveis

O momento mais adequado de tratamento dos testículos não palpáveis parece ser entre 6 e 12 meses de idade (C).[6]

Após o acesso e a colocação dos trocartes (um em posição umbilical (óptica) e dois em posições pararretais lateralmente à cicatriz umbilical – portais para instrumentos de trabalho), realiza-se a revisão da cavidade para investigar a ocorrência de lesões de outras estruturas anatômicas inadvertidamente. Em seguida, efetua-se a inspeção e procura dos testículos, avalia-se a presença, localização e forma dos testículos. A posição de Trendelenburg pode ser útil. Os vasos testiculares e vasos deferentes devem ser identificados e o anel inguinal inspecionado. Até 90% dos testículos não palpáveis são encontrados na posição intra-abdominal ou inguinal. Testículos localizados distantes até 2 cm do anel inguinal interno, de tamanho normal, podem ser mobilizados até o escroto. Procede-se à mobilização do testículo preservando-se os vasos gonadais e o deferente. Libera-se o testículo do gubernáculo, a fim de permitir sua mobilização até o escroto. Nesse momento, a inguinotomia ou, preferencialmente, a colocação de um trocarte pelo escroto, atravessando o anel inguinal medial aos vasos epigástricos e lateral ao ligamento umbilical sobre a púbis, permite o posicionamento adequado do testículo no escroto. Testículos de tamanho normal, situados a dois ou mais centímetros do anel inguinal interno, devem ser considerados opcionais para ligadura dos vasos gonadais e realização do procedimento em dois tempos (Fowler-Stephens). Após seis meses, ocorre o desenvolvimento de circulação colateral e a fixação do escroto pode ser realizada por via laparoscópica ou mesmo aberta.

Comparação entre cirurgia laparoscópica e cirurgia aberta

Como abordagem inicial para diagnóstico

A criptorquidia acomete 0,8 a 1,8% dos meninos com um ano de idade, sendo que 20% destes correspondem a testículos não palpáveis.

Quando um testículo não é palpável, é necessária propedêutica para diagnóstico diferencial entre três possibilidades: testículo intra-abdominal, testículo intracanalicular que não pôde ser palpado e testículo evanescente (deferente e vasos gonadais em fundo cego).

Cerca de 70 a 90% dos casos de testículos não palpáveis estão em posição intra-abdominal ou intracanalicular e, se forem abandonados nessa posição, têm incidência 5 a 10 vezes maior de malignização, de modo que a exploração desses casos é obrigatória (C).[7] Estudos demonstram que a laparoscopia é superior à ressonância nuclear magnética para fins de diagnóstico (B).[8]

Por outro lado, ainda existe controvérsia quanto à vantagem da laparoscopia em relação à cirurgia aberta (inguinotomia exploradora) na investigação inicial do testículo não palpável. Como nos testículos não palpáveis, que estão em posição intracanalicular ou intra-abdominal baixa, a inguinotomia isolada pode ser um procedimento diagnóstico e terapêutico, alguns autores defendem a inguinotomia exploradora como abordagem inicial, reservando-se a laparoscopia diagnóstica para os casos em que a inguinotomia não permite identificação do testículo.

No entanto, uma possível limitação da inguinotomia exploradora são *falsos negativos*. Existem descrições de inguinotomias exploradoras em que, diante de um deferente aparentemente em fundo cego, firmou-se o diagnóstico de testículo evanescente, quando na verdade tratava-se de um deferente redundante, em alça, com projeção intracanalicular. Nessa situação, perde-se o diagnóstico de um testículo intra-abdominal, com possíveis riscos futuros.

A laparoscopia será vantajosa particularmente no caso de testículos intra-abdominais altos e quando é necessária a ligadura dos vasos gonadais (primeiro tempo do procedimento de Fowler-Stephens). No estudo de Chandrasekharam (2005) o benefício da laparoscopia sobre a cirurgia aberta existiu, mas se restringia a 18% dos testículos (B).[9]

Com finalidade terapêutica

Abolyosr (2006) realizou um estudo prospectivo e randomizado em que comparou pacientes com testículos intra-abdominais submetidos a abaixamento testicular por laparoscopia ou cirurgia aberta. Para testículos entre os vasos ilíacos e o anel interno, foi realizado abaixamento testicular primário, após randomização para via aberta ou laparoscópica. Para testículos acima dos vasos ilíacos, os vasos espermáticos foram primeiramente clipados por laparoscopia (primeiro tempo de Fowler-Stephens), seguindo-se abaixamento testicular seis meses após (randomização entre cirurgia aberta e laparoscópica). Notaram-se resultados semelhantes em termos de sucesso (definido como ausência de atrofia testicular e posição escrotal do testículo), com menor tempo cirúrgico e menor morbidade no procedimento laparoscópico, tanto para orquidopexia primária quanto para segundo tempo de Fowler-Stephens (B).[10] Elderwy (2014) realizou outro estudo prospectivo e randomizado para testículos localizados ao nível do anel inguinal interno, encontrando maior taxa de sucesso para o abaixamento por via laparoscópica, com 8% dos pacientes submetidos à cirurgia aberta necessitando de um segundo procedimento. Houve baixa taxa de complicações que foi semelhante entre a cirurgia aberta e laparoscópica (B).[11]

Recomendações: A laparoscopia diagnóstica deve ser utilizada como método propedêutico de escolha em pacientes com testículo não palpável, sendo sua acurácia maior que a exploração inguinal e ressonância nuclear magnética. A orquidopexia laparoscópica primária ou estagiada para o testículo intra-abdominal apresenta taxas de sucesso semelhantes às da cirurgia aberta, com menor morbidade perioperatória.

Existe vantagem no emprego da técnica laparoscópica em cirurgias renais ablativas (nefrectomia, nefroureterectomia e heminefrectomia) na faixa pediátrica?

A cirurgia renal laparoscópica em crianças distingue-se da realizada em adultos por interessar basicamente patologias benignas (rins ou unidades renais não funcionantes, por displasia, obstrução, ectopia ureteral ou refluxo vesicoureteral). Alguns centros iniciaram mais recentemente o uso da laparoscopia no tratamento de tumores renais da infância (C).[12,13]

Comparação entre cirurgia laparoscópica e cirurgia aberta

Apesar de dispormos de estudos com menor casuística e menor nível de evidência em crianças quando comparamos à literatura disponível para adultos, os resultados disponíveis parecem espelhar os de adultos. As cirurgias renais ablativas por via laparoscópica são seguras e efetivas com os benefícios adicionais de menor dor, menor tempo de convalescência e melhores resultados cosméticos.

No caso das nefroureterectomia (NU) e heminefroureterectomias (HNUs) laparoscópicas, uma vantagem adicional é a de dispensar a realização de uma segunda incisão para a ressecção do ureter distal.

Vários estudos comparativos relatam menor tempo de hospitalização e menor necessidade de analgésicos quando a cirurgia é realizada por via laparoscópica, tanto para as nefrectomias quanto para as HNUs (B).[14-16]

Comparação entre acesso transperitoneal (TP) e retroperitoneal (RP)

Alguns autores preferem o acesso TP, por oferecer maior espaço de trabalho e permitir orientação mais fácil devido à boa visualização de parâmetros anatômicos adjacentes (C).[17] Apesar de aderências pós-operatórias poderem acontecer após laparoscopia pelo acesso TP, geralmente estas aderências são frouxas e sem importância clínica (C).[18]

Defensores do acesso RP alegam que ele permite acesso mais rápido ao hilo renal, por dispensar qualquer mobilização do cólon. Alguns argumentam que essa mobilização poderia estar relacionada a risco de lesão intestinal e de íleo paralítico no pós-operatório, embora exista risco de lesão visceral também na via RP (C).[19,20] No caso de pacientes com antecedentes de cirurgia abdominal por via aberta ou de processos inflamatórios intraperitoneais, em que existe a preocupação com aderências, a via RP poderia ser vantajosa.

Em crianças pequenas, em rins ectópicos ou em ferradura e em cirurgia renal bilateral, ambos os acessos são factíveis, embora alguns autores afirmem que o acesso TP seja mais vantajoso nessas situações (C).[21] Demonstrou-se que o acesso TP é seguro em pacientes em diálise peritonial ou com derivações ventrículo-peritoneais (C).[22]

No caso das nefroureterectomias, alguns autores preferem o acesso TP quando é necessária a ressecção do ureter distal, embora o acesso RP também permita o acesso a essa porção do ureter na maior parte das crianças menores de cinco anos (C).[23]

A maior controvérsia ocorre no caso das heminefroureterectomias. Alguns autores defendem o acesso RP, em que não é necessária a dissecção do pedículo vascular da unidade renal a ser preservada. Isso tornaria uma lesão isquêmica iatrogênica ao polo renal remanescente menos provável (C).[24] Castellan comparou as complicações nos dois tipos de acesso, concluindo que as complicações não dependem da via escolhida (TP ou RP), mas são uma função da idade, sendo mais frequentes em crianças menores de um ano de idade (B).[25]

Kim realizou uma revisão sistemática comparando acesso TP e RP para nefrectomia, nefroureterectomia e HNU laparoscópicas na infância. O número de complicações vasculares e intestinais foi baixo e semelhante para as duas vias de acesso, concluindo-se não haver vantagens significativas de uma via sobre a outra (B).[26]

Comparação entre cirurgia laparoscópica e aberta em lactentes

Alguns autores expressam reservas à aplicabilidade da cirurgia VL em crianças menores, acreditando que estas se recuperariam bem, mesmo após a cirurgia aberta. Para desafiar tal hipótese, alguns estudos compararam a HNU laparoscópica e aberta em pacientes menores.

Os estudos de Lee (2005) e Chertin (2007) ressaltam que crianças menores de dois anos também apresentam menor tempo de internação e menores necessidades de analgésicos quando submetidas a heminefroureterectomia por via laparoscópica, em comparação com a cirurgia aberta (B).[27,28]

Por outro lado, Castellan (2006) e Wallis (2006) reportaram taxa de complicações mais altas em crianças menores de um ano submetidas a HNU laparoscópica, em comparação com crianças maiores (B).[25,29] Vale ressaltar que essas complicações, incluindo perda funcional do polo renal remanescente, urinomas e empiema do coto uretral, não são completamente eliminadas quando se opta pela cirurgia aberta (C).[30] Cabezali (2013) relata duas perdas funcionais do polo superior remanescente em nove heminefroureterectomias inferiores realizadas, reforçando a recomendação de evitar dissecção excessiva do rim, que pode levar a torção do pedículo do polo remanescente no pós-operatório (C).[31]

Nefrectomia radical laparoscópica em crianças com neoplasia renal

Apesar de a laparoscopia ter sido utilizada rotineiramente no tratamento de neoplasias renais em adultos, só alguns grupos têm utilizado essa via em crianças. O tumor renal mais comum em crianças é o tumor de Wilms, que tem sido tratado classicamente por via aberta, com a proposta de minimizar a chance de ruptura tumoral intraoperatória, inspecionar todo o abdome e o rim contralateral e facilitar uma amostragem linfonodal.

Dois protocolos internacionais têm sido responsáveis por uma diminuição substancial da mortalidade e da morbidade do tratamento do tumor de Wilms nas últimas décadas: o *National Wilms' Tumor Study* (NWTS) e o protocolo da *Société Internationale d'Oncologie Pédiatrique* (SIOP). Enquanto o NWTS recomenda cirurgia primária na maior parte dos casos, o protocolo da SIOP recomenda quimioterapia neoadjuvante com o intuito de diminuir a massa tumoral, criar uma pseudocápsula e diminuir os riscos de ruptura tumoral intraoperatória.

Seguindo o protocolo da SIOP, Duarte (2006; 2009) apresentou seus resultados de nefrectomia radical laparoscópica para tratamento de tumor de Wilms pós-quimioterapia. Os critérios de inclusão foram tumores com boa resposta à quimioterapia neoadjuvante com dimensão máxima menor que 10% da altura da criança. Todas as cirurgias foram completadas sem conversão e sem ruptura tumoral. Amostragem linfonodal satisfatória foi obtida em todos os pacientes. Nenhum caso de recorrência foi observado num período de seguimento de 7-61 meses. Os autores concluem que a nefrectomia laparoscópica para casos selecionados de tumor de Wilms pós-quimioterapia é factível e segura, com vantagens potenciais das cirurgias minimamente invasivas (C).[12,32]

Recomendações: As cirurgias renais ablativas VL em crianças apresentam segurança e eficácia semelhantes às da cirurgia aberta, com menor morbidade perioperatória. Em lactentes, a decisão entre VL e cirurgia aberta para procedimentos renais ablativos deve ser feita de forma individualizada, considerando-se a preferência do cirurgião, a anatomia do paciente e o procedimento a ser realizado. A nefrectomia radical laparoscópica pós-quimioterapia em casos selecionados é uma alternativa segura e eficaz. Resultados oncológicos de longo prazo, casuística de maior volume e reprodutibilidade são necessários para definir o papel da cirurgia laparoscópica no tratamento do tumor de Wilms.

Existe vantagem no emprego da laparoscopia no tratamento da estenose de junção pieloureteral?

Comparação entre as vias de acesso laparoscópico

A pieloplastia laparoscópica pode ser realizada por via TP ou RP.

Defensores da via TP valorizam o maior espaço de trabalho, com mais facilidade para realização da anastomose, além de maior facilidade para identificação e transposição de vasos polares que cruzem a junção ureteropiélica (JUP). Há relatos de casos de vasos polares que não foram identificados por via RP, ocasionando falha da pieloplastia e necessidade de nova correção (C).[33,34]

Proponentes da via RP valorizam a não violação da cavidade peritonial, protegendo-a no caso de eventuais fístulas urinárias.

Canon (2007) comparou a pieloplastia por via TP e RP dentro de sua própria instituição, além de analisar séries de casos publicadas, encontrando taxas de sucesso e tempos de hospitalização comparáveis para os dois tipos de acesso (B).[35]

Comparação entre pieloplastia laparoscópica e aberta

Séries comparando as duas vias encontraram tempo operatório estatisticamente maior para crianças submetidas à pieloplastia laparoscópica (B).[36,37] Piaggio (2007) notou, entretanto, que o tempo operatório para as pieloplastias laparoscópicas diminui de forma estatisticamente significativa a partir do décimo quinto caso (C).[37] Penn (2010) comparou de forma prospectiva e randomizada crianças submetidas aos dois acessos de cirurgia, encontrando uma tendência a maior tempo cirúrgico para a pieloplastia laparoscópica, que não chegou a atingir significância estatística ($p = 0,09$), talvez pelo fato de sua casuística ainda ser pequena (B).[38]

Considerando os trabalhos comparativos, as taxas de sucesso da cirurgia laparoscópica variaram de 95 a 100%, comparáveis às da cirurgia aberta, de 83 a 100%, durante um tempo de seguimento médio de 6,3 a 24 meses para a cirurgia laparoscópica e 11,1 a 24 meses para a cirurgia aberta.

Pieloplastia laparoscópica em lactentes

A miniaturização de instrumentos laparoscópicos tem permitido a manipulação de fios e agulhas mais delicados, adequados à pieloplastia em crianças menores. Várias séries demonstram a factibilidade da pieloplastia laparoscópica em crianças menores (C).[12,36-43] No entanto, alguns autores têm reportado maior dificuldade e maior taxa de complicações em crianças com menos de seis meses de idade (C).[43] Tanaka (2008) comparou tempos de hospitalização e uso de analgesia endovenosa para cirurgia aberta e laparoscópica em uma grande base de dados de hospitais pediátricos nos Estados Unidos.

Foram encontradas vantagens somente para pacientes maiores de dez anos, não havendo diminuição da morbidade para pacientes menores (C).[44]

Comparação entre pieloplastia assistida por robô e por acesso laparoscópico exclusivo em crianças

Uma metanálise que selecionou oito publicações mostrou que o tempo cirúrgico, a taxa de sucesso e a incidência de fístulas urinárias e de readmissões hospitalares foram semelhantes para as técnicas assistida por robô e laparoscópica exclusiva. Apesar de o auxílio robótico, teoricamente, facilitar o tempo reconstrutivo das pieloplastias, a diminuição do tempo cirúrgico com o auxílio robótico foi de apenas 10 minutos, sem significância estatística (B).[45]

Franco (2007) também encontrou tempos operatórios e taxas de sucesso comparáveis entre as duas técnicas, em crianças (B).[46]

Numa metanálise de 12 estudos observacionais, Cundy (2014) encontrou resultados perioperatórios muito semelhantes entre pieloplastia assistida por robô, laparoscópica pura e por via aberta em crianças. Houve tempo de internação significativamente menor para a cirurgia assistida por robô, às custas de maior tempo operatório e custo do tratamento mais elevado (B).[47]

Recomendações: A pieloplastia VL em crianças apresenta taxa de sucesso semelhante à da cirurgia aberta, com menor morbidade perioperatória. Em lactentes, a morbidade perioperatória da pieloplastia VL é semelhante à da cirurgia aberta.

Existe vantagem no emprego da cirurgia laparoscópica em procedimentos do trato urinário baixo (correção do refluxo vesicoureteral, apendicovesicostomia, ampliação vesical) em crianças?

Com o avanço da tecnologia, incluindo uso da cirurgia assistida por robô, e aprimoramento técnico dos cirurgiões, tem sido possível realizar procedimentos reconstrutivos cada vez mais complexos por via laparoscópica em urologia pediátrica.

Dentre os procedimentos reconstrutivos descritos para o trato baixo, estão as uretero-ureterostomias para duplicidades ureterais e para estenoses de ureter, a correção do refluxo vesicoureteral (RVU) com técnica intravesical ou extravesical, criação de conduto continente cateterizável (apendicovesicostomia) e a ampliação vesical. Dentre esses procedimentos, iremos nos concentrar naqueles adotados para correção do RVU, já que para as demais cirurgias apenas pequenas séries de casos descritos estão disponíveis.

Correção do RVU por via laparoscópica

O reimplante ureteral por via aberta permanece como procedimento padrão-ouro para correção do RVU, com taxas de sucesso atingindo 95 a 98% (C).[48] No entanto, esforços têm sido feitos para diminuir a morbidade perioperatória, que pode incluir dor, sintomas vesicais de armazenamento, tempo prolongado de sondagem, hematúria.

A correção endoscópica do RVU com injeção de substâncias com efeito de massa (*bulking agents*) tem se popularizado como uma alternativa razoável à cirurgia aberta, particularmente no refluxo com baixo risco (baixo grau, ausência ou baixo número de cicatrizes, ausência de disfunção vesical/ intestinal), embora os resultados de longo prazo ainda sejam controversos.

No intuito de reproduzir os resultados da cirurgia aberta, com menor morbidade perioperatória e melhores resultados cosméticos, recentemente foram propostas várias técnicas laparoscópicas, percutâneas/ vesicoscópicas e auxiliadas por robô.

A abordagem mais descrita tem sido a detrusorrafia laparoscópica ou assistida por robô por via TP, à Lich-Gregoir, com taxas de sucesso iniciais de 88 a 100% (C).[49-52] Recentemente, numa tentativa de reduzir potencial disfunção miccional pós-operatória, foi descrita técnica com preservação de nervos, inclusive para casos bilaterais (C).[53,54]

As técnicas percutâneas/vesicoscópicas tentam reproduzir seja a trigonoplastia à Gil-Vernet (taxas de sucesso de 47-100%) ou o avanço transtrigonal à Cohen, sem ou com auxílio do robô (taxas de sucesso de 86 a 96%) (C).[55-60]

Por outro lado, também no intuito de diminuir morbidade e melhorar resultado cosmético, alguns grupos têm descrito a realização de trigonoplastia à Lich-Gregoir em regime ambulatorial, ou com incisões menores (C).[61,62]

Comparação entre cirurgia laparoscópica e aberta

Dois estudos retrospectivos compararam a cirurgia pneumovesicoscópica com a cirurgia aberta (B).[58,59] A cirurgia pneumovesicoscópica demandou maior tempo operatório, mas permitiu menor tempo de internação e menor uso de analgésicos pós-operatórios. Chung (2008) não descreve nenhuma complicação pós-operatória significativa no grupo vesicoscópico. Por outro lado, Canon (2007) descreve complicações em 3/52 pacientes submetidos ao tratamento pneumovesicoscópico (extravasamento urinário extraperitoneal, cálculo vesical e obstrução ureteral bilateral), comparado a nenhuma complicação no grupo de cirurgia aberta.

Recomendações: A correção do refluxo vesicoureteral por via transvesicoscópica ou laparoscópica é factível, segura e eficaz para o tratamento do RVU, com vantagem em termos de redução de morbidade em comparação à cirurgia aberta. Para os demais procedimentos do trato urinário inferior, a técnica laparoscópica é factível, porém a experiência mundial ainda é limitada.

Existe vantagem no emprego da laparoscopia no tratamento da varicocele?

Varicocele é a dilatação da veia testicular e do plexo pampiniforme dentro do cordão espermático. Apesar de rara na população pediátrica, a prevalência de varicoceles aumenta significativamente com o desenvolvimento puberal, atingindo 15% em adolescentes, semelhante à prevalência em adultos (C).[63]

Em um subgrupo de pacientes, a varicocele pode ser considerada uma condição progressiva, pois se não tratada pode continuar a comprometer o crescimento testicular, com perda de volume e deterioração dos parâmetros seminais. Enquanto em adultos jovens as indicações de tratamento são mais claras, atualmente a identificação de adolescentes sob risco de infertilidade relacionada à varicocele é controversa (C).[64,65]

As indicações mais comumente utilizadas para cirurgia em adolescentes são diminuição do volume do testículo ipsilateral, dor refratária ao tratamento clínico e, no adolescente mais velho, alteração dos parâmetros seminais.

As opções terapêuticas incluem cirurgia clássica de Palomo, com ligadura retroperitoneal em massa dos vasos espermáticos, cirurgia de Palomo modificada, com preservação da artéria testicular, e técnicas subinguinais e inguinais com ou sem preservação da artéria testicular.

O procedimento ideal deve eliminar a varicocele, ter baixa taxa de recorrência, baixa taxa de hidrocele e baixa taxa de comprometimento testicular. Parâmetros usualmente utilizados como indicadores de sucesso da intervenção são aceleração do crescimento testicular ipsilateral (*catch-up growth*), melhora dos parâmetros seminais e paternidade, no caso de pacientes com infertilidade.

Em adolescentes, a cirurgia de Palomo tem sido a mais comumente realizada, tanto por via aberta quanto por via laparoscópica (B).[66] Apesar de ser um procedimento de fácil realização, com taxas relativamente baixas de recorrência e de atrofia testicular, está relacionada a taxas aumentadas de hidrocele pós-operatória (0-18,8%) (B).[67] Com o objetivo de potencialmente diminuir a incidência de hidroceles, alguns grupos propuseram a injeção de 0,3 ml de azul de metileno sob a túnica albugínea testicular, de forma a ajudar na identificação e preservação de vasos linfáticos junto ao cordão espermático (B).[67]

Comparação entre cirurgia de Palomo por via aberta e laparoscópica

Podkamenev (2002) realizou um estudo prospectivo randomizado comparando cirurgia de Palomo com preservação de linfáticos, sem preservação da artéria testicular, por via aberta (220 casos) ou laparoscópica (434 casos) (B).[67] A cirurgia laparoscópica ofereceu benefícios em termos de menor tempo operatório, menor tempo de internação, menor taxa de edema testicular ou escrotal e menor taxa de necessidade de analgesia. As taxas de recorrência e de hidrocele foram baixas (menores que 1,9%) e semelhantes nas duas vias, mas, digno de nota, observaram-se 10 casos (2,3%) de lesão do nervo genitofemoral nos casos submetidos à cirurgia laparoscópica, contra nenhum caso no grupo submetido à cirurgia aberta.

Barroso (2009) realizou uma revisão sistemática do tratamento da varicocele em crianças por laparoscopia e por cirurgia aberta. Os estudos encontrados foram pouco homogêneos, mas mostraram taxas de hidrocele (6,9 versus 9,7%), taxas de recorrência (4,4 versus 2,9%) e taxas de aceleração do crescimento testicular ipsilateral (*catch-up growth*) semelhantes para cirurgia laparoscópica e aberta, respectivamente (A).[66] Três estudos avaliaram parâmetros seminais pós-operatórios, confirmando melhora em comparação com um grupo controle de pacientes não submetidos a intervenção. Por outro lado, nenhum estudo avaliou taxa de fertilidade pós-operatória nesses pacientes.

Recomendação: A cirurgia laparoscópica é uma opção segura e eficaz e com menor morbidade do que a cirurgia aberta (técnica de Palomo) no tratamento de crianças e adolescentes com varicocele.

Referências bibliográficas

1. Cortesi N, Ferrari P, Zambarda E, Manenti A, Baldini A, Pignatti-Morano F. Diagnosis of bilateral abdominal cryptorchidism by laparoscopy. Endoscopy 1976;8:33-4.
2. Sweeney DD, Smaldone MC, Docimo SG. Minimally invasive surgery for urologic disease in children. Nat Clin Pract Urol. 2007;4(1):26-38.
3. Dénes FT, Silva FAQ, Giron AM, Arap S. Laparoscopic evaluation and treatment of the impalpable testis. Braz JUrol 2001;27:380-5.
4. Dénes FT, Cocuzza MA, Schneider-Monteiro ED, Silva FA, Costa EM, Mendonca BB, Arap S. The laparoscopic management of intersex patients: the preferred approach. BJU Int. 2005;95(6):863-7.
5. Dénes FT, Mendonca BB, Arap S. Laparoscopic management of intersexual states. Urol Clin North Am. 2001;28(1):31-42.
6. Hadziselimovic F, Hocht B, Herzog B, Buser MW. Infertility in cryptorchidism is linked to the stage of germ cell development at orchidopexy. Horm Res. 2007;68(1):46-52.
7. Hutson JM, Balic A, Nation T, Southwell B. Cryptorchidism. Semin Pediatr Surg. 2010 Aug;19(3):215-24.
8. Kanemoto K, Hayashi Y, Kojima Y, Maruyama T, Ito M, Kohri K. Accuracy of ultrasonography and magnetic resonance imaging in the diagnosis of non-palpable testis. Int J Urol. 2005;12(7):668-72.
9. Chandrasekharam VV. Laparoscopy vs inguinal exploration for nonpalpable undescended testis. Indian J Pediatr. 2005;72(12):1021-3.

10. Abolyosr A. Laparoscopic versus open orchiopexy in the management of abdominal testis: a descriptive study. Int J Urol. 2006;13(11):1421-4.
11. Elderwy AA, Kurkar A, Abdel-Kader MS, Abolyosr A, Al-Hazmi H, Neel KF, Hammouda HM, Elanany FG. Laparoscopic versus open orchyopexy in the management of peeping testis: a multi-insitutional prospective randomized study. J Pediatr Urol. 2014 Aug 2014;10(4):605-9.
12. Duarte RJ, Dénes FT, Cristofani LM, Odone-Filho V, Srougi M. Further experience with laparoscopic nephrectomy for Wilms' tumour after chemotherapy. BJU Int. 2006;98(1):155-9.
13. Denes FT, Tavares A, Monteiro ED, de Bessa J Jr, Giron AM, Queiroz Filho FA, Srougi M. Laparoscopic renal surgery in infants and children: is it a feasible and safe procedure for all pediatric age groups? Int Braz J Urol. 2008;34(6):739-46; discussion 746-8.
14. Hamilton BD, Gatti JM, Cartwright PC, Snow BW. Comparison of laparoscopic versus open nephrectomy in the pediatric population. J Urol. 2000;163(3):937-9.
15. Ku JH, Yeo WG, Choi H, Kim HH. Comparison of retroperitoneal laparoscopic and open nephrectomy for benign renal diseases in children. Urology. 2004;63(3):566-70; discussion 570.
16. Janetschek G, Seibold J, Radmayr C, Bartsch G. Laparoscopic heminephroureterectomy in pediatric patients. J Urol. 1997;158(5):1928-30.
17. McDougall EM, Clayman RV. Laparoscopic nephrectomy for benign disease: comparison of the transperitoneal and retroperitoneal approaches. J Endourol. 1996;10(1):45-9.
18. Pattaras JG, Moore RG, Landman J, Clayman RV, Janetschek G, McDougall EM, Docimo SG, Parra RO, Kavoussi LR. Incidence of postoperative adhesion formation after transperitoneal genitourinary laparoscopic surgery. Urology. 2002;59(1):37-41.
19. Shanberg AM, Sanderson K, Rajpoot D, Duel B. Laparoscopic retroperitoneal renal and adrenal surgery in children. BJU Int. 2001;87(6):521-4.
20. Valla JS. Retroperitoneoscopic surgery in children. Semin Pediatr Surg. 2007;16(4):270-7.
21. Borzi PA, Yeung CK. Selective approach for transperitoneal and extraperitoneal endoscopic nephrectomy in children. J Urol. 2004;171(2 Pt 1):814-6; discussion 816.
22. Jackman SV, Weingart JD, Kinsman SL, Docimo SG. Laparoscopic surgery in patients with ventriculoperitoneal shunts: safety and monitoring. J Urol. 2000;164(4):1352-4.
23. Borzi PA. A comparison of the lateral and posterior retroperitoneoscopic approach for complete and partial nephroureterectomy in children. BJU Int. 2001; 87(6):517-20.
24. El-Ghoneimi A, Farhat W, Bolduc S, Bagli D, McLorie G, Khoury A. Retroperitoneal laparoscopic vs open partial nephroureterectomy in children. BJU Int. 2003;91(6):532-5.

25. Castellan M, Gosalbez R, Carmack AJ, Prieto JC, Perez-Brayfield M, Labbie A. Transperitoneal and retroperitoneal laparoscopic heminephrectomy-what approach for which patient? J Urol. 2006;176(6 Pt 1):2636-9; discussion 2639.
26. Kim C, McKay K, Docimo SG. Laparoscopic nephrectomy in children: systematic review of transperitoneal and retroperitoneal approaches. Urology 2009;73(2):280-4.
27. Lee RS, Retik AB, Borer JG, Diamond DA, Peters CA. Pediatric retroperitoneal laparoscopic partial nephrectomy: comparison with an age matched cohort of open surgery. J Urol. 2005;174(2):708-11; discussion 712.
28. Chertin B, Ben-Chaim J, Landau EH, Koulikov D, Nadu A, Reissman P, Farkas A, Mor Y. Pediatric transperitoneal laparoscopic partial nephrectomy: comparison with an age-matched group undergoing open surgery. Pediatr Surg Int. 2007;23(12):1233-6.
29. Wallis MC, Khoury AE, Lorenzo AJ, Pippi-Salle JL, Bägli DJ, Farhat WA. Outcome analysis of retroperitoneal laparoscopic heminephrectomy in children. J Urol. 2006;175(6):2277-80; discussion 2280-2.
30. Gundeti MS, Ransley PG, Duffy PG, Cuckow PM, Wilcox DT. Renal outcome following heminephrectomy for duplex kidney. J Urol. 2005;173(5):1743-4.
31. Cabezali D, Maruszewski P, López F, Aransay A, Gomez A. Complications and late outcome in transperitoneal laparoscopic heminephrectomy for duplex kidney in children. J Endourol. 2013 Feb;27(2):133-8.
32. Duarte RJ, Dénes FT, Cristofani LM, Srougi M. Laparoscopic nephrectomy for Wilms' tumor. Expert Rev Anticancer Ther. 2009;9(6):753-61.
33. Lee RS, Retik AB, Borer JG, Peters CA. Pediatric robot assisted laparoscopic dismembered pyeloplasty: comparison with a cohort of open surgery. J Urol. 2006;175(2):683-7; discussion 687.
34. Passerotti CC, Nguyen HT, Eisner BH, Lee RS, Peters CA. Laparoscopic reoperative pediatric pyeloplasty with robotic assistance. J Endourol. 2007;21(10):1137-40.
35. Canon SJ, Jayanthi VR, Lowe GJ. Which is better-retroperitoneoscopic or laparoscopic dismembered pyeloplasty in children? J Urol. 2007;178(4 Pt 2):1791-5; discussion 1795.
36. Bonnard A, Fouquet V, Carricaburu E, Aigrain Y, El-Ghoneimi A. Retroperitoneal laparoscopic versus open pyeloplasty in children. J Urol. 2005;173(5):1710-3; discussion 1713.
37. Piaggio LA, Franc-Guimond J, Noh PH, Wehry M, Figueroa TE, Barthold J, González R. Transperitoneal laparoscopic pyeloplasty for primary repair of ureteropelvic junction obstruction in infants and children: comparison with open surgery. J Urol. 2007;178(4 Pt 2):1579-83.
38. Penn HA, Gatti JM, Hoestje SM, DeMarco RT, Snyder CL, Murphy JP. Laparoscopic versus open pyeloplasty in children: preliminary report of a prospective randomized trial. J Urol. 2010;184(2):690-5.
39. Vicentini FC, Dénes FT, Borges LL, Silva FA, Machado MG, Srougi M. Laparoscopic pyeloplasty in children: Is the outcome different in children under 2 years of age? J Pediatr Urol. 2008;4(5):348-51.

40. Neheman A, Noh PH, Piaggio L, González R. The role of laparoscopic surgery for urinary tract reconstruction in infants weighing less than 10 kg: a comparison with open surgery. J Pediatr Urol. 2008;4(3):192-6.
41. Kutikov A, Resnick M, Casale P. Laparoscopic pyeloplasty in the infant younger than 6 months-is it technically possible? J Urol. 2006;175(4):1477-9; discussion 1479.
42. Metzelder ML, Schier F, Petersen C, Truss M, Ure BM. Laparoscopic transabdominal pyeloplasty in children is feasible irrespective of age. J Urol. 2006;175(2):688-91.
43. Cascio S, Tien A, Chee W, Tan HL. Laparoscopic dismembered pyeloplasty in children younger than 2 years. J Urol. 2007;177(1):335-8.
44. Tanaka ST, Grantham JA, Thomas JC, Adams MC, Brock JW 3rd, Pope JC 4th. A comparison of open vs laparoscopic pediatric pyeloplasty using the pediatric health information system database - do benefits of laparoscopic approach recede at younger ages? J Urol. 2008;180(4):1479-85.
45. Braga LH, Pace K, DeMaria J, Lorenzo AJ. Systematic review and meta-analysis of robotic-assisted versus conventional laparoscopic pyeloplasty for patients with ureteropelvic junction obstruction: effect on operative time, length of hospital stay, postoperative complications, and success rate. Eur Urol. 2009;56(5):848-57.
46. Franco I, Dyer LL, Zelkovic P. Laparoscopic pyeloplasty in the pediatric patient: hand sewn anastomosis versus robotic assisted anastomosis--is there a difference? J Urol. 2007;178(4 Pt 1):1483-6.
47. Cundy TP, Harling L, Hughes-Hallett A, Mayer EK, Najmaldin AS, Athanasiou T, Yang GZ, Darzi A. Meta-analysis of robot-assisted vs conventional laparoscopic and open pyeloplasty in children. BJU Int. 2014 Oct;114(4):582-94.
48. Jodal U, Smellie JM, Lax H, Hoyer PF. Ten year results of randomized treatment of children with severe vesicoureteral reflux. Final report of the International Reflux Study in Children. Pediatr Nephrol. 2006;21(6):785-92.
49. Lakshmanan Y, Fung LC. Laparoscopic extravesicular ureteral reimplantation for vesicoureteral reflux: recent technical advances. J Endourol. 2000;14(7):589-93; discussion 593-4.
50. Riquelme M, Aranda A, Rodriguez C. Laparoscopic extravesical transperitoneal approach for vesicoureteral reflux. J Laparoendosc Adv Surg Tech A. 2006;16(3):312-6.
51. Shu T, Cisek LJ Jr, Moore RG. Laparoscopic extravesical reimplantation for postpubertal vesicoureteral reflux. J Endourol. 2004;18(5):441-6.
52. Dénes FT, Mitre AI, Arap MA, Duarte RJ, Chambo JL, Brito AH, Srougi M. Laparoscopic anti-reflux plasty: experience of the University of São Paulo. Arch Esp Urol. 2008;61(2):258-62.
53. Casale P, Patel RP, Kolon TF. Nerve sparing robotic extravesical ureteral reimplantation. J Urol. 2008;179(5):1987-9; discussion 1990.
54. Tsai YC, Wu CC, Yang SS. Minilaparoscopic nerve-sparing extravesical ureteral reimplantation for primary vesicoureteral reflux: a preliminary report. J Laparoendosc Adv Surg Tech A. 2008;18(5):767-70.

55. Gatti JM, Cartwright PC, Hamilton BD, Snow BW. Percutaneous endoscopic trigonoplasty in children: long-term outcomes and modifications in technique. J Endourol. 1999;13(8):581-4.
56. Kutikov A, Guzzo TJ, Canter DJ, Casale P. Initial experience with laparoscopic transvesical ureteral reimplantation at the Children's Hospital of Philadelphia. J Urol. 2006;176(5):2222-5; discussion 2225-6.
57. Okamura K, Kato N, Tsuji Y, Ono Y, Ohshima S. A comparative study of endoscopic trigonoplasty for vesicoureteral reflux in children and in adults. Int J Urol. 1999;6(11):562-6.
58. Canon SJ, Jayanthi VR, Patel AS. Vesicoscopic cross-trigonal ureteral reimplantation: a minimally invasive option for repair of vesicoureteral reflux. J Urol. 2007;178(1):269-73; discussion 273.
59. Chung PH, Tang DY, Wong KK, Yip PK, Tam PK. Comparing open and pneumovesical approach for ureteric reimplantation in pediatric patients-a preliminary review. J Pediatr Surg. 2008;43(12):2246-9.
60. Peters CA, Woo R. Intravesical robotically assisted bilateral ureteral reimplantation. J Endourol. 2005;19(6):618-21; discussion 621-2.
61. Wicher C, Hadley D, Ludlow D, Oottamasathien S, Wallis MC, Devries C, Snow BW, Cartwright PC. 250 consecutive unilateral extravesical ureteral reimplantations in an outpatient setting. J Urol. 2010;184(1):311-4.
62. Onol FF, Akbas A, Erdem MR, Onol SY. Lich-Gregoir ureteral reimplantation with fixation of ureter during detrusorraphy as a reliable outpatient anti-reflux procedure. Eur J Pediatr Surg. 2009;19(5):320-4.
63. Skoog SJ, Roberts KP, Goldstein M, Pryor JL. The adolescent varicocele: what's new with an old problem in young patients? Pediatrics. 1997;100(1):112-21.
64. Robinson SP, Hampton LJ, Koo HP. Treatment strategy for the adolescent varicocele. Urol Clin North Am. 2010;37(2):269-78.
65. Paduch DA, Skoog SJ. Current management of adolescent varicocele. Rev Urol. 2001;3(3):120-33.
66. Barroso U Jr, Andrade DM, Novaes H, Netto JM, Andrade J. Surgical treatment of varicocele in children with open and laparoscopic Palomo technique: a systematic review of the literature. J Urol. 2009;181(6):2724-8.
67. Podkamenev VV, Stalmakhovich VN, Urkov PS, Solovjev AA, Iljin VP. Laparoscopic surgery for pediatric varicoceles: Randomized controlled trial. J Pediatr Surg. 2002;37(5):727-9.

29
Cirurgia endoscópica por orifícios naturais e portal único

Frederico Ramalho Romero
Anibal Wood Branco
Fernando Meyer

Introdução

A cirurgia laparoendoscópica por portal único (*laparoendoscopic single-site surgery* – LESS) e a cirurgia endoscópica transluminal por orifícios naturais (*natural orifice translumenal endoscopic surgery* – NOTES) são as mais recentes inovações no tratamento cirúrgico minimamente invasivo.[1-3] Essas abordagens têm o objetivo de reduzir as complicações relacionadas aos portais, melhorando os resultados cosméticos, reduzindo a dor e acelerando a convalescença em comparação à cirurgia videolaparoscópica/robótica convencional (D).[1,3-6]

A cirurgia endoscópica transluminal por orifícios naturais engloba métodos diagnósticos e terapêuticos introduzidos através de orifícios naturais do corpo humano (tais como boca, ânus, uretra e vagina). O procedimento pode ser realizado exclusivamente por um orifício (NOTES pura) ou por múltiplos orifícios, por exemplo, abordagem transvaginal e transcolônica ou transvesical e transgástrica, combinados ou não a portais transabdominais (NOTES híbrida).[1,2,4,5,7] Vários termos e acrônimos têm sido utilizados para se referir a essas técnicas (Tabela 1) até que, em 2008, uma união multidisciplinar de especialistas chegou ao consenso de que LESS é o termo mais científica e socialmente apropriado para a descrição desses procedimentos.[1,8,9]

LESS é considerada um avanço dentro da cirurgia laparoscópica urológica e tem recebido adeptos em todo o mundo devido aos apelos cosméticos e analgésicos do método. No entanto, o verdadeiro espaço dessa técnica não foi estabelecido.[10]

Devido à aplicação relativamente recente dessa abordagem videocirúrgica, esta diretriz tem o objetivo de descrever as aplicações clínicas atuais e os resultados perioperatórios da LESS na urologia.

Tabela 1 – Terminologia utilizada para a descrição de cirurgias laparoendoscópicas por orifícios naturais.

Abreviação	Descrição
E-NOTES	EMBRYONIC NATURAL ORIFICE TRANSLUMINAL ENDOSCOPIC SURGERY
–	Keyhole surgery
LESS	LAPAROENDOSCOPIC SINGLE-SITE SURGERY
NOTES	NATURAL ORIFICE TRANSLUMENAL ENDOSCOPIC SURGERY
OPUS	ONE-PORT UMBILICAL SURGERY
SAS	SINGLE-ACCESS SITE laparoscopic surgery
SILS	SINGLE-INCISION LAPAROSCOPIC SURGERY
SLAPP	SINGLE LAPAROSCOPIC PORT PROCEDURE
SPA	SINGLE-PORT ACCESS laparoscopic surgery
SPL	SINGLE PORT LAPAROSCOPY
–	Scarless surgery
SSA	SINGLE-SITE ACCESS laparoscopic surgery
TUES	TRANSUMBILICAL LAPAROENDOSCOPIC SINGLE-SITE SURGERY
TULA	TRANSUMBILICAL LAPAROSCOPIC ASSISTED surgery
U-LESS	Trans-UMBILICAL LAPAROENDOSCOPIC SINGLE-SITE SURGERY

Metodologia

Foi realizada uma revisão sistemática da literatura na base de dados PubMed, utilizando as palavras-chaves: *LESS*, *NOTES*, *OPUS*, *SILS*, *single incision*, *single port*, *single site*, *transumbilical* e *transvaginal*, cruzadas individualmente com *adrenalectomy*, *nephrectomy*, *kidney cyst*, *renal cyst*, *ureterolithotomy*, *pyeloplasty*, *prostatectomy*, *cystectomy* e *cystoprostatectomy*. O período de revisão estendeu-se desde 2002, quando foi realizada a primeira LESS experimental,[11] até 31 de outubro de 2015.

O título e o resumo de todos os resultados encontrados foram avaliados quanto a sua pertinência com o tema. Os resultados que incluíam alguma das palavras-chaves, mas não versavam especificamente sobre LESS e urologia, foram excluídos da pesquisa.

Os artigos resultantes da pesquisa foram detalhadamente revisados e subdivididos nas categorias "estudo experimental", "revisão de literatura" ou "estudo clínico". Os resultados funcionais dos estudos clínicos foram coletados individualmente para cada tipo de cirurgia, incluindo: nome do autor principal, ano de publicação, cirurgia convencional ou robótica, número de pacientes, doença de base, tempo de cirurgia, volume estimado de sangramento intraoperatório, tempo de internação hospitalar, taxa de conversão para a cirurgia videolaparoscópica, taxa de conversão para a cirurgia aberta, taxa de complicações e graduação da dor após o procedimento através de escala visual analógica no primeiro dia pós-operatório e na alta hospitalar. Estudos comparativos entre LESS e a videolaparoscopia convencional ou entre LESS e a cirurgia aberta foram descritos em tabelas separadas.

Nos casos em que o mesmo grupo de pacientes foi relatado em diferentes artigos, somente os resultados mais recentes ou com maior número de dados foram computados.

Outros procedimentos urológicos relatados, incluindo biópsia e crioterapia renais, cistectomia parcial, enterocistoplastia, interposição ureteral ileal, orquiectomia, orquidopexia, sacrocolpopexia, ureterectomia, ureteroneocistostomia e varicocelectomia, não foram incluídos nesta revisão devido ao pequeno número de casos.

Aspectos técnicos

A descrição da técnica cirúrgica individualizada para cada procedimento urológico está além dos objetivos desta diretriz. No entanto, alguns detalhes técnicos relacionados às cirurgias laparoendoscópicas por portal único e/ou orifícios naturais devem ser enfatizados.

O acesso à LESS pode ser realizado por abordagem videocirúrgica transperitoneal ou extraperitoneal, pura ou assistida por robô, através de incisão única em qualquer sítio da parede abdominal (incisão intraumbilical ou de Pfannenstiel, por exemplo), utilizando-se sistemas compactos de portais comercialmente disponíveis com múltiplos canais (Tabela 2) ou trocartes laparoscópicos convencionais introduzidos por punções adjacentes na aponeurose (C).[2,3,9,12-15]

Tabela 2 – Portais multicanais disponíveis comercialmente para a LESS.

Portal	Fabricante, País	Canais (número de canais)
R-port® (TriPort)	Advanced Surgical Concepts, Irlanda	12 mm (1) 5 mm (2)
Uni-X®	Pnavel Systems, Estados Unidos	5 mm (3)
QuadPort®	Advanced Surgical Concepts, Irlanda	12 mm (2) e 5 mm (2)
SILS® Port	Covidien, Irlanda	5 mm (3) ou 12 mm (1) e 5 mm (2)
GelPOINT port® (GelPort)	Applied Medical, Estados Unidos	–
TransPort®	USGI Medical, Estados Unidos	4 mm (2), 6 mm (1) e 7 mm (1)

Na LESS, a perda da triangulação preconizada na videocirurgia convencional, geralmente, requer movimentos extracorpóreos contraintuitivos, que podem resultar em cruzamento e colisão dos instrumentos. Além disso, a percepção de profundidade é mais difícil quando a óptica está alinhada às hastes dos instrumentos de trabalho. A utilização de pelo menos um instrumento flexível ou articulado, ou a utilização de sistemas de orientação magnéticos (*magnetic anchoring guidance systems*) pode compensar parcialmente essas limitações (D).[2,6,7,9]

O afastamento e a estabilização dos tecidos por pontos de reparo podem produzir a retração realizada, normalmente, por um trocarte adicional. Essa fixação pode ser estática, através de suturas intra-abdominais afixadas ao peritônio parietal, ou dinâmica, através de suturas percutâneas passíveis de manipulação extracorpórea para manter graus variáveis de tração à medida que a operação transcorre (D).[2,6]

Para se evitar colisão e aglomeração de instrumentos no portal, eles devem ser cuidadosamente selecionados. Em geral, os instrumentos e a óptica devem ter o menor calibre possível. A utilização de instrumentos de diferentes comprimentos pode ser útil para prevenir que as empunhaduras dos instrumentos se sobreponham na entrada do portal. Pode-se, por exemplo, utilizar instrumentos laparoscópicos padrões em uma das mãos e instrumentos laparoscópicos bariátricos na outra. Além disso, deve-se dar preferência às ópticas cujos cabos de iluminação conectam-se em linha ou em ângulo agudo, em vez de conjuntos que se conectam em ângulo reto (D).[2,9] Sistemas de orientação magnéticos foram desenvolvidos para eliminar a ocupação de espaço pela óptica, por afastadores estáticos e /ou instrumentos de trabalho (C).[7,15]

Resultados perioperatórios

Em estudo multicêntrico publicado em 2011, LESS foi aplicada em 86% dos casos em cirurgia do trato urinário superior, das quais 84% propuseram a ablação ou a extirpação; 71% dos acessos foi através da cicatriz umbilical; a extensão média da incisão foi de 3,5 cm; a taxa média de conversão foi de 20,8%; a taxa de complicação intraoperatória foi de 3,3%.[10]

Outra série com 1.163 casos verificou taxa de conversão de 19,6% causada por: indicação oncológica, cirurgia pélvica, dificuldade técnica, tempo operatório prolongado, complicação intraoperatória.[17]

Adrenalectomias

Foram encontrados 27 artigos abordando adrenalectomia e LESS, 18 com relatos ou séries de pacientes, cinco estudos experimentais ou revisões de literatura e quatro estudos comparativos retrospectivos (caso-controle), totalizando 182 procedimentos para tratamento de adenomas adrenais funcionantes e não funcionantes (Tabela 3).

Em comparação com a cirurgia laparoscópica convencional, a adrenalectomia por LESS apresentou maior tempo de cirurgia, hospitalização mais curta, melhor tolerância a dor e taxas de sangramento (Tabela 4) (C).

Tabela 3 – Experiência clínica relatada na literatura para a adrenalectomia por LESS.

AUTOR PRINCIPAL	ACESSO CONVENC/ ROBÓTICO	ANO DE PUBLICAÇÃO	NÚMERO DE PACIENTES	TEMPO OPERATÓRIO minutos (variação)	SANGRAMENTO ESTIMADO mL (variação)	TEMPO DE INTERNAÇÃO HOSPITALAR dias (variação)	CONVERSÃO PARA CIRURGIA ABERTA % (variação)	CONVERSÃO PARA LAP TRADICIONAL % (variação)	COMPLIC % (variação)	ESCALA VISUAL DE DOR (PO1) 0 a 10 (variação)	ESCALA VISUAL DE DOR (ALTA) 0 a 10 (variação)
BARBAROS *	C	2010	1	55	30	2	0	0	0	2	
BRANCO	C	2009	1	80	50	1	0	0	0		
CASTELLUCCI	C	2008	1	120	125	1	0	0	0		
CHOI # **	C	2011	2	260	125	3	0	0	0		
CHOI #	R	2011	2	167	250	3,5	0	0	0		
CHUNG	C	2010	7	159	100	2	0	0	0		
CINDOLO ***	C	2010	3	200	40	3,3	0	0	0	4,6	0,7
DESAI	C	2009	1	150	650	3		100	100		
HIRANO	C	2005	54	203	252	13,4	1,8		22,2		
ISHIDA	C	2010	10	125,2	12,4	5,2	0	0	0		
JEONG BC	C	2009	9	169	177,8	3,2	0	11,1	11,1		
JEONG CK	C	2010	1 (BILATERAL)	160	-	2	0	0	0	3	
NOZAKI	C	2010	1	251	-	7	0	0	0	0,5	
RYU	C	2009	2	-	-	-	0	0	-		
SAZAKI	C	2013	14	128,1	10,5		0	14	-	2,3	1
WALZ	C	2010	47	56	10	2,4	0	14	8,5		
YUGE	C	2010	1	123	-	3	0	0	0	3	1
ZHANG ****	C	2010	25	55	15	6	4	4	8	5	1
TOTAL	-	-	182	145,8 (55-260)	141,3 (10-650)	3,8 (1-13,4)	0,4 (0-4)	8,1 (0-100)	9,4 (0-100)	3 (0,5-5)	1 (0,7-1)

Mesmo artigo.
* Alguns pacientes deste grupo foram relatados anteriormente por *Tunca et al.*, 2010.
** Alguns pacientes deste grupo foram relatados anteriormente por *Jeon et al.*, 2010.
*** Alguns pacientes deste grupo foram relatados anteriormente por *Cindolo et al.*, 2010 e *Cindolo et al.*, 2010.
**** Alguns pacientes deste grupo foram relatados anteriormente por *Shi et al.*, 2010.

Tabela 4 – Estudos comparativos entre a adrenalectomia por LESS e a adrenalectomia videolaparoscópica convencional.

	ISHIDA		JEONG		SHI		WALZ		Valor de p
	LESS	Lap tradicional	LESS	Lap tradicional	LESS	Lap tradicional	LESS	Lap tradicional	
NÚMERO DE PACIENTES	10	10	9	17	19	38	47	47	–
TEMPO OPERATÓRIO (minutos)	125,2	119,7	169	144,5	55	41,5	56	40	*
SANGRAMENTO ESTIMADO (mL)	12,4	15,3	177,8	204,7	30	17,5	10	10	< 0,05
TEMPO DE HOSPITALIZAÇÃO (dias)	5,2	6,9	3,2	3,5	6	6	2,4	3,1	**
CONVERSÃO PARA CIRURGIA ABERTA (%)	0	0	0	5,9	0	0	0	0	< 0,05
COMPLICAÇÕES (%)	0	0	11,1	5,9	10,5	7,9	8,5	6,4	< 0,05
ANALGESIA	–	–	0,9 #	1,9 #	–	–	47 [%]	75 [%]	***

* Diferença estatisticamente significativa para *Shi* e *Walz*.
** Diferença estatisticamente significativa para *Ishida* e *Walz*.
*** Diferença estatisticamente significativa para *Jeong* e *Walz*.
# Dias em analgesia controlada pelo paciente.
[%] Porcentagem de pacientes que receberam analgesia no pós-operatório.

Em 2014, foram propostas as indicações relativas para adrenalectomia por LESS, quais sejam: importância cosmética pelo paciente, tumor de até 5 cm, IMC < 30 kg/m^2, metástase adrenal isolada, tumores funcionantes ou não funcionantes.[18]

Nefrectomias

Cento e cinquenta artigos foram encontrados abordando nefrectomia associada à LESS, incluindo nefrectomia simples, nefrectomia radical, nefrectomia de doador, nefrectomia parcial e nefroureterectomia. Relatos ou séries de pacientes foram publicados em 68 artigos, estudos experimentais ou revisões de literatura em 43, estudos comparativos retrospectivos (caso-controle) em 37 e estudos comparativos prospectivos e randomizados em dois.

Nefrectomias realizadas para doenças benignas ou malignas foram realizadas em 924 pacientes em um total de 64 estudos clínicos, sendo que em cinco pacientes o procedimento foi bilateral (Tabela 5). As nefrectomias simples/radicais realizadas por LESS mostraram menor tempo de internação hospitalar, menos dor pós-operatória durante o período de internação, redução do jejum pós-operatório, maior satisfação cosmética e recuperação clínica mais rápida em comparação com as nefrectomias videolaparoscópicas convencionais (Tabela 6) (B e C).

Tabela 5 – Experiência clínica relatada para as nefrectomias simples e radicais por LESS.

AUTOR PRINCIPAL	ACESSO CONVENC/ ROBÓTICO	ANO DE PUBLICAÇÃO	NÚMERO DE PACIENTES	ETIOLOGIA BENIGNA/ MALIGNA	TEMPO OPERATÓRIO minutos (variação)	SANGRAMENTO ESTIMADO mL (variação)	TEMPO DE INTERNAÇÃO HOSPITALAR dias (variação)	CONVERSÃO PARA CIRURGIA ABERTA % (variação)	CONVERSÃO PARA LAP TRADICIONAL % (variação)	COMPLIC % (variação)	ESCALA VISUAL DE DOR (PO1) 0 a 10 (variação)	ESCALA VISUAL DE DOR (ALTA) 0 a 10 (variação)
ALCARAZ †	C	2010	14	B e M	132,9	111,2	4	0	0	7,1	-	-
BAYAZIT	C	2009	1	B	140	-	1	0	0	0	-	-
BAZZI	C	2015	34	M	159,3	175,7	3,5	0	0	-	-	-
BRANCO †	C	2008	1	B	170	350	1	0	0	0	-	-
BRANCO	C	2009	2	B	81,5	200	1,5	0	0	0	-	-
BRANCO #1	C	2010	2	B	100	100	1	0	0	0	-	-
BRANCO #1	C	2010	1 (BILATERAL)	B	120	100	2	0	0	0	-	-
BRANCO #1	C	2010	2	M	95	75	1,5	0	0	0	-	-
CADEDDU	C	2009	1	B	120	150	2	0	0	0	-	-
CASTILLO †	C	2010	2	B	80	200	2	0	0	0	-	-
CHOI #2 *	C	2011	17	B	221	328	5,5	5,9	0	11,8	-	-
CHOI #2 *	R	2011	1	B	128	100	7	0	0	100	-	-
CHOI #2 *	C	2011	24	M	209	289	5,7	4,2	0	12,5	-	-
CHOI #2 *	R	2011	2	M	248	225	4,7	50	0	0	-	-
CINDOLO	C	2010	6	M	148	201	6	0	-	-	-	-
DERWEESH	C	2010	6	B e M	150,8	112,5	3	0	0	17,6	-	1,3
DESAI #3 † **	C e R	2009	3	M	208	200	3,5	0	0	33,3	-	-
DESAI #3	C	2009	14	B	145	109	2	0	0	0	-	-
GRECO	C	2012	31	M	139,9	120,6	3,8	-	-	-	1,9	-
GRECO	C + R	2013	190	M	170	150	-	-	-	-	-	-
HAM	C	2011	6	B (CRIANÇA)	112	0	2					
JOHNSON	C	2009	1	B	150	20	1	0	0	0	-	-
KAOUK	R	2008	1	M	150	200	2	0	0	0	-	-
KAOUK †	C	2009	1	B	307	100	1	0	0	0	-	1

Tabela 5 – *Continuação*

AUTOR PRINCIPAL	ACESSO CONVENC/ ROBÓTICO	ANO DE PUBLICAÇÃO	NÚMERO DE PACIENTES	ETIOLOGIA BENIGNA/ MALIGNA	TEMPO OPERATÓRIO minutos (variação)	SANGRAMENTO ESTIMADO mL (variação)	TEMPO DE INTERNAÇÃO HOSPITALAR dias (variação)	CONVERSÃO PARA CIRURGIA ABERTA % (variação)	CONVERSÃO PARA LAP TRADICIONAL % (variação)	COMPLIC % (variação)	ESCALA VISUAL DE DOR (PO1) 0 a 10 (variação)	ESCALA VISUAL DE DOR (ALTA) 0 a 10 (variação)
KAOUK †	C	2010	1	B	420	50	1	0	0	0	0	–
KOH	C	2010	11	B	139	18	1,5	0	0	18,2	–	–
KOPP	C	2010	2	M	152	100	2,5	0	0	0	–	–
KURIAN	C	2011	25	B	172,2	–	3,96	–	–	–	3,68	1,24
LAURBERG	C	2010	1	–	–	–	–	–	–	–	–	–
LEE SW	C	2011	3	M	139,4	283,3	9,67	33,3	0	66,7	5	–
LEE SY #4	C	2010	2	B	277,5	1175	6	0	50	50	4,5	–
LEE SY #4	C	2010	5	M	177	320	7	0	0	0	3	–
LUITHLE	C	2013	11	B (CRIANÇA)	110	20	–	–	–	–	–	–
MARIETTI #5	C	2011	3	B	121,5	171,7	1,7	33,3	0	0	–	–
MARIETTI #5	C	2011	1 (BILATERAL)	B	360	5	5	0	0	0	–	–
MIR	C	2011	30	B e M	128	22,5	1,8	0	3,3	13	–	–
MSEZANE	C	2009	54	B	52	–	1	0	0	0	–	–
OHL	C	2010	8	B e M	131	70,5	–	0	12,5	0	–	–
PARK	C	2009	1	B	85	50	2	0	0	0	–	–
PARK	C	2010	19	M	190,8	143,2	2,7	0	0	15,8	3,4	2,7
PARK	C	2013	101	M	221,4	231,7	6,3	3	–	–	–	–
PONSKY	C	2008	1	M	96	10	2	0	0	0	–	–
PONSKY	C	2009	1	M	187	50	2	0	0	0	–	–
PORPIGLIA †	C	2011	5	B e M	120	160	2,6	0	0	0	–	–
RAMAN	C	2007	3	B e M	133	30	2	0	0	0	–	–
RAYBOURN ***	C	2010	11	B e M	151	–	2,4	0	0	18,2	–	–
RIBAL CAPARROS †	C	2009	1	M	103	200	3	0	0	0	–	–

Tabela 5 – *Continuação*

AUTOR PRINCIPAL	ACESSO CONVENC/ ROBÓTICO	ANO DE PUBLICAÇÃO	NÚMERO DE PACIENTES	ETIOLOGIA BENIGNA/ MALIGNA	TEMPO OPERATÓRIO minutos (variação)	SANGRAMENTO ESTIMADO mL (variação)	TEMPO DE INTERNAÇÃO HOSPITALAR dias (variação)	CONVERSÃO PARA CIRURGIA ABERTA % (variação)	CONVERSÃO PARA LAP TRADICIONAL % (variação)	COMPLIC % (variação)	ESCALA VISUAL DE DOR (PO1) 0 a 10 (variação)	ESCALA VISUAL DE DOR (ALTA) 0 a 10 (variação)
RICHSTONE	C	2013	15	B	143	139	-	2	-	-	-	-
RYU	C	2009	3	B e M	-	-	-	0	0	-	-	-
SOTELO	C	2009	1	B	90	100	2	0	0	0	-	-
SOTELO †	C	2010	1	M	222	150	1	0	0	0	-	-
SPRINGER	C	2014	190	M	170	150	3	5	-	-	-	-
STEIN	R	2009	1	M	200	250	2	0	0	0	-	-
STODDARD	C	2010	1	B	-	-	-	-	-	-	-	-
STOLZENBURG ****	C	2009	10	M	146,4	202	-	0	0	10	2,9	-
TUGCU	C	2010	14	B	117,5	50,7	2,07	0	0	0	2,36	1,64
VERHOEST #6	C	2010	8	B e M	159,3	108,6	4,1	0	12,5	0	-	-
VERHOEST #6	C	2010	1 (BILATERAL)	B	150	100	5	0	0	100	-	-
VRICELA #7	C	2010	1	B	188	25	1	0	0	0	-	-
VRICELA #7	C	2010	2 (BILATERAL)	B	257	25	7,5	0	0	50	-	-
WHITE #8 *****	C	2009	7	B	156	121	2,3	0	0	0	-	2
WHITE #8	C e R	2009	6	M	206	146	2,3	0	0	16,7	-	3,2
TOTAL	-	-	**924**	-	**161,98 (52-420)**	**150,82 (5-1175)**	**3,06 (1-9,67)**	**2,48 (0-50)**	**1,53 (0-50)**	**11,04 (0-100)**	**2,97 (0-5)**	**2 (1-3,2)**

B = Doenças benignas; C = Acesso convencional; M = Doenças malignas; R = Acesso robótico

Mesmo artigo.

† Abordagem transvaginal pura ou híbrida.

* Alguns pacientes deste grupo foram relatados anteriormente por *Ham et al.*, 2011; *Han et al.*, 2010 e *Jeon et al.*, 2010.

** Alguns pacientes deste grupo foram relatados anteriormente por *Desai et al.*, 2008 e *Stein et al.*, 2009 .

*** Alguns pacientes deste grupo foram relatados anteriormente por *Rane et al.*, 2008 e 2009.

**** Alguns pacientes deste grupo foram relatados anteriormente por *Stolzenburg et al.*, 2009.

***** Alguns pacientes deste grupo foram relatados anteriormente por *White et al.*, 2009.

Tabela 6 – Estudos comparativos entre as nefrectomias por LESS e as nefrectomias laparoscópicas convencionais.

Desfecho	Nº estudos	LESS-N (n)	LC (n)	OR (IC 95%)	*p*
Complicações perioperatórias	18	380	449	0,93 (0,64-1,37)	0,73
Complicações intraoperatórias	3	145	158	2,58 (0,86-7,71)	0,09
Complicações pós-operatórias	14	310	363	0,82 (0,51-1,31)	0,40
Clavien-Dindo I-II	14	310	363	0,94 (0,56-1,71)	0,94
Clavien-Dindo III-IV	6	206	234	0,35 (0,12-1,03)	0,06
Taxa de conversão	10	249	304	4,83 (1,87-12,45)	0,001
EAV pós-operatória	14	314	385	-0,48 (-0,95 a -0,02)	0,04
Necessidade de analgésico (mg)	10	286	337	-4,78 (-8,59 a -0,97)	0,01
Escore de satisfação cosmética	3	62	75	1,07 (0,67-1,48)	<0,00001
Tempo cirúrgico (min)	26	457	582	9,87 (3,37-16,38)	0,003
Sangramento (ml)	24	446	566	-3,99 (-9,69 a 1,71)	0,17
Jejum (dias)	6	190	233	-0,09 (-0,15 a -0,04)	0,0006
Internação (dias)	19	362	433	-0,32 (-0,55 a -0,09)	0,007
Convalescença (dias)	4	162	165	-5,08 (-8,49 a -1,68)	0,003
Tempo de isquemia quente (min)	3	142	142	1,58 (-0,50 a 3,67)	0,14

A nefroureterectomia por LESS for realizada em 46 pacientes, detalhados em 12 artigos, nenhum deles comparativos com o acesso videolaparoscópico convencional ou com a cirurgia aberta (Tabela 7).

A nefrectomia de doador foi realizada em 446 pacientes – nove artigos comparando LESS com a laparoscopia convencional. Observa-se que LESS está implicada com maior tempo operatório e maior taxa de sangramento (Tabela 8).

Nefrectomia parcial e LESS foram abordados por 16 artigos, com 11 relatos ou séries de pacientes, quatro estudos experimentais e um estudo caso-controle retrospectivo, perfazendo 99 procedimentos (Tabela 9). Em comparação com a cirurgia laparoscópica convencional, a nefrectomia parcial por LESS apresentou resultados perioperatórios semelhantes, com exceção de maior tempo operatório (C).

Tabela 7 – Estudos clínicos abordando a nefroureterectomia por LESS.

AUTOR PRINCIPAL	ACESSO CONVENC/ ROBÓTICO	ANO DE PUBLICAÇÃO	NÚMERO DE PACIENTES	ETIOLOGIA BENIGNA/ MALIGNA	TEMPO OPERATÓRIO minutos (variação)	SANGRAMENTO ESTIMADO mL (variação)	TEMPO DE INTERNAÇÃO HOSPITALAR dias (variação)	CONVERSÃO PARA CIRURGIA ABERTA % (variação)	CONVERSÃO PARA LAP TRADICIONAL % (variação)	COMPLIC % (variação)	ESCALA VISUAL DE DOR (PO1) 0 a 10 (variação)	ESCALA VISUAL DE DOR (ALTA) 0 a 10 (variação)
CHOI # *	C	2011	8	B e M	315	103	7,4	0	0	12,5	-	-
CHOI # *	R	2011	12	M	227	248	4,1	0	0	16,7	-	-
DESAI	C	2009	2	M	145	187,5	3	0	0	0	-	-
HAM	C	2011	2	B	119	25	2	0	0	0	-	-
LEE SW	C	2011	1	M	285	150	15	0	0	0	6	-
LEE SY	C	2010	5	B e M	336	320	8,4	40	0	40	3,6	-
PARK	C	2010	2	M	335	225	3	0	0	0	5,5	2
PONSKY	C	2009	1	M	409	200	4	0	0	0	-	-
RYU	C	2009	2	M	-	-	-	-	-	-	-	-
SEO	C	2010	4	M	169,5	361,4	7,8	0	0	25	-	-
WHITE	C e R	2009	7	M	198	396	3,9	0	14,3	14,3	-	1,6
TOTAL	-	-	46	-	253,8 (119-409)	221,6 (25-396)	5,8 (2-15)	4 (0-40)	1,4 (0-14,3)	10,8 (0-40)	5 (3,6-6)	1,8 (1,6-2)

B = Doenças benignas; C = Acesso convencional; M = Doenças malignas; R = Acesso robótico

Mesmo artigo.

* Alguns pacientes deste grupo foram relatados anteriormente por *Jeon et al.*, 2010.

Tabela 8 – Estudos clínicos publicados com os resultados de nefrectomias de doador por LESS.

AUTOR PRINCIPAL	ANO	Nº PACIENTES		TEMPO CIRURGIA (min)			SANGRAMENTO (ml)			TEMPO ISQUEMIA (min)			TAXA CONVERSÃO (%)			TEMPO INTERNAÇÃO (dias)			EVA NA ALTA HOSPITALAR		
		LESS	LC	LESS	LC	*p*	LESS	LC	*p*	LESS	LC	*p*	LESS	LC	*p*	LESS	LC	*p*	LESS	LC	*p*
AFANEH	2011	50	50	166	129	0,003	101	102	<0,001	4	4,2	0,06	2	0	<0,001	2,1	2,1	0,35	1,8	1,6	0,36
ANDONIAN	2010	6	6	142	117		100	150		5	5		0	0		2	2		1,5	4	
BARTH	2013	135	100	216	204		77	107		2,8	2,6		16	0		2,6	2,3		–	–	
CANES	2009	17	17	169	239		108	141		6,1	3		1	0		3	3,5		2,7	1,4	
KURION	2011	25	25	172,2	175,8		84	92,4		7,2	5,1		2	0		3,9	4,5		1,2	2,1	
LUNSFORD	2011	10	20	179	186,5		50	75		–	–		0	0		1,7	1,3		2,5	2	
RAMASAMY	2011	101	663	156	148		91,3	121,9		3,9	4		3	2		2,4	2,9		–	–	
RICHSTONE	2013	15	14	143	128		139	146		5,3	5		2	0		2,4	2,1		1,2	3,1	
STAMATAKIS	2013	102	111	206	181		61,5	85,9		4,4	5		14	0		2,2	2,4		1	0,8	

Tabela 9 – Estudos clínicos abordando a nefrectomia parcial por LESS.

AUTOR PRINCIPAL	ACESSO CONVENC/ ROBÓTICO	ANO DE PUBLICAÇÃO	NÚMERO DE PACIENTES	ETIOLOGIA BENIGNA/ MALIGNA	TEMPO OPERATÓRIO minutos (variação)	SANGRAMENTO ESTIMADO mL (variação)	TEMPO DE INTERNAÇÃO HOSPITALAR dias (variação)	CONVERSÃO PARA CIRURGIA ABERTA % (variação)	CONVERSÃO PARA LAP TRADICIONAL % (variação)	COMPLIC % (variação)	TEMPO DE ISQUEMIA QUENTE minutos (variação)	ESCALA VISUAL DE DOR (ALTA) 0 a 10 (variação)
CHOI #1 *	C	2011	3	B	226	70	4,3	33,3	0	33,3	29	-
CHOI #1 *	R	2011	56	B e M	198	273	4,7	3,4	0	5,4	26	-
CINDOLO	C	2010	6	B e M	148	201	6	0	17,6	17,6	-	-
DERWEESH	C	2010	4	B e M	177	133,3	4	25	0	0	22	1,3
DESAI *	C	2009	6	B e M	271	475	7,2	0	17,6	17,6	-	-
KAOUK #2	C	2009	5	B e M	160	420	3,2	0	20	0	-	-
KAOUK #2	R	2009	2	B e M	170	100	3,5	0	0	0	-	-
STEIN	R	2009	1	B	180	600	2	0	0	0	-	-
WHITE	C	2009	1	M	180	500	-	0	0	0	-	1
WHITE	C e R	2009	15	B e M	196	422	4,5	6,7	6,7	26,7	-	0,6
TOTAL	-	-	99	-	190,6 (148-271)	319,4 (10-600)	4,4 (2-7,2)	8,8 (0-33,3)	4,2 (0-17,6)	10 (0-33,3)	25,7 (22-29)	1 (0,6-1,3)

B = Doenças benignas; C = Acesso convencional; M = Doenças malignas; R = Acesso robótico

Mesmo artigo.

* Alguns pacientes deste grupo foram relatados anteriormente por *Han et al.*, 2011 e *Jeon et al.*, 2010.

** Alguns pacientes deste grupo foram relatados anteriormente por *Aron et al.*, 2009.

Decorticação de cistos renais

A decorticação, fenestração ou marsupialização de cistos renais foi abordada por LESS em 12 artigos de relatos ou séries de casos, somando 67 procedimentos (um bilateral) (Tabela 10).

Pieloplastias

A pieloplastia por LESS foi citada por 16 artigos, 9 relatos ou séries de casos, 5 estudos experimentais ou revisões de literatura, 1 estudo comparativo retrospectivo com a cirurgia aberta em crianças e 1 estudo comparativo retrospectivo com a laparoscopia convencional em adultos (casos-controles), totalizando 72 procedimentos (dois bilaterais) (Tabela 11). A pieloplastia por LESS apresentou maior tempo de operação e menor período de hospitalização em comparação à cirurgia aberta em crianças (C). Os resultados perioperatórios da pieloplastia mostram redução do sangramento transoperatória em favor de LESS (Tabela 12) (C).

Ureterolitotomias

LESS e ureterolitotomia foram abordados em 16 artigos, 2 de revisão de literatura e 11 relatos ou séries de pacientes, 3 estudos comparativos com laparoscopia convencional (Tabela 13). Os estudos comparativos concluem sobre a necessidade de estudos prospectivos com maior população (Tabela 14).

Tabela 10 – Experiência clínica relatada para a decorticação de cistos renais por LESS.

AUTOR PRINCIPAL	ANO DE PUBLICAÇÃO	NÚMERO DE PACIENTES	TEMPO OPERATÓRIO minutos (variação)	SANGRAMENTO ESTIMADO mL (variação)	TEMPO DE INTERNAÇÃO HOSPITALAR dias (variação)	CONVERSÃO PARA CIRURGIA ABERTA % (variação)	CONVERSÃO PARA LAP TRADICIONAL % (variação)	COMPLIC % (variação)	ESCALA VISUAL DE DOR (PO1) (0 a 10)	ESCALA VISUAL DE DOR (ALTA) (0 a 10)
CHOI *	2011	22	93	20	2,2	0	0	0	–	–
DESAI	2009	1	60	50	1	0	0	0	–	–
HABER	2011	1	180	–	2	0	0	0	–	1,5
LEE SW	2011	21 (1 BILATERAL)	115,18	34,54	4,45	0	0	0	4,09	–
LEE SY	2010	8	109,4	181,3	3,6	0	0	0	2,1	–
MICALI	2011	4	48,25	50	1	0	0	0	–	–
OHL	2010	2	70	30	–	0	0	0	–	–
RYU	2009	5	56	178,8	5,2	0	0	20	–	–
VERHOEST	2010	1	80	20	3	0	0	0	–	0
WHITE **	2009	2	135	50	1,5	0	0	0	–	0
TOTAL	–	**67**	**94,7 (48,2-180)**	**68,3 (20-181,3)**	**2,7 (1-5,2)**	**0**	**0**	2 (0-20)	3 (2,1-4,1)	0,75 (0-1,5)

* Alguns pacientes deste grupo foram relatados anteriormente por *Jeon et al.*, 2010.

** Um paciente deste grupo foi relatado anteriormente por *White et al.*, 2009.

Tabela 11 – Estudos clínicos com os resultados de pacientes submetidos à pieloplastia por LESS.

AUTOR PRINCIPAL	ACESSO CONVENC/ ROBÓTICO	ANO DE PUBLICAÇÃO	NÚMERO DE PACIENTES	TEMPO OPERATÓRIO minutos (variação)	SANGRAMENTO ESTIMADO mL (variação)	TEMPO DE INTERNAÇÃO HOSPITALAR dias (variação)	CONVERSÃO PARA CIRURGIA ABERTA % (variação)	CONVERSÃO PARA LAP TRADICIONAL % (variação)	COMPLIC % (variação)	ESCALA VISUAL DE DOR (PO1) 0 a 10 (variação)	ESCALA VISUAL DE DOR (ALTA) 0 a 10 (variação)
CAIONE	C	2010	28	95	-	2,6	0	0	0	4	-
CHOI	C	2011	4	196	80	4,5	0	0	25	-	-
DESAI*	C e R	2009	17 (2 BILATERAIS)	236	79	2	0	5,3	0	-	2,4
KAWAUCHI	C	2010	1	240	-	6	0	0	0	-	-
TUGCU	C	2010	14	204,5	102	2	0	0	6,25	-	-
WHITE	C e R	2009	8	233	62,5	2,5	0	0	12,5	-	2,75
TOTAL	-	-	**72**	**200,7 (95-240)**	**80,9 (62,5-102)**	**3,3 (2-6)**	**0**	**0,9 (0-5,3)**	**7,3 (0-12,5)**	**4 (4-4)**	**2,6 (2,4-2,7)**

C = Acesso convencional; R = Acesso robótico

* Alguns pacientes deste grupo foram relatados também por *Desai et al.*, 2008 e 2009, *Kaouk et al.*, 2009 e *Stein et al.*, 2009 e 2010.

Tabela 12 – Estudos comparativos entre a pieloplastia por LESS e a pieloplastia laparoscópica convencional

AUTOR	ANO	N		TEMPO CIRURGIA (min)			SANGRAMENTO (ml)			TEMPO HOSPITAL (dias)			DOSE ANALGESIA*			COMPLICAÇÃO (%)		
		LESS	LC	LESS	LC	*p*	LESS	LC	*p*	LESS	LC	*p*	LESS	LC	*p*	LESS	LC	*p*
JU	2011	9	18	252,2	309,7	O,82	150	200	0,03	6	6	0,58	3,7	5,6	0,14	22	11,1	0,22
NAITOH	2014	12	12	248	253		6,5	7,6		–	–		–	–		0	0	
STEIN	2010	16	16	215	183		79	87		2,2	2,4		41,7	49,5		0	0	
TRACY	2009	14	28	202	257		35	85		1,28	1,23		34	38		35,7	21,4	
TUGCU	2013	19	20	195,2	145,6		55,6	45,8		2,12	2,06		16,1	32,16		0	0	

* mg equivalente de morfina

Tabela 13 – Artigos publicados abordando ureterolitotomia por LESS.

AUTOR PRINCIPAL	ANO DE PUBLICAÇÃO	NÚMERO DE PACIENTES	TAMANHO DO CÁLCULO cm (variação)	TEMPO OPERATÓRIO minutos (variação)	SANGRAMENTO ESTIMADO mL (variação)	TEMPO DE INTERNAÇÃO HOSPITALAR dias (variação)	CONVERSÃO PARA CIRURGIA ABERTA % (variação)	CONVERSÃO PARA LAP TRADICIONAL % (variação)	COMPLIC % (variação)	ESCALA VISUAL DE DOR (PO1) 0 a 10 (variação)
ALMEIDA	2011	1	1,2	180	50	1	0	0	0	–
BRANCO	2009	1	1,8	45	50	1	0	0	0	–
CHOI *	2011	10	1,8	162	70	3	10	0	10	–
JEON	2010	1	2	310	210	6	0	0	0	–
KIM	2010	7	2,2	197,1	50	3,3	0	0	0	2,7
LEE JY	2012	26	–	118,46	61,9	3,23	0	3,8	–	–
LEE SW	2011	16	–	137,4	80	4,4	0	6,2	0	3,2
LEE SY	2010	4	–	175	237,5	5	0	0	0	2,5
MICALI	2011	3	2,3	176,7	101,7	4,7	33,3	0	0	–
ZOU	2013	98	1,8	85	55	7	0	0	0	0
QIAO**	2014	12	1,73	125,3	42,9	4,8	0	0	0	–
RANE	2008	1	2,5	–	–	–	0	0	0	–
RYU	2009	2	–	–	–	–	0	0	–	–
TUGCU**	2013	23	–	69,9	56,1	2,9	0	0	0	0
WEN**	2012	10	1,84	132,7	30,7	3,8	0	0	10	0
WU	2015	20	1,88	108	0	4,4	0	0	0	–
TOTAL	-	235	1,91 (1,2-2,5)	144,46 (45-310)	84,3 (307-237,5)	3,62 (1-7)	2,7 (0-33,3)	0,6 (0-6,2)	1,3 (0-10)	1,4 (2,5-3,2)

* Alguns pacientes deste grupo foram relatados também por *Choi et al.*, 2010.

** Estudos comparativos com laparoscopia convencional.

Tabela 14 – Estudos comparativos entre a ureterolitotomia por LESS e a ureterolitomia videolaparoscópica convencional.

	QIAO			TUGCU			WEN		
	LESS	Lap tradicional	*p*	LESS	Lap tradicional	*p*	LESS	Lap tradicional	*p*
NÚMERO DE PACIENTES	12	16		23	42		10	15	
TEMPO OPERATÓRIO (minutos)	125,3	116,9	0,119	74,1	69,9	0,54	132,7	128	0,782
SANGRAMENTO ESTIMADO (mL)	42,9	43,3	0,914	54,9	56,1	0,49	30,7	28	0,620
TEMPO DE HOSPITALIZAÇÃO (dias)	4,8	4,4	0,38	3,1	2,9	0,61	2,0	3,5	0,005
ANALGESIA (dias)	–	–		2,4	5,2	0,001	–	–	

Prostatectomia simples

A prostatectomia para hiperplasia prostática benigna, ou adenomectomia, foi abordada por LESS em 7 artigos, englobando 63 pacientes (Tabela 15).

Prostatectomia radical

A prostatectomia radical foi abordada sob a óptica da LESS em 22 artigos, 7 estudos experimentais ou de revisão de literatura e 15 estudos clínicos com 120 pacientes relatados (Tabela 16).

Cistectomia radical

A cistectomia radical para tratamento de carcinoma urotelial de bexiga avançado ou de alto grau foi descrita em 5 artigos, que expuseram os resultados clínicos de 54 pacientes (Tabela 17).

Robótica (R-LESS)

A principal dificuldade técnica da LESS é o choque das pinças. O surgimento de plataformas robóticas permite articulação das pinças no interior da cavidade abdominal, vencendo o desafio da triangulação dos instrumentos cirúrgicos.

A aplicação da R-LESS foi verificada em 68 artigos. Aplicações tanto em cirurgias no trato urinário superior quanto inferior. Presença mais significativa de artigos no tocante a pieloplastia (Tabela 18).

Tabela 15 – Resultados dos estudos clínicos publicados para tratamento da hiperplasia prostática benigna por LESS.

AUTOR PRINCIPAL	ANO DE PUBLICAÇÃO	NÚMERO DE PACIENTES	TEMPO OPERATÓRIO minutos (variação)	SANGRAMENTO ESTIMADO mL (variação)	TEMPO DE INTERNAÇÃO HOSPITALAR dias (variação)	CONVERSÃO PARA CIRURGIA ABERTA % (variação)	CONVERSÃO PARA LAP TRADICIONAL % (variação)	COMPLIC % (variação)	ESCALA VISUAL DE DOR (ALTA) 0 a 10 (variação)
DESAI *	2009	34	116	460	3	12	0	23	2
LEE	2012	7	191,86	–	5,29	0	0	0	–
OKTAY	2010	3	103	190	4	0	0	0	–
SOTELO **	2009	20	91	337	1,8	0	0	10	–
SOTELO **	2009	1	120	200	2	0	0	0	–
TOTAL	–	**63**	**124,4 (91-191,86)**	**296,7 (190-460)**	**3,28 (1,8-5,29)**	**2,4 (0-12)**	**0**	**8,2 (0-23)**	**2 (2-2)**

* Alguns pacientes deste grupo foram relatados também por *Desai et al.*, 2008 e 2009.

** Mesmo artigo; um paciente deste grupo também foi relatado por *Sotelo et al.* em 2009.

Tabela 16 - Estudos clínicos publicados com os resultados da prostatectomia radical por LESS.

AUTOR PRINCIPAL	ACESSO CONVENC/ ROBÓTICO	ANO DE PUBLICAÇÃO	NÚMERO DE PACIENTES	TEMPO OPERATÓRIO minutos (variação)	SANGRAMENTO ESTIMADO mL (variação)	TEMPO DE INTERNAÇÃO HOSPITALAR dias (variação)	CONVERSÃO PARA CIRURGIA ABERTA % (variação)	CONVERSÃO PARA LAP TRADICIONAL % (variação)	COMPLIC % (variação)	ESCALA VISUAL DE DOR (PO1) 0 a 10 (variação)
BACHILLER BURGOS	C	2010	1	210	200	2	0	0	0	-
BARRET	R	2009	1	150	500	-	0	0	0	-
CACERES	C	2012	31	207	250	-	0	0	0	1,2
FERRARA	C	2010	10	-	-	-	-	-	-	-
GABOARDI	C	2010	5	215	100	3	0	0	0	-
KALLIDONIS	C	2014	5	156	196	-	0	0	-	-
KAOUK	C	2008	4	285	287	2,5	0	0	33,3	2
KAOUK	R	2008	3	300	250	1,5	-	-	-	-
JIANG	C	2014	20	248	94	15,4	0	0	20	0,8
LEEWANSANGTONG	R	2010	1	335	250	3	0	0	0	-
RABENALT	C	2010	1	290	100	-	0	0	0	-
WEN	C	2012	6	265	230	-	0	0	0	-
WHITE	C	2009	6	270	250	2,3	0	0	16,7	1,2
WHITE	R	2010	20	187,6	128,8	2,5	0	5	20	1,6
ZHU	C	2012	6	252,5	300	-	0	0	0	0,8
TOTAL	-	-	**120**	**211,8 (150-335)**	**223,98 (100-500)**	**3,77 (1,5-15,4)**	**0**	**0,4 (0-5)**	**7,5 (0-33,3)**	**1,26 (0,8-1,6)**

C = Acesso convencional; R = Acesso robótico

Tabela 17 – Resultados clínicos da cistectomia radical por LESS.

AUTOR PRINCIPAL	ANO DE PUBLICAÇÃO	NÚMERO DE PACIENTES	TEMPO OPERATÓRIO minutos (variação)	SANGRAMENTO ESTIMADO mL (variação)	TEMPO DE INTERNAÇÃO HOSPITALAR dias (variação)	CONVERSÃO PARA CIRURGIA ABERTA % (variação)	CONVERSÃO PARA LAP TRADICIONAL % (variação)	COMPLIC % (variação)	ESCALA VISUAL DE DOR (ALTA) 0 a 10 (variação)
ABDALLAH	2014	10	236	575	5,5	0	0	–	–
ANGULO	2014	20	335	337	9	0	0	–	3
KAOUK	2010	3	315	217	6	0	0	0	–
LIN *	2011	12	383	150	15,3	0	0	25	–
LIU	2010	1	570	600	–	–	–	–	–
MA	2012	5	208,2	270	19,5	–	–	–	–
WHITE	2009	3	315	216	6,6	0	0	0	0
TOTAL	–	**54**	**337,4 (236-570)**	**337,8 (150-600)**	**10,3 (6-19,5)**	**0 (0-0)**	**0 (0-0)**	**8,3 (0-25)**	**3 (0-3)**

* Alguns pacientes deste grupo foram relatados anteriormente por *Huang et al.*, 2010.

Tabela 18 – Experiência clínica relatada na literatura para a LESS robótica: principais séries clínicas.

AUTOR PRINCIPAL	ANO DE PUBLICAÇÃO	CIRURGIA	DISPOSITIVO DE ACESSO	NÚMERO DE PACIENTES	TEMPO OPERATÓRIO minutos (variação)	SANGRAMENTO ESTIMADO mL (variação)	TEMPO DE INTERNAÇÃO HOSPITALAR dias (variação)	COMPLIC (%)	CONVERSÃO PARA CIRURGIA ABERTA % (variação)	CONVERSÃO PARA LAP TRADICIONAL % (variação)	ESCALA VISUAL DE DOR (PO1) 0 a 10 (variação)
ARKONCEL	2011	NP	Doméstico	35	187,5	257	1,6	2,85	0	0	-
BUFFI	2015	Pieloplastia	SILS	30	170	-	5,6	-	0	0	-
CESTARI	2012	Pieloplastia	SILS	9	160	0	4	-	0	-	-
FAREED	2012	PB	GelPort	9	228	584,4	6	60	11	0	1
HAN		NP	Doméstico	14	205	200	4	78	7		
KUMNINOS	2014	NP	Doméstico	78	208	335	4,6	-	-	-	-
LEE	2011	NP NU	GelPort	56 12	150 227	322 248	2 3	-	0	0	-
OLWENY	2012	Pieloplastia	GelPort	10	226	56	2,6	10	0	0	-
STEIN	2010	Pieloplastia Nefrectomia NP		2 1 1	235 200 180	38 250 600	1,75		0	0	-
WHITE	2010	PTR	SILS	20	187,6	128,8	2,5	20	5	0	2,5
WHITE	2011	Nefrectomia	SILS ou GelPort	10	167	100	2,5	10	0	0	2

NP: nefrectomia parcial.
PB: prostatectomia benigna.
NU: nefroureterectomia
PTR: prostatectomia radical.

R-LESS apresenta resultados animadores, porém necessita avanços em busca de menor tempo cirúrgico.

Conclusões

A aplicação da LESS em urologia está em franca ascensão e tem se mostrado segura e eficaz nas mãos de cirurgiões experientes em videocirurgia. Aprimoramentos na técnica operatória e na instrumentação videocirúrgica, incluindo a tecnologia robótica, tendem a tornar essa abordagem mais amplamente acessível. Estudos multicêntricos, prospectivos e randomizados são necessários para definir com mais clareza os benefícios e limitações da LESS em comparação à videolaparoscopia convencional e à cirurgia aberta, assim como avaliar sua relação custo-benefício.

Referências bibliográficas

1. Symes A, Rane A. Urological applications of single-site laparoscopic surgery. J Minim Access Surg. 2011;7:90-5.
2. Canes D, Desai MM, Aron M, Haber GP, Goel RK, Stein RJ, et al. Transumbilical single-port surgery: evolution and current status. Eur Urol. 2008;54:1020-30.
3. Branco AW, Kondo W, Stunitz LC, Filho AJ, de George MA. Transumbilical laparoscopic urological surgery: are special devices strictly necessary? BJU Int. 2009;103:1136-42.
4. Autorino R, Haber GP, White MA, Khanna R, Altunrende F, Yang B, et al. Pure and hybrid natural orifice transluminal endoscopic surgery (NOTES): current clinical experience in urology. 2010;10:919-22.
5. Swain P. Nephrectomy and natural orifice translumenal endosurgery (NOTES): transvaginal, transgastric, transrectal, and transvesical approaches. J Endourol. 2008;22:811-7.
6. White MA, Haber GP, Autorino R, Khanna R, Altunrende F, Yang Bo. Robotic laparoendoscopic single-site surgery. BJU Int. 2010;106:923-7.
7. Granberg CF, Gettman MT. Instrumentation for natural orifice translumenal endoscopic surgery and laparoendoscópica single-site surgery. Indian J Urol. 2010; 26:385-8.
8. Gill IS, Advincula AP, Aron M, Caddedu J, Canes D, Curcillo PG, et al. Consensus statement of the consortium for laparoendoscopic single-site surgery. Surg Endosc. 2010;24:762-8.

9. Tracy CR, Raman JD, Cadeddu JA, Rane A. Laparoendoscopic single-site surgery in urology: where have we been and where are we heading? Nature. 2008;10:561-8.
10. Kaouk JH, Autorino R, Kim FJ, et al. Laparoendoscopic single-site surgery in urology: worldwide multi-institucional analysis of 1076 cases. Eur Urol. 2011;60:998-1005.
11. Gettman MT, Lotan Y, Napper CA, Cadeddu JA. Transvaginal laparoscopic nephrectomy: development and feasibility in the porcine model. Urology. 2002;59:446-50.
12. Branco AW, Branco Filho AJ, Kondo W, Noda RW, Kawahara N, Camargo AA, et al. Hybrid transvaginal nephrectomy. Eur Urol. 2008;53:1290-4.
13. Muller EM, Cavazzola LT, Machado Grossi JV, Mariano MB, Morales C, Brun M. Training for laparoendoscopic single-site surgery (LESS). Int J Surg. 2010;8:64-8.
14. Almeida GL, Lima NG, Schmitt CS, Kaouk JH, Teloken C. Transumbilical single-incision laparoscopic ureterolithotomy. Actas Urol Esp. 2011;35:52-6.
15. Branco AW, Kondo W, Stunitz LC, Valente J, Branco Filho AJ. Laparoendoscopic Pfannenstiel nephrectomy using conventional laparoscopic instruments – preliminary experience. Braz J Urol. 2010;36:718-23.
16. Raman JD, Scott DJ, Cadeddu JA. Role a magnetic anchors during laparoendoscopic single site surgery and NOTES. J Endourol. 2009;23:781-6.
17. Autorino R, Kaouk JH, Yakoubi R, et al. Urological laparoendoscopic single site surgery: multi-institutional analysis of risk factors for conversion and postoperative complications. J Urol. 2012;187:1989-94.
18. Riedinger CB, Tobert CM, Lane BR. Laparoendoscopic single site, laparoscopic or open surgery for adrenal tumors: Selecting the optimal approach. World J Clin Urol. 2014;24:54-65.
19. White MA, Autorino R, Spana G, et al. Robotic Laparoendoscopic Single-Site Radical Nephrectomy: Surgical Technique and Comparative Outcomes. Eur Urol. 2011;59:815-22.
20. Canes D, Berger A, Aron M. Laparo-endoscopic single site (LESS) versus standard laparoscopic left donor nephre ctomy: matched-pair comparison. Eur Urol 2010;57: 95-101.
21. Afaneh C, Aull MJ, Gimenez E, et al. Comparison of laparoendoscopic single-site donor nephrectomy and conventional laparoscopic donor nephrectomy: donor and recipient outcomes. Urology 2011;78:1332-7.
22. Lunsford KE, Harris MT, Nicoll KN, et al. Single-site laparoscopic living donor nephrectomy offers comparable perioperative outcomes to conventional laparoscopic living donor nephrectomy at a higher cost. Transplantation 2011;91: e16-7.
23. Ramasamy R, Afaneh C, Katz M, et al. Comparison of complications of laparoscopic versus laparoendoscopic single site donor nephrectomy using the modified Clavien grading system. J Urol 2011;186:1386-90.
24. Andonian S, Rais-Bahrami S, Atalla MA, Herati AS, Richstone L, Kavoussi LR. Laparoendoscopic sing le-site Pfannenstiel versus standard laparoscopic donor nephrectomy. J Endourol 2010;24:429-32.

25. Stamatakis L, Mercado MA, Choi JM et al. Comparison of laparoendoscopic single site (LESS) and conventional laparoscopic donor nephrectomy at a single institution. BJU Int 2013;112:198-206.
26. Barth RN, Phelan MW, Goldschen L, et al. Single-port donor nephrectomy provides improved patient satisfaction and equivalent outcomes. Ann Surg 2013;257:527-33.
27. Kurien A, Rajapurkar S, Sinha L, et al. First prize: standard laparoscopic donor nephrectomy versus laparoendoscopic single-site donor nephrectomy: a randomized comparative study. J Endourol 2011;25:365-70.
28. Richstone L, Rais-Bahrami S, Waingankar N, et al. Pfannenstiel laparoendoscopic single-site (LESS) vs conventional multiport laparoscopic live donor nephrectomy: a prospective randomized Controlled trial. BJU Int 2013;112:616-22.
29. Tugcu V, Sönmezay E, Ilbey YO, Polat H, Tasci AI. Transperitoneal laparoendoscopic single-site pyeloplasty: Initial experiences. J Endourol. 2010;24:2023-7.
30. Tracy CR, Raman JD, Bagrodia A, Cadeddu JA. Perioperative outcomes in patients undergoing conventional laparoscopic versus laparoendoscopic single-site pyeloplasty. Urology. 2009;74:1029-34.
31. Ju SH, Lee DG, Lee JH, Baek MK, Jeong BC, Jeon SS, et al. Laparoendoscopic Single-Site Pyeloplasty Using Additional 2 mm Instruments: A Comparison with Conventional Laparoscopic Pyeloplasty. Korean J Urol. 2011;52:616-21.
32. Stein RJ, Berger AK, Brandina R, Patel NS, Canes D, Irwin BH, et al. Laparoendoscopic single-site pyeloplasty: a comparison with the standard laparoscopic technique. BJU Int. 2011;107:811-5.
33. Naitoh Y, Kawauchi A, Yamada Y, Fujihara A, Hongo F, Kamoi K, et al. Laparoendoscopic single-site versus conventional laparoscopic pyeloplasty: A matched pair analysis. Int J Urol. 2014;21:793-6.
34. Wen X, Liu X, Huang H, et al. Retroperitoneal laparoendoscopic single-site ureterolithotomy: a comparison with conventional laparoscopic surgery. J Endourol. 2012;26:366-71.
35. Wu Z, Xu Y, Yu J, et al. Our experience with retroperitoneal laparoendoscopic single-site ureterolithotomy. Urol Int. 2015;94:58-63.
36. Qiao P, Zhang J, Wang J, et al. Retroperitoneal laparoendoscopic single-site ureterolithotomy versus convencional laparoscopic ureterolithotomy. Chin Med J. 2014;127:865-8.
37. Zou X, Zhang G, Xue Y, et al. Suprapubic-assisted laparoendoscopic single-site surgery in urology: our experience. BJU Int. 2013;112:E92-8.
38. Tugcu V, Simsek A, Kargi T, et al. Retroperitoneal laparoendoscopic single-site ureterolithotomy versus convencional laparoscopic ureterolithotomy. Urology. 2013;81:567-72.
39. Kallidonis P, Georgiopoulos I, Kyriazis I, et al. Scarless laparoscopic urologic surgery by the combination of mini-laparoscopic single-site surgery equipment. Urol Int. 2014;92:411-21.

40. Jiang C, Huang J, Lin T, et al. Extraperitoneal transumbilical laparoendoscopic single-site radical prostatectomy using a homemade single-port device: 20 cases with midterm outcomes. World J Urol. 2014;32:829-36.
41. Zhu G, Zhang YQ, Grange P, et al. Laparoendoscopic single-site radical prostatectomy: technique and initial outcomes. Chin Med J. 2012;125:3815-20.
42. Caceres F, Cabrera PM, Garcia-Tello A, et al. Safety study of umbilical single-port laparoscopic radical prostatectomy with a new DuoRotate system. Eur Urol. 2012;62:1143-9.
43. Wen Xq, Huang WT, Situ J, et al. Single-port laparoscopic radical prostatectomy: initial experience and technical points to reduce its difficulties. Chin Med J. 2011;124:4092-5.
44. Lee JY, Han JH, Moon HS, et al. Single-port transvesical enucleation of the prostate for benign prostatic hyperplasia with severe intravesical prostatic protrusion. World J Urol. 2012;30:511-7.
45. Autorino R, Kaouk JH, Stolzenburg JU, et al. Current Status and Future Directions of Single-site Surgery: A Systematic Review. Eur Urol, 2013;63:266-80.
46. Han WK, Kim DS, Jeon HG, et al. Robot-assisted laparoendoscopic single-site surgery: partial nephrectomy for renal malignancy. Urology 2011;77:612-6.
47. Arkoncel FR, Lee JW, Rha KH, Han WK, Jeoung HB, Oh CK. Two-port robot-assisted vs standard robot-assisted laparoscopic partial ne- phrectomy: a matched-pair comparison. Urology 2011;78:581-5.
48. Olweny EO, Park SK, Tan YK, Gurbuz C, Cadeddu JA, Best SL. Perioperative comparison of robotic assisted laparoendoscopic single-site (LESS) pyeloplasty versus conventional LESS pyeloplasty. Eur Urol 2012;61:410-4.
49. White MA, Haber GP, Autorino R, et al. Robotic laparoendoscopic single-site radical prostatectomy: technique and early outcomes. Eur Urol 2010;58:544-50.
50. Fareed K, Zaytoun OM, Autorino R, et al. Robotic single port supra- pubic transvesical enucleation of the prostate (R-STEP): initial experience. BJU Int 2012;110:732-7.

30
Prevenção e tratamento das complicações

Breno Dauster P. Silva
Onofre Alves Neto

Introdução

Aspectos gerais

O impacto tecnológico dos procedimentos minimamente invasivos, reproduzíveis, duplicando as técnicas abertas de cirurgias com resultados excelentes, trouxe para o urologista a consciência de novos limites.

A literatura evidencia de maneira consistente que o processo de cirurgia por vídeo é minimamente invasivo, a dissecção intraoperatória conta com magnificação de imagens, além de melhor identificação e isolamento de pedículos vasculares e estruturas, controle rigoroso da hemostasia, menor período de permanência hospitalar com cicatrizes mínimas, pós-operatório com menor dor e curto período de convalescença, com rápido retorno às atividades produtivas e sociais. A experiência e o treinamento intensivo e criterioso decrescem a curva de aprendizado e habilitam com competência os cirurgiões. No entanto, complicações podem ocorrer em qualquer estágio dos procedimentos. A consideração do potencial destas no cenário cirúrgico é de responsabilidade do cirurgião e de sua equipe, devendo estes desenvolver habilidades e abordagens para evitá-las, minimizá-las e corrigi-las.

Reconhecer o potencial de complicações e identificá-las precocemente durante o ato cirúrgico, analisá-las, refletir sobre as situações presentes é a logística de toda a equipe para uma pronta e completa resolução com procedimentos adequados, no manuseio da magnitude das complicações e limitando a morbidade dos pacientes. O aumento progressivo dos procedimentos por vídeo em grandes séries de vários centros de excelência urológica no mundo evidencia taxas de complicações, desde cirurgias ablativas, conservadoras, reparadoras, reconstrutivas e oncológicas, que têm caracterizado os bons resultados, os potenciais de complicações, manuseios e soluções das mesmas, com efetiva e segura qualidade terapêutica[1-7] (Tabela 1).

Tabela 1 – Principais complicações em procedimentos urológicos.

Séries	Procedimentos	Casos	Complicações (%)	Complicações
Cadeddu[5]	Nefrectomia	738	88 (11,9)	Neuropatia
Fahlenkamp[4]	Varicocelectomia	2.407	107 (4,4)	Lesão vascular
Gill[2]	Nefrectomia	185	34 (18,4)	Lesão vascular
Gill[1]	Laparoscopia retroperitoneal	1.043	49 (4,7)	Lesão vascular
Peters[3]	Laparoscopia pediátrica	5.400	63 (1,18)	Lesão vascular
Hedican[7]	Múltiplos	196	12 (6)	Intest./vascular
Soulie[6]	Múltiplos	350	10 (2,9)	Intest./vasc./ ureter

Contraindicações para cirurgia laparoscópica

O conhecimento pleno da técnica cirúrgica, a identificação e o dimensionamento das patologias e a análise das condições clínicas do paciente são fatores fundamentais para planificar o procedimento e prevenir complicações. Com o desenvolvimento e a sofisticação das técnicas de cirurgia por vídeo é importante considerar os riscos e benefícios aos pacientes. São ponderadas contraindicações importantes aos procedimentos por vídeo:

- Pacientes com hipertensão endocraniana (tumores, hidrocefalia, traumas cranianos), shunts ventrículo-peritoneais e peritônios jugulares.[8,9]
- Pacientes com patologias cardiovasculares com risco cirúrgico ASA IV.[10]
- Portadores de patologias pulmonares restritivas agudas e crônicas que possam piorar com o pneumoperitônio.[11-13]
- Alterações hematológicas significativas, discrasias sanguíneas e coagulopatias não corrigidas.

Os procedimentos laparoscópicos apresentam contraindicações relativas e poderão ser realizados com cautela e segurança após análise de riscos e benefícios em portadores das situações seguintes: patologias cardiopulmonares com riscos de descompensação;[13,14] laparotomia prévia, especialmente quando ocorreu peritonite difusa; grandes hérnias diafragmáticas, que representem riscos de restrições de área pulmonar; ascite volumosa.[15-17]

Aspectos anestésicos relevantes em cirurgia laparoscópica

No caso do pneumoperitônio, para facilitar a cirurgia, o consenso é de se utilizar o gás carbônico (CO_2), por ser seguro com a utilização do eletrocautério e laser, além de ser facilmente eliminado pelos pulmões, do baixo custo, por não ser um combustível, mas um gás de absorção rápida, por ser 20 vezes mais difusível do que o oxigênio e por sua pouca interação com anestésicos utilizados.

As complicações da anestesia para videourocirurgia estão relacionadas à manipulação cirúrgica, à ação das drogas utilizadas na anestesia e às alterações devidas ao posicionamento em Trendelenburg dos pacientes, habitualmente utilizadas. A monitorização mínima na anestesia para videourocirurgia deve incluir: pressão arterial não invasiva, ECG, oximetria de pulso, capnografia, ventilometria, pressão arterial invasiva (quando indicada), medição da diurese, temperatura e utilização de gasometria (para conferência dos níveis arteriais de gases durante a anestesia e a cirurgia). A anestesia geral é a mais recomendada para videourocirurgia, com intubação endotraqueal e ventilação mecânica controlada, sendo mais segura e experimentada em todo o mundo, principalmente em procedimentos de longa duração. Assegurar via aérea é princípio básico dessa anestesia. Dos anestésicos deve-se evitar os que deprimem diretamente o miocárdio; o isoflurano e o sevoflurano são os agentes mais utilizados. Propofol é o agente de indução mais utilizado. Náuseas e vômitos são frequentes, podendo ocorrer em cerca de 40-50% dos pacientes como náuseas e 10-15% como vômitos. Profilaxia recomendada: dexametasona no início da cirurgia; ondasetron ao final e droperidol, quando indicado, ao final da cirurgia.

Controverso, cada vez mais se utiliza menos o óxido nitroso na anestesia para videocirurgia, embora não seja contraindicado. Aumenta a incidência de náuseas e/ou vômitos. Pode-se utilizar anestesia regional para videourocirurgia, mas a necessidade de bloqueios de grande extensão, necessidade de cooperação do paciente, desconforto intraoperatório são condições para evitar o uso de anestesia regional em videourocirurgia. A anestesia local só deve ser utilizada em procedimentos curtos, com insuflação abdominal limitada, em pacientes sem nenhum tipo de doença cardiopulmonar prévia, associada à sedação adequada.

A dor pós-operatória é melhor controlada com a analgesia multimodal, que deve incluir uso de analgésicos opioides e anti-inflamatórios junto de anestésicos locais para infiltração dos locais de punção ou bloqueio da bainha do reto abdominal. Opioides sistêmicos devem ser a base do tratamento da dor pós-operatória. Atualmente, prevenção e desenvolvimento de dor crônica pós-videourocirurgia são mandatórios, devido ao reconhecimento de que a dor de grande intensidade persistente no período pós-operatório pode desenvolver uma patologia própria, como a dor crônica persistente pós-operatória. Prevenção da embolia pulmonar é importante medida a ser tomada pela equipe anestésico-cirúrgica. A suspeita de sua ocorrência deve levar à suspensão imediata do pneumoperitônio e checagem de todos os atos. Aspirar o gás através de cateter venoso central ou do cateter de Swan-Ganz é medida auxiliar, ao lado da colocação do paciente em decúbito lateral, além de interromper a administração de óxido nitroso e aumentar a FiO2 para 100%. Intubação seletiva é ocorrência frequente em videourocirurgia, principalmente após a insuflação do pneumoperitônio, com o deslocamento do diafragma e possível deslocamento do tubo endotraqueal, geralmente, para o brônquio fonte direito. É fundamental sua checagem após cada etapa da cirurgia, como o pneumoperitônio e o posicionamento em Trendelenburg do paciente. Para prevenção das complicações, fundamental é o trabalho em equipe, devendo o anestesista auxiliar na checagem de todos os dados especialmente os referentes ao pneumoperitônio e posicionamento do paciente. Reações alérgicas não são específicas da videourocirurgia, devendo fazer parte da rotina de toda avaliação pré-operatória, no sentido de identificar pacientes com possíveis alterações alérgicas. No pós-operatório o mais comum é a ocorrência de dor na altura da escápula direita do paciente, especialmente por distensão da cavidade abdominal peri-hepática, mesma origem embrionária. A dor pós-operatória no ombro direito deve ser pesquisada, tratada e principalmente esclarecida para os pacientes.

Monitorização da pressão arterial

O trauma cirúrgico, o pneumoperitônio e as alterações metabólicas podem contribuir também para oscilações pressoras. O pneumoperitônio resulta no aumento da pressão intra-abdominal, que leva à redução do retorno venoso por compressão da parede da veia cava inferior. O declínio do retorno venoso diminui o débito cardíaco e pode levar à hipotensão arterial.[18-20] A hipotensão arterial pode estar associada à bradicardia secundária ao estímulo vagal. Fatores associados ou desencadeadores como hipóxia, hipercarbia, pneumotórax, embolias, medicamentos, acidentes cardiovasculares e sangramentos intraoperatórios podem justificar hipotensões arteriais.[21,22] Monitoração anestésica e o rigoroso controle das oscilações pressoras são importantes e obrigatórias durante as cirurgias por vídeo. Os níveis de pneumoperitônio até 20 mmHg são bem toleráveis e com menores riscos desses acidentes. A interação cirurgião/anestesista contribui para o melhor manuseio dessas situações. A hipotensão deve ser identificada e analisadas as possíveis causas para sua correção imediata. Medidas anestésicas de sustentação, revisão de doses de medicamentos anestésicos, oxigenação adequada, reposição volêmica e reposição sanguínea se necessário. Resolução de situações emergenciais, utilização de atropina e agentes vasopressores, se necessário. Nesse caso, o posicionamento do paciente em Trendelenburg pode auxiliar o retorno venoso central.[21,22] Oscilações de pressão com hipertensão são mais comuns em portadores de hipertensão arterial prévia, níveis anestésicos inadequados, hipóxia, hipercarbia. As alterações metabólicas podem estimular os receptores pressores e o sistema nervoso central, levando o paciente à taquicardia e hipertensão arterial. A variação dos níveis tensionais iniciais do paciente em valores superiores a 30% durante a cirurgia é fator determinante e representativo de hipertensão intraoperatória. A monitoração pressórica intraoperatória deve ser obrigatória em pacientes com hipertensão instável e de difícil controle. O manuseio da hipertensão arterial intraoperatória deve incluir várias medidas, como respiração e ventilação adequadas, enriquecimento com O_2 se necessário, aprofundamento dos níveis de anestesia, utilização de hipotensores de ação rápida, podendo ser empregados também agentes alfa e betabloqueadores e outras medidas adequadas.

Arritmias poderão ocorrer durante cirurgias por vídeo, principalmente secundárias à absorção sistêmica do CO_2 e hipercarbia, a diferentes níveis de hipoxemia, medicamentos utilizados durante a anestesia e tração de órgãos pélvicos. Pode-se documentar e imprimir o eletrocardiograma durante o ato cirúrgico, para análise detalhada das arritmias.[23-25] O tratamento deverá contemplar a redução do pneumoperitônio, reanalisar a posição do paciente, eliminar trações de órgãos pélvicos, instituir hiperventilação com 100% de O_2. As arritmias ventriculares poderão ser tratadas com lidocaína intravenosa 0,5 a 1 mg/kg na fase inicial e, em seguida, pode ser mantida infusão contínua de 2 a 4 mg/min. Raramente os episódios de arritmias, principalmente bradicardias graves, evoluem para parada cardíaca. Monitoração do paciente em todos os níveis e a interação com o anestesista mais uma vez tornam-se imprescindíveis.[24,25]

Quais são as principais complicações associadas ao acesso laparoscópico e como podemos preveni-las?

Complicações do posicionamento do paciente

O paciente deverá ser corretamente posicionado, obedecendo às inclinações e angulações necessárias para o procedimento planejado, mantendo a segurança, realizando profilaxia de lesões e a ergonomia da equipe cirúrgica. As complicações do mau posicionamento do paciente são as síndromes compartimentais, neuropatias periféricas, praxias neurológicas com parestesias e dores escapulares. Cuidados especiais no posicionamento de pacientes obesos são imprescindíveis, podendo os pequenos acidentes provocar sérias complicações, como desarticulação de membros, tendinites, miosites e praxias neurológicas. Posições forçadas de Trendelenburg podem trazer complicações cardiovasculares, cerebrais e oftálmicas. O cirurgião e a sua equipe são os principais responsáveis pelo correto posicionamento do paciente. São complicações raras, excepcionais, de menos de 1% e as chances de ocorrência estão relacionadas à experiência da equipe[26,27] (Tabela 2).

Tabela 2 – Lesões neuromusculares em pacientes submetidos a cirurgias por vídeo.

Lesões	Número (%)	Tempo de resolução (dias)	Crônico
Neuralgia	14 (0,8)	48	1
Déficit sensorial	12 (0,7)	83	0
Déficit motor	8 (0,5)	61	1
Dor no cotovelo	6 (0,4)	12	1
Espasmos lombares	4 (0,2)	90	0
Rabdomiólise	2 (0,1)	18	1
Total	45	55	4

Lesões relacionadas ao acesso (agulha de Veress e trocartes)

Nas grandes séries publicadas na literatura, as lesões abdominais viscerais relacionadas ou lesões de estruturas vasculares retroperitoneais ocorrem na proporção de 0,05 a 2,8%. Embora sejam raras, podem ser graves, com índices de mortalidade de 13%. Importante o pleno conhecimento anatômico e da relação das estruturas vasculares da parede abdominal.

Os pacientes muito magros têm pequenos espaços entre a superfície cutânea e os órgãos abdominais e grandes vasos do retroperitônio, oferecendo maior possibilidade de acidentes.

Análises e revisões da literatura evidenciaram a colocação de Veress como um ponto crítico e considerado, sob certos aspectos, difícil no espectro do processo. Alguns autores evidenciam altos níveis de complicações, com taxas de 18%.[6,28] As lesões nas vísceras abdominais ou estruturas vasculares intraperitoneais e retroperitoneais podem ocorrer, segundo vários autores, com incidência de 0,05 a 2,8%.[2-4,6,28-33] As lesões dos intestinos delgado e grosso podem passar despercebidas para sua correta identificação em períodos superiores a 24 horas. Os acidentes relacionados à introdução de trocartes oscilam de 2,2 a 2,7%.[3,4] O número de complicações ocorridas e documentadas com agulha de Veress foi mais significante e elevado quando comparado com a introdução segundo a técnica de Hasson, 2,55 e 1,19%, respectivamente, $p < 0,006$.[6] As principais complicações relacionadas em grandes séries da literatura são: lesões viscerais e sistemas vasculares, vasos da parede abdominal e hérnias em sítios de portais. O índice de hérnias em sítios de trocartes é relativamente pequeno, 0,15%.[6] Prevenção de lesões primárias é extremamente importante.

A pressão intra-abdominal deve ser monitorada e, normalmente, abaixo de 10 mmHg. Na detecção de níveis pressores superiores a 10 mmHg, é possivel que a agulha não se encontre posicionada corretamente, sendo necessária sua reintrodução. O correto posicionamento da agulha de Veress é fundamental para iniciar bem toda a dinâmica do processo videolaparoscópico.[2-4,6,28-30] O posicionamento incorreto adiciona complicações com a infusão de CO_2. Podem-se notar com frequência enfisemas subcutâneos com crepitações, infiltração da bolsa escrotal, região cervical e enfisema pré-peritoneal que devem ser analisados criticamente, mensurados e, quando possível e necessário, drenados. Com a correta introdução e posicionamento da agulha de Veress, pode-se iniciar a instalação do pneumoperitônio de maneira gradual, sob controle. Observa-se a distensão lenta e simétrica do abdome com timpanismo progressivo. Pequenos volumes de CO_2 introduzidos já fazem desaparecer a maciez pré-hepática com surgimento de som timpânico à percussão. O correto posicionamento da agulha de Veress e/ou miniport é básico, indispensável e necessário para o início do procedimento com segurança.[15,16,29,30,33]

O fluxo de CO_2 pode ser introduzido (1 a 3 L/min) com o aumento gradual e progressivo, monitorando a pressão intra-abdominal. Nesse momento é importante a interação com o anestesista, para detecção de arritmias, hipotensão, hipertensão, hipercarbias e outras alterações cardiorrespiratórias e hemodinâmicas possíveis. O processo de distensão máxima deve manter a pressão em torno de 15 a 20 mmHg, possibilitando a introdução segura do primeiro trocarte.

Complicações com lesões vasculares

As complicações vasculares são os acidentes mais comuns em cirurgias urológicas laparoscópicas. Acidentes e complicações vasculares podem ocorrer com quaisquer vasos de calibres diversos situados na parede abdominal, no interior do envelope peritoneal e no retroperitônio durante punções com agulhas de Veress, introdução de trocartes e procedimentos urológicos. Os índices de lesões vasculares reportadas na literatura oscilam de 1,6 a 4,6% durante os procedimentos laparoscópicos[2-5,7,34-37] (Tabela 3).

Tabela 3 – Complicações vasculares em séries de cirurgias urológicas por vídeo.

Séries	Procedimentos	Casos	Complicações vasculares (%)	Tipos de lesões
Fahlenkamp[4]	Múltiplos	2.407	40 (1,7)	40 – dissecção
Gill[2]	Nefrectomia	185	3 (1,6)	2/3 – dissecção
Hedican[7]	Múltiplos	196	6 (1,6)	Dissecção
Meraney[33]	Laparoscopia retroperitoneal	404	7 (1,7)	5/7 – dissecção
Rassweiler[31]	Nefrectomia	482	22 (4,6)	Não relatado
Thiel[32]	Laparoscopia transperitoneal	274	6 (1,7)	6 – dissecção
Soulie[6]	Múltiplos	350	4 (1,1)	Dissecção

O princípio básico de uma boa dissecção é a sequência passo a passo, identificando bem as estruturas e suas relações, principalmente em cirurgias de alta complexidade, com aderências de hilos de grandes fluxos arteriais e grandes veias de drenagem. A maioria dos acidentes vasculares se dá com veias. A perfeita identificação dos acidentes, dimensioná-los, analisá-los e definir com rapidez, segurança e agilidade laparoscópica, é estratégico para o seu controle. Pequenas lesões vasculares ocasionadas por agulha de Veress poderão ser resolvidas com condutas conservadoras. Os níveis de lesões são vários e precisam ser prontamente dimensionados. Podem-se encontrar desde escoriações até pequenos hematomas e acidentes graves em: aorta, veia cava inferior, vasos mesentéricos, vasos ilíacos e hilos de estruturas abdominais (baço, fígado) e retroperitoneais (rins).

Após completa identificação da área, análise e dimensionamento do acidente vascular, várias opções devem fazer parte do arsenal de abordagens. Compressões diretas nas paredes dos vasos, uso de clipes de poliuretano e/ou metálicos, staplers vasculares. Colocação de outros trocartes em situações estratégicas para introdução de pinças vasculares laparoscópicas (Satinsky), além de analisar a possibilidade, indicação e segurança de realizar suturas vasculares laparoscópicas.[16,17,30,35,36] O controle da estabilidade hemodinâmica é fundamental. Em caso de instabilidade, avaliar e considerar as possibilidades de conversões emergenciais, que são facilitadas com a manutenção do pneumoperitônio. Os sangramentos oriundos da parede abdominal envolvem vasos de menores calibres e, principalmente, ramos de vasos epigástricos, podendo ser resolvidos com manobras de eletrofulguração, uso de argônio e pontos hemostáticos em posições adequadas. A utilização do dispositivo de Carter-Thomason facilita com grande segurança esse procedimento.

Complicações com lesões intestinais

Nas grandes séries publicadas, a ocorrência de lesões intestinais oscila de 0,2 a 1,9%, com taxa de mortalidade de 3% em lesões não identificadas durante o ato cirúrgico[2,7,14,38-40] (Tabela 4).

Tabela 4 – Séries urológicas de lesões intestinais.

Séries	Procedimentos	Casos	Complicações intestinais (%)	Diagnóstico tardio
Bischoff[36]	Múltiplos	915	10 (1,1)	4/10
Fahlenkamp[4]	Múltiplos	2.407	6 (0,2)	6/6
Guillonneau[37]	Prostatectomia	567	11 (1,9)	4/11
Soulie[6]	Múltiplos	350	3 (0,9)	–
Kavoussi[15]	PLND	372	3 (0,8)	2/3
Parra[39]	Múltiplos	221	1 (0,4)	1/1

PLND = linfadenectomia peritoneal.

As lesões de alças intestinais com eletrocautérios correspondem a 50% das lesões desses acidentes.[38,39,41,42] Atribui-se esse risco à possibilidade e à condução de gases, com transferência de energias migratórias do fenômeno elétrico aos tecidos circunvizinhos na utilização de bisturis monopolares.[41]

As lesões abrasivas acidentais no nível dos intestinos devem ser reparadas evitando necrose, fístulas e quadros sépticos evolutivos. A equipe cirúrgica deve proceder com harmonia e segurança, prevenindo perfurações e lesões inadvertidas.[38,39,41,42] As lesões maiores deverão sempre receber tratamento adequado e se aplicam para o intestino grosso e delgado, análise da extensão e riscos desta. Poderão ser realizadas suturas por via laparoscopia e/ou utilização de staplers. A cavidade peritoneal de rotina deverá receber lavagem, aspiração e drenagens adequadas. Se as lesões são reconhecidas a tempo, o reparo primário estará sempre indicado com segurança, evitando derivações intestinais. Se os reparos deixarem dúvidas quanto à qualidade, à integridade e à segurança, a conversão cirúrgica deverá ser considerada.[36,38,39,41,42] Em caso de acidente no lúmen intestinal, abrir a válvula da agulha de Veress, permitindo o extravasamento do gás. Em seguida, reposicionar corretamente a agulha, estabelecer o pneumoperitônio e analisar as possíveis lesões nas alças intestinais. Em todos os procedimentos laparoscópicos devem-se estabelecer rotinas que reforcem a segurança, principalmente, um excelente preparo intestinal e sondagem nasogástrica e vesical. A utilização de eletrocautérios bipolares e bisturis harmônicos minimiza os riscos de lesões intestinais por corrente elétrica. Lesões intestinais extensas, com abordagens difíceis, vazamentos acentuados e grande contaminação da cavidade peritoneal, são fatores importantes para conversão do processo cirúrgico.

As lesões retais são raras e ocorrem durante prostatectomias radicais, mesmo em mãos hábeis e com grande experiência.[39] As lesões devem ser identificadas, dimensionadas e tratadas corretamente com dois planos de sutura e interposição de epíploo, se necessário, conforme a gravidade de cada caso, evitando na maioria das vezes a realização de colostomias. Essas lesões têm potencial maior e riscos em pacientes pós-irradiação e multibiopsiados, nos quais os micro-hematomas constroem traves de aderências importantes na região periprostática.[39] Medidas gerais de controle do paciente em caso de acidentes com alças intestinais devem ser mantidas, como a manutenção de sonda nasogástrica por um período maior, jejum completo, antibioticoterapia, verificar as drenagens e monitorar o paciente clínica e metabolicamente. Exames clínicos frequentes do abdome, controle térmico e análise por imagens (ultrassom e tomografias). Dores, ausência e/ou diminuição dos ruídos hidroaéreos são frequentes na faixa de 48 a 72 horas. Em pacientes com evolução documentada clinicamente para quadro de peritonite impõe-se a abordagem com laparotomia.[38-42]

Lesões de via excretora

Lesões ureterais

São raras, porém significativas. Os índices atuais referenciados na literatura são de 0,3%, com taxa de conversão de 1,1%. Os casos mais frequentes relacionam-se a abordagens pélvicas ginecológicas, prostatectomia radical, cirurgias de varicocele, adrenalectomia e linfadenectomias pélvicas. O tratamento cirúrgico clássico deve ser com opções de anastomoses término-terminais e/ou reimplantes, quando necessário, utilizando as técnicas clássicas da literatura. A colocação de duplo J (DJ) é sempre obrigatória.[43,44]

Lesões vesicais

São raras, facilmente identificadas por pneumatúria e hematúria, documentadas através da sonda vesical. São lesões que ocorrem, principalmente, em prostatectomias radicais e outras cirurgias pélvicas. A identificação do balão da sonda de Foley caracteriza a lesão de parede vesical. Pequenas lesões vesicais por agulhas Veress são de tratamento conservador. Lesões limitadas, pequenas e sem maior gravidade deverão ser corrigidas pelas suturas convencionais por via laparoscópica. Manutenção de sondagem por tempo adequado.[45,46]

Complicações torácicas em cirurgias

Estudos recentes documentam a incidência e as alterações torácicas associadas aos procedimentos urológicos em três categorias principais. Complicações médicas pulmonares em 12,6%, incluindo infiltrados, e atelectasias em 9,7%. Derrames pleurais em 4,8% e embolias pulmonares em 0,3%. As complicações cirúrgicas abrangem pneumotórax sintomático em 0,35%, hemotórax em 0,08% e quilotórax em 0,08%. As alterações torácicas subclínicas com acúmulo de coleções de gases documentadas radiologicamente ocorrem em 5,5%, pneumomediastino em 3,1%, pneumotórax em 1,6% e pneumopericárdio em 0,8%.[47] As complicações cirúrgicas torácicas apresentadas em 90% e poucas alterações subclínicas foram secundárias a procedimentos laparoscópicos retroperitoneais.[42] O pneumotórax secundário a procedimentos laparoscópicos se dá por inúmeras particularidades, sendo as principais os defeitos congênitos do diafragma, persistência de canais pleuroperitoneais que sofreram fusões e fechamentos inadequados e se mantêm como remanescentes embrionários, constituindo canais potenciais de comunicações e migração do CO_2,de modo a causar dissecções ao longo dos vasos pulmonares e possíveis rupturas de pleura mediastinal. A persistência de microcanais pericárdio-peritoneais, lesões no nível dos hiatos diafragmáticos e esofágicos com migração de CO_2 ao longo dos grandes vasos e através das fibras musculares do diafragma. Migração de gases no trajeto subcutâneo através dos espaços e planos fasciais anteriores da região cervical. Além dos caminhos naturais, pode haver acidentes diretos com a pleura e o diafragma, justificando o estabelecimento do pneumotórax.[1,47,48]

Em cirurgias por vídeo, o movimento do gás durante a confecção do pneumoperitônio pode produzir pneumotórax uni e/ou bilateral, pneumopericárdio e pneumomediastino. O pneumotórax pode decorrer de laceração durante a cirurgia laparoscópica no nível da junção gastresofágica. Essas complicações são potencialmente sérias e podem provocar distúrbios respiratórios e hemodinâmicos.[1,48,49] A observação de movimentos em apenas um lado do diafragma pode ajudar no diagnóstico, que deverá ser confirmado por ausculta e estudo de imagens (raios X de tórax). Quando se desenvolve o pneumotórax, recomendam-se várias medidas de segurança, como parar a administração de óxido nitroso; ajustar o ventilador para corrigir a hipoxemia; aplicar pressão positiva (PEEP) nas vias aéreas; reduzir a pressão intra-abdominal. É fundamental manter a interação anestesista-cirurgião, pois a maioria dos pneumotórax deverá resolver-se de maneira espontânea após exsuflação, evitando toracocenteses.

Em caso de pneumotórax secundário às rupturas de bolhas pleurais, sua persistência comprometendo a função cardiorrespiratória implica a realização da drenagem torácica.[18,49,50] Medidas profiláticas para evitar pneumotórax são sempre importantes, como evitar colocação de portais em bordos e recessos pleurais, ao nível da décima segunda costela. Em retroperitoneoscopia, utilizar o balão de Gaur e outros balões dilatadores para criar espaço no retroperitônio, sempre posicionado na fáscia anterior do músculo psoas. Realizar dissecções cuidadosas para liberar o baço, a suprarrenal e, quando necessária, a liberação hepática justadiafragmática deverá ser feita com cautela. Pequenas quantidades de gases nesses espaços podem ser manuseadas conservadoramente sob monitoração clínica com controle de imagens do paciente e podem também se constituir em situações dramáticas e emergenciais que requerem rápida identificação, dimensionamento e conduta terapêutica.[20,49-51]

Embolia gasosa e distúrbios respiratórios

A embolia gasosa, embora rara, é um quadro clínico dramático e emergencial, causando colapso cardiovascular durante a cirurgia por vídeo. Possivelmente seja a complicação mais grave em cirurgias laparoscópicas. Estima-se um caso em cada 10.000 procedimentos cirúrgicos. A injeção intravascular do gás (CO_2) pode ser consequência da colocação direta da agulha de Veress ou do trocarte no interior de vasos, ou decorrer da insuflação do gás dentro de um órgão abdominal. Essa complicação é mais frequente durante indução e estabelecimento do pneumoperitônio, principalmente em pacientes com cirurgias abdominais prévias, em que os riscos de acidentes são maiores. Portanto, a insuflação intraperitoneal de CO_2 deve ser feita com cautela, segurança e lentamente (1 L/min). O reconhecimento imediato agiliza o tratamento e as intervenções necessárias, diminui a gravidade dos efeitos adversos e suas sequelas.

O CO_2 é o gás mais utilizado em cirurgias por vídeo, por apresentar alta solubilidade no sangue, superior ao ar, ao oxigênio e ao óxido nitroso.[18,50] A dose letal de CO_2 embolizado é cinco vezes maior do que a concentração de CO_2 no ar ambiente. A rápida insuflação intravascular do gás causa um bloqueio da veia cava e no nível do átrio direito e, em consequência, obstrução ao retorno do fluxo venoso, diminuindo o débito cardíaco e estabelecendo o colapso cardiocirculatório. A embolia por CO_2 não produz broncoconstrição ou alterações de complacência pulmonar, que acompanham a embolia por ar.[18,20]

Alguns autores relatam aumento da pressão das vias aéreas durante embolia por CO_2. Eventos iniciais ocorrem com 0,5 mL/kg de ar ou menos, incluindo alterações documentadas por meio do Doppler transesofágico com possível aumento da pressão arterial média. Quando o êmbolo aumenta 2 mL/kg de ar, podem-se verificar alterações eletrocardiográficas e o paciente desenvolver arritmias cardíacas, taquicardia, hipotensão arterial, aumento da pressão venosa central, alterações de bulhas cardíacas e cianose, caracterizando clinicamente o risco iminente de colapso cardiovascular.[19,23] A capnometria e a capnografia são importantes por possibilitarem o diagnóstico precoce da embolia e determinarem a sua extensão. A ausculta de murmúrio na área precordial com declínio abrupto da saturação de O_2 e a hipotensão grave são sinais associados à embolia gasosa.[19,23] Com a utilização de ecografia transesofágica podem-se detectar pequenas bolhas de ar no nível do átrio esquerdo em mais de 50% dos pacientes submetidos à colecistectomia laparoscópica.

O tratamento da embolia por CO_2 consiste na imediata suspensão da insuflação e na liberação do pneumoperitônio. O paciente é colocado em posição de Trendelenburg acentuada, decúbito lateral esquerdo para minimizar a obstrução do fluxo sanguíneo no nível de entrada no ventrículo esquerdo. A correção da hipóxia nesse momento e a redução do tamanho das bolhas (êmbolos gasosos) se fazem com a redução do óxido nitroso, que é descontinuado e associado à hiperventilação com 100% de O_2. Se essas medidas emergentes e iniciais não forem suficientes e eficazes, um cateter venoso central deve ser introduzido com rapidez e segurança para aspiração do gás. Em casos necessários, fazer a ressuscitação cardiopulmonar. A massagem cardíaca externa, corretamente efetuada, pode contribuir para fragmentação dos êmbolos de CO_2 em pequenas bolhas. O tratamento correto poderá reverter rapidamente o quadro clínico, pois o CO_2 tem alta solubilidade. Em casos dramáticos, pode-se recorrer à toracotomia salvadora, contudo, a embolia poderá ser fatal.

Atualmente, em muitos serviços urológicos são utilizados de rotina cateteres venosos centrais, que oferecem, além de monitoração pressora, vias de acesso venoso ao paciente e profilaxia em casos de necessidade de aspirações emergentes de êmbolos gasosos.[18,20] Outras complicações podem levar a hipóxia pré ou intraoperatória. A posição de Trendelenburg forçada contribui para que o peso das vísceras do conteúdo abdominal faça compressão diafragmática, reduzindo a área de ventilação e perfusão pulmonar, de modo a colaborar para a ocorrência de atelectasias. Essa posição poderá também contribuir para intubação seletiva de brônquios com a migração de cânula endotraqueal para o interior do brônquio fonte principal.[10,18-20,23,52]

Lesões de vísceras sólidas (fígado, baço, pâncreas e rins)

O acesso à cavidade peritoneal com agulha de Veress apresenta um potencial estimado de lesões de vísceras abdominais ou retroperitoneais de 0,05 a 2,8% e os índices de mortalidade têm oscilado na literatura de 1/10.000 a 1/100.000 casos.[28,31,53,54] O número de complicações sérias que necessitam de laparotomia oscila, segundo a literatura atual, de dois a dez em mil procedimentos realizados. Em cirurgias por vídeo, a análise da incidência e o dimensionamento das complicações são efetuados em estudos retrospectivos.[42] Perfurações de vísceras sólidas são acidentes raros. Os trocartes são introduzidos com cautela, sob visão direta. Em casos de pequenos acidentes de punção com agulha de Veress no nível de fígado, baço ou rim, deve-se dimensionar o local, extensão e potencial de gravidade das lesões. Pequenas lesões poderão ser tratadas conservadoramente com eletrocautério, laser de argônio, compressões iniciais e pontos atraumáticos hemostáticos, com ancoramento de material biológico absorvível (telas de polipropileno, gelfoam, tecido adiposo autólogo e epíploo etc.) e o uso de colas biológicas flooseal e tissueseal poderá ser corretamente recomendável. Em casos de acidentes graves, após tentar medidas conservadoras e se o paciente apresentar instabilidade hemodinâmica e hematomas progressivos e for constatada a impossibilidade de abordagem por vídeo para correção do acidente, impõe-se a laparotomia.[42,53,54]

Eventos pós-operatórios

Vários estudos documentaram a baixa incidência de complicações pulmonares comparativamente com cirurgias abertas (5 versus 25%).[52,55] Estudos mais recentes evidenciam algumas complicações pulmonares clínicas em 12,6%, complicações incidentais clínicas em 5,5% e complicações com indicações cirúrgicas em 0,5%. Trabalhos demonstraram que são necessários cerca de 45 minutos para a concentração do CO_2 retornar aos limites normais após a deflação.[51,52,55] As posições de litotomia e céfalo-aclive impedem o retorno venoso normal dos membros inferiores e resultam em estase venosa. Cirurgias complexas de longa duração podem causar síndromes compartimentais das extremidades inferiores.[52,54,56] A mortalidade por embolia pulmonar após procedimentos por vídeo (0,016%) é inferior à de cirurgias convencionais (0,8%), atribuída ao baixo índice de lesões teciduais e à desinsuflação precoce.[19,20,23] Os pacientes com esse quadro clínico deverão se submeter a exames de imagem (tomografia computadorizada) e exames laboratoriais que o documentem. A exploração cirúrgica por vídeo ou laparotomia é obrigatória e emergencial, com identificação e dimensionamento dos riscos e gravidade das lesões que devem ser corretamente reparadas, com limpeza e lavagem peritoneais seguidas de drenagem ampla.

Esses eventos deverão receber análise crítica com monitoração clínica do paciente e análise das possibilidades de embolias pulmonares, alterações significativas de volemia, alterações cardiovasculares e infarto agudo do miocárdio. Distensão abdominal associada à azotemia e hiponatremia pode ser secundária a acidentes e perfurações da parede vesical não reconhecidos no intraoperatório.[45,46] Pneumatúria e hematúria no período pós-operatório podem significar lesão da parede vesical, devendo ser dimensionadas e tratadas corretamente. Pequenas lesões analisadas radiológica e endoscopicamente podem receber intervenções mínimas (drenagem) e tratamento conservador com sondagem de demora. As lesões maiores deverão receber sempre o tratamento adequado com exploração cirúrgica e suturas convencionais.[45,46,54] Hérnias incisionais podem ocorrer em menos de 0,1%. As hérnias desenvolvem-se nos locais de inserção dos trocartes, principalmente os de 10 e 12 mm, em adultos e 5 mm, em crianças. Essa complicação poderá ser prevenida, com o fechamento correto com síntese cirúrgica da aponeurose e fáscias no nível dos sítios cirúrgicos de introdução dos portais.

Linfoceles são complicações que podem surgir em grandes dissecções, principalmente após linfadenectomias pericavoaórticas e das cadeias pélvicas e obturadoras. Os vasos linfáticos devem ser rigorosamente clipados. A cauterização elétrica não é suficiente para sua oclusão.[54,57] Essa complicação é resolvida com marsupialização e drenagem laparoscópica. Outras complicações pós-operatórias são náuseas e vômitos (40 a 75% dos pacientes), que podem retardar a alta hospitalar. Os efeitos do óxido nitroso e de opioides podem funcionar como fatores coadjuvantes na determinação desses episódios e sintomas. Drenagem gástrica através de sonda nasogástrica contribui para minimizar náuseas e vômitos no pós-operatório. A utilização de droperidol e ondansetron pode contribuir para prevenir e/ou minimizar esses efeitos colaterais.[49,53] Dores no ombro são consequência da irritação do diafragma pelo CO_2. A dor pode ser referida em ambos os ombros, podendo ocorrer em até um terço dos pacientes e acometendo de forma intensa cerca de 5%. O CO_2 transforma-se em ácido carbônico e gera um processo inflamatório na serosa peritoneal.

A dor escapular direita pode se dever à tração do fígado sobre os ligamentos freno-hepáticos e por infiltração de CO_2 entre o fígado e o diafragma. Após o ato cirúrgico, a extração mais completa possível do CO_2 intraperitoneal é uma parte essencial da analgesia pós-operatória. Diferentes tratamentos têm sido propostos para o alívio da dor, como anestesia endoscópica, infiltrações em áreas subdiafragmáticas com lidocaína ou bupivacaína. Várias medidas e terapias multimodais têm sido utilizadas para minimizar o fenômeno dor: lavar a cavidade com soro fisiológico; aspiração do CO_2 residual; após exsuflação com os devidos cuidados, drenar a cavidade por apenas seis horas; utilização de bloqueios regionais; anti-inflamatórios não hormonais e analgésicos.[49,53,56] O íleo pós-operatório ocorre em várias cirurgias oncológicas por vídeo e pode estar relacionado a resíduos de sangue e urina no peritônio, excessivas trações do mesocólon, que contém vasos e nervos. Na retroperitoneoscopia é excepcional a ocorrência de íleo pós-operatório.[49,53,56,58]

Complicações de acordo com procedimentos específicos

Nefrectomia

Nefrectomia radical por vídeo é indicada para o tratamento de todas as lesões renais sólidas. A cirurgia radical é indicada para o tratamento das lesões malignas, observando os princípios básicos oncológicos ao mesmo tempo, com margem de segurança. As cirurgias poupadoras de néfrons, com o avanço das tecnologias minimamente invasivas, podem ser consideradas com absoluto sucesso e segurança em casos com indicação e realização corretas. As cirurgias renais radicais com trombos envolvendo veias renais e veia cava inferior têm obtido sucesso, utilizando hipotermia profunda, parada cardíaca, com técnicas de abordagens que empregam clampes vasculares por via laparoscópica.[59-63] Nefroureterectomia é indicada a portadores de carcinoma de células transicionais do trato urinário superior.[61-63]

A abordagem por vídeo em casos com infecção crônica, como pielonefrite xantogranulomatosa e litíase renal coraliforme em fase avançada, constitui grande dificuldade técnica com possíveis aderências ao cólon, grandes vasos e às demais vísceras abdominais. A seleção apropriada pré-operatória é um fator importante para o sucesso dos procedimentos e profilaxia de complicações indesejáveis.[61-62] Cirurgias abdominais prévias associadas às possibilidades de comorbidades e maiores riscos representam impactos consideráveis nas decisões de utilização das vias transperitoneal ou retroperitoneal. Para cada procedimento mais elaborado e complexo são relevantes as informações sobre os planos cirúrgicos. Os estudos de imagem em 3D (tomografia computadorizada ou ressonância nuclear magnética) são importantes e utilizados para documentar tamanho, local e envolvimento das massas renais; comprometimento com órgãos adjacentes; neovascularização; envolvimento da veia renal e veia cava inferior; número e localização de artérias e veias renais, planificando o projeto cirúrgico.

A nefrectomia é realizada obedecendo aos princípios técnicos (ver Capítulos 14, 23, 32 a 36). As grandes massas renais à esquerda podem, por contiguidade, atingir baço e cauda do pâncreas. Lesões pancreáticas devem ser copiosamente irrigadas com solução salina e ter fechamento com sutura contínua e agulha atraumática. Outra possibilidade é utilização de Endo-GIA® (suturas mecânicas), aproximação de epíploos e drenagem tubular com aspiração. Monitorar a evolução dos sinais peritoneais e o quadro clínico do paciente. Grandes vasos renais em situações anômalas poderão sofrer avulsões inesperadas. Múltiplos ramos de vasos perfurantes com aderências peritumorais e tecidos desmoplásticos poderão complicar a dissecção e a utilização de clipes ou EndoGIA®.

A alternativa de uso de bisturi harmônico pode representar segurança em muitas situações e avançar o processo de dissecção. A via retroperitoneal permite rápida e segura abordagem do pedículo renal, apresentando menores índices de complicações intraoperatórias (10 e 7,71%) e pós-operatórias (20 e 13,5%), quando comparada com a via transperitoneal.[63]

Os índices de complicações de grandes séries urológicas reportadas na literatura vão de 8,7 a 13%, com lesões vasculares importantes, principalmente da veia renal (1,6 a 4,6%), com índices de transfusões sanguíneas de 2,4 a 12%; lesões viscerais oscilam de 0,25 a 1,2%; taxas de conversões de 1,2 a 10%; reintervenções de 0,8 a 3,4%.[58,61-66]

Cirurgias da glândula suprarrenal

Massas incidentais de adrenal aparecem em 0,3 a 0,5%, identificadas em tomografias computadorizadas e em 1,5% das ressonâncias magnéticas do abdome, por várias razões. Os incidentalomas em 70 a 94% são benignos e não apresentam nenhuma atividade bioquímica. Síndrome de Cushing em 0 a 12%, feocromocitoma em 0 a 11%, aldosteronoma em 0 a 7% e podem estar presentes e ser documentadas por esses exames. A incidência de nódulos metastáticos da suprarrenal oscila de 8 a 38%.[67,68] Decisões e condutas em tumores incidentais da suprarrenal dependem da idade do paciente, atividades bioquímicas, características das imagens identificadas em radiologia, tomografia computadorizada, ressonância nuclear magnética, mapeamento radioisotópico (MIBG). Aspectos técnicos, cirúrgicos e detalhes da cirurgia minimamente invasiva da suprarrenal são tratados no capítulo sobre cirurgias da glândula suprarrenal. As grandes séries urológicas publicadas apresentam como principais complicações hérnias incisionais, lesões das artérias epigástricas e processo infeccioso secundário. A adrenalectomia laparoscópica tornou-se a abordagem preferencial para remoção de tumores benignos e malignos da suprarrenal. A abordagem videolaparoscópica para adrenalectomia pode ser por vias transperitoneal, retroperitoneal e transtorácica. Grande série publicada com tumores oscilando de 1,8 a 9 cm, com média de 5 cm, apresentou boa evolução, ausência de óbitos no intraoperatório e recorrência local evidenciada em 15,6 a 23% dos pacientes e relacionada à extensão e ao comprometimento local do tumor.[67-70]

A exposição da suprarrenal esquerda requer mobilização cuidadosa da flexura esplênica para evitar lacerações da cápsula do baço. As lesões da cápsula esplênica poderão ser resolvidas com suturas delicadas e ancoragem de gordura ou epíploo e também cauterizadas com laser de argônio. As grandes massas da glândula suprarrenal podem tornar a dissecção difícil com lesões inadvertidas do estômago, duodeno, grandes vasos do retroperitônio e recessos pleurais. A correção deverá ser com as técnicas clássicas de fechamento da lesão diafragmática e drenagem pleural, se necessário. Em casos de envolvimento da cauda do pâncreas pelas neoplasias, deve-se usar o stapler laparoscópico e remover a peça em bloco. Acidentes vasculares podem ocorrer, assim como em cirurgias abertas. A veia adrenal direita é curta e drena diretamente na veia cava inferior (VCI). Portanto, a abordagem do pedículo deve ser feita com extremo cuidado. Afastadores especiais podem e devem ser utilizados para afastar a VCI que, se envolvida em acidentes, deve ser clipada com clipes de poliuretano ou metálicos e, dependendo da lesão, utilizar stapler laparoscópico ou suturas vasculares. A sutura da parede dos grandes vasos por via laparoscópica depende de habilidade e treinamento do cirurgião. Em casos graves, com riscos para o paciente, recomenda-se a conversão. Trabalhos recentes recomendam a seleção de pacientes com tumores pequenos, órgãos confinados. A sobrevida dos pacientes foi similar em tumores maiores ou menores de 5 cm. Ausência de metástase em locais de portais.[69]

Pieloplastia

A pieloplastia laparoscópica foi descrita por Schuessler. Atualmente, é a opção efetiva e segura de tratamento das estenoses da junção ureteropiélica. Os procedimentos minimamente invasivos têm sido desenvolvidos para minimizar a morbidade e o trauma cirúrgico na região do flanco. A progressão da habilidade em suturas laparoscópicas padroniza e estabelece as técnicas com altas taxas de sucesso para correção. Múltiplas e variadas técnicas utilizando ou não desmembramento são referidas na literatura urológica.[71,72]

A posição dos pacientes, o acesso laparoscópico ou retroperitoneal, a introdução de portais, a mobilização renal, o controle dos vasos sanguíneos do hilo renal, plásticas e detalhes técnicos (ver Cap. 19 e 20). Casos especiais de cruzamento dos vasos anômalos representam 25% e a dissecção deverá ser cuidadosa, evitando isquemias de segmentos renais. A média de internação hospitalar é de 3,3 dias, a média de perda sanguínea 181 ml e o sucesso pós-operatório de 88 a 98%. As taxas de complicações oscilam de 4 a 30% em grandes séries e as conversões, de 1,4 a 6,6%. A principal complicação publicada nas séries urológicas é a persistência das drenagens urinárias, tratada conservadoramente com a permanência de duplo J (cateter) e drenagem. As suturas piélicas devem ser cuidadosas e contínuas.[71-73]

As melhores técnicas, o treinamento da equipe cirúrgica e equipamentos Endostitch (US Surgical) estão contribuindo para a realização do procedimento em tempos aceitáveis e rápidos, com excelentes resultados funcionais das unidades renais, bons resultados cosméticos e rápida recuperação dos pacientes.

Nefrectomia parcial

A nefrectomia parcial laparoscópica é uma nova abordagem, recentemente empregada em centros urológicos com expansão para uso rotineiro em urologia. A cirurgia excisa completamente o tumor e com margens de segurança, utilizando e reproduzindo com avanços técnicos qualificados a sequência técnica da cirurgia aberta na preservação de néfrons. A abordagem transperitoneal ou retroperitoneal, acesso com portais, uso de ultrassom intraoperatório, margens cirúrgicas e detalhes importantes do processo de isquemia são considerados na literatura para otimização do procedimento e benefícios aos pacientes.[74-77] A nefrectomia parcial laparoscópica envolve o controle do pedículo vascular renal com pinças e/ou clampes vasculares adequados e refrigeração do parênquima. Técnicas de *ice slush* e análise das margens de segurança oncológicas. O processo cirúrgico dura em média três horas (0,75 a 5,8 horas) com perda média de sangue de 125 ml, isquemia de 23 a 28 minutos e permanência hospitalar de 2,2 dias. Séries recentes apresentam complicações no intraoperatório em 5 a 5,5%, no pós-operatório imediato em 9 a 12% e tardias em 15%.

Complicações urológicas foram documentadas em 18% dos pacientes, incluindo hemorragias em 9,5% e perda urinária em 4,5%. A conversão ocorreu em 1% dos pacientes e reoperações em 2%.[83] As principais complicações são sangramentos por controles inadequados do pedículo vascular e hematomas no nível da área de secção do parênquima, que poderão ser resolvidos com suturas no nível dos vasos sangrantes. A ocorrência de sangramentos poderá ser resolvida com suturas específicas, colas biológicas, laser de argônio.

Em casos de complicações específicas de fístulas arteriovenosas são usadas técnicas endovasculares de embolização. Nas séries urológicas publicadas, estão lesões ureterais com extravasamentos urinários que podem ser abordadas conservadoramente e, se necessário, com stents endoscópicos. Complicações tardias são referenciadas na literatura mundial em cerca de 10% e em estudos multicêntricos a conversão cirúrgica foi de 1 a 8%. As principais complicações tardias são hérnias em sítios de trocartes, infecções, hematúria, drenagem urinária persistente, atelectasia pulmonar, pneumonia, embolia pulmonar e fibrilação arterial.[58,74-79]

Prostatectomia radical

A prostatectomia radical laparoscópica é uma alternativa de grande interesse de centros mundiais urológicos de excelência no tratamento do câncer localizado da próstata. A técnica exige treinamento e habilidade em cirurgias reconstrutivas e pleno domínio anatômico das estruturas pélvicas. O conhecimento da patologia oncológica (estadiamento clínico e patológico, TNM, localização do tumor, status das margens cirúrgicas pré e pós-operatórias, grau, escore de Gleason e PSA pré-operatório) tem significativo impacto na cura, recorrência do tumor, ou sobrevida livre da doença,[80-82] aliados à precisa dissecção operatória, utilizando magnificação óptica de boa resolução, obedecendo aos preceitos básicos das técnicas de prostatectomia radical, são fatores imprescindíveis para um resultado técnico satisfatório, controle oncológico e bioquímico da doença. As taxas de complicações são 3,2 a 22,5%, taxa de reoperações 3,7% e conversão para procedimentos abertos 1,2%.[80-82]

Trabalhos americanos e europeus documentam os excelentes resultados e o potencial de tendências futuras. Grandes séries publicadas na literatura urológica anunciam suas experiências, estratégias técnicas, performance e análise de custos. O status das margens cirúrgicas obtidas foi significativamente relacionado à análise documentada no pré-operatório. PSA ($p < 0,001$), estádio clínico ($p < 0,001$), estádio patológico ($p < 0,001$) e escore de Gleason ($p = 0,003$).[26] A incidência de margens positivas no ápice pode estar presente em 50% de casos; posterolaterais em 30% e na base da próstata em 20%. O controle pós-operatório evidencia taxa de sobrevida livre de doença com três anos em 91,8% para pT2a N0; 88% para pT2b N0; 77% para pT3a N0; 44% para pT3b N0 e 50% para pT1-3 N1 ($p < 0,001$), resultados similares a centros com grande experiência na realização de prostatectomias radicais suprapúbicas por técnicas abertas.

As técnicas de preservação dos feixes neurovasculares têm sido bastante variadas na literatura urológica; trabalhos evidenciaram pT2 com margens positivas em 8,4%, e outros autores, 16%. Enxertos de segmentos neurológicos têm sido utilizados para minimizar a disfunção erétil.[83-86] Diferentes fatores podem aumentar as dificuldades do procedimento, especialmente deprivação androgênica prévia, prostatites, ressecção transureteral da próstata e próstatas maiores que 100 g. Estudos comparativos referem que os níveis de complicações e as dificuldades da técnica cirúrgica estão relacionados à experiência da equipe cirúrgica.[88]

A obesidade e os grandes índices de massa corpórea, embora prolonguem o tempo cirúrgico, não têm impacto nos resultados e não interferem no aumento dos índices de complicações. As lesões retais em grandes séries urológicas oscilam de 0,5 a 2% e as lesões ureterais são raras e oscilam de 0,05 a 0,3%. A tromboembolia, de 0,5 a 2%, profilaticamente tratada com anticoagulantes de baixo peso molecular e deambulação precoce.[26,87-91] As linfoceles são raras e de fácil solução com drenagens para a cavidade peritoneal.

Complicações com sangramento intraoperatório e necessidade de reposição sanguínea dependem da experiência da equipe cirúrgica, a média de perda é 290 ml e as taxas de transfusões de 2 a 3,5%. A taxa de hematomas locais é de 0,05 a 1%. Complicações com a remoção do espécime, como sangramentos pelos orifícios dos trocartes e lesões de alças intestinais com as bolsas extratoras, são raras. A incontinência urinária é cerca de 10%. A persistência de perdas urinárias pela anastomose tem diminuído muito, são praticamente excepcionais com as novas técnicas de anastomose contínua vesicoureteral.[83-86,91,92] A continência urinária, na maioria das vezes, é conseguida em 1 a 3 meses, devendo-se observar o paciente pelo período mínimo de um ano, com exercícios fisioterápicos e eletroestimulação.

Questionários validados para obtenção de informações essenciais e seguras podem ser utilizados. A maioria dos autores considera a idade acima de 70 anos como fator importante de maior ou menor chance de continência. Alguns autores consideram que a experiência da equipe cirúrgica e certas modificações técnicas para facilitar a preservação da continência urinária poderão ser utilizadas, sendo as principais a preservação do colo vesical, preservação do feixe neurovascular e do ligamento puboprostático. Estenoses são raras, ocorrem em 0,5 a 4% das prostatectomias abertas. Em publicações das grandes séries urológicas por vídeo elas são inferiores a 0,5%. A disfunção erétil é uma complicação tardia. Pode ser avaliada com vários questionários validados na literatura urológica para análise a curto e longo prazos.

Um grande número de séries relacionando a atividade sexual antes da cirurgia, a idade do paciente, a técnica utilizada e, finalmente, a experiência da equipe cirúrgica é essencial à preservação do feixe neurovascular.[26,87-90,92-94] Robôs de terceira geração, com 6° de liberdade e controles remotos, visão em 3D e movimentos de extrema precisão propiciam dissecções seguras e suturas reconstrutoras extremamente precisas.

Linfadenectomias por via laparoscópica

Linfadenectomias retroperitoneais são realizadas após completo estudo de imagens, analisando o tamanho das massas, sua relação com grandes vasos e estruturas nobres e o potencial de acidentes. São indicadas a tumores testiculares, de bexiga e prostáticos. A seleção de pacientes para esse procedimento é muito importante. As principais complicações são sangramentos de ramos perfurantes e lombares dos grandes vasos do retroperitônio (VCI e aorta), que deverão ser dissecados com extremo cuidado, habilidade e talento. Outras raras complicações incluem linfocele sintomática 2%, pancreatite 1%, deiscência fascial 1% e ascite quilosa. A taxa de cura situa-se em 98 a 99% para linfadenectomias em portadores de tumores não seminomatosos, de patologia clínica estádio I, com chances de envolvimento dos linfonodos positivos em 65 a 90%. A cirurgia tem duração média de duas a três horas, baixíssima taxa de transfusões sanguíneas (4,9%) e rápida permanência hospitalar. A abordagem cuidadosa da cadeia simpática lombar com a técnica de preservação (*nerve sparing*) permite a preservação da ejaculação em 98 a 99% dos pacientes.[26,83,90,92]

Cistectomia radical laparoscópica

A abordagem videolaparoscópica para o tratamento radical dos tumores invasivos da bexiga encontra-se em processo evolutivo inicial em todo o mundo. Pequenas séries estão descritas focalizando aspectos detalhados da tecnologia, com o tempo médio de cirurgia de 280 minutos, perda sanguínea média de 500 ml, taxas de transfusões de 5%. As principais complicações são pequenos hematomas 3,5%, fístulas urinárias 3,5% e tromboembolia pulmonar 1,1%. Os períodos de seguimento pós-operatório são curtos, porém as margens cirúrgicas são livres de tumores e após 18 meses de seguimento não foram encontrados implantes tumorais em sítios de trocartes.[95] Séries publicadas em que a neobexiga ileal ortotópica foi confeccionada com stapplers, totalmente intracorpórea e outras séries com suturas não absorvíveis apresentam boa evolução clínica, ausência de recidiva tumoral e ausência de cálculos no nível das suturas, que se mostraram bem epitelizadas.[96-98] As cirurgias oncológicas por vídeo têm avançado e conquistado espaço nos grandes serviços urológicos, com plena aceitação entre os urologistas, incluindo sua extensiva e segura aplicação no tratamento das patologias oncológicas[1,3,14,39,61,78,99,100,102] (Tabela 5).

Tabela 5 – Complicações videolaparoscópicas de séries urológicas oncológicas.

Séries	Procedimentos	Casos	Complicações (%)	Complicações intraoperatórias (%)
Cadeddu[67]	Nefrectomia radical	157	16 (10,2)	3 (1,9)
Dunn[70]	Nefrectomia radical	60	23 (37,7)	6 (10)
Gill[2]	Nefroureterectomia	42	5 (12)	2 (4,8)
Gill[1]	Nefrectomia parcial	50	6 (12)	2 (4)
Guillonneau[37]	Prostatectomia radical	567	105 (18,5)	25 (4,4)
Kavoussi[15]	PLND	372	55 (14,8)	14 (3,8)
Nelson[110]	RPLND	29	4 (13,8)	2 (6,9)
Ono[30]	Nefrectomia radical	100	13 (13)	10 (10)

PLND = linfadenectomia peritoneal; RPLNP = linfadenectomia retroperitoneal.

Aspectos relacionados ao cirurgião

Artigos recentes analisam a função das equipes cirúrgicas, os movimentos repetitivos e a variedade de posições do cirurgião, envolvendo seus membros superiores, inferiores, coluna cervical e também dos participantes de toda a equipe cirúrgica. Além da disposição estratégica dos vários equipamentos e da equipe cirúrgica, estudos documentam uma série de problemas neuromusculares dos cirurgiões, sendo os mais comuns dores nas mãos e punhos em 67%, dores nas costas em 33%, na coluna cervical em 28%, nos ombros em 17% e no cotovelo em 11%, todas alterações provocadas por estresse neuromuscular repetitivo e deficiências do processo ergonômico.[101] A conclusão das análises define por melhor viabilização e utilização dos conjuntos de equipamentos nos campos operatórios e posições ergonômicas das equipes cirúrgicas.[101]

Recomendação: A prevenção de complicações pode ser obtida seguindo-se os princípios abaixo relacionados.

Padronização dos pacientes

- Identificar os pacientes de alto, médio e baixo risco.
- Realizar exames bioquímicos completos e tipagem sanguínea.
- Completa avaliação cardiopulmonar com pareceres de especialistas quando necessário.
- Consentimento livre e informado da cirurgia proposta, seus riscos, benefícios e resultados.
- Preparo intestinal adequado quando indicado.
- Descompressão gástrica com introdução de sonda orogástrica, sondagem vesical com cateter de Foley nas cirurgias transperitoneais.
- Antibioticoprofilaxia.
- Prevenção de trombose venosa profunda (meias elásticas ou enfaixamento compressivo e utilização de heparina de baixo peso molecular, se necessário).
- Instaurar cuidados no pré e transoperatório (posição correta do paciente, observar pontos de apoio, utilização de coxins protetores, antissepsia rigorosa).
- Utilização de cateter venoso central nos casos mais complexos.

- Utilização de oxímetro de pulso e capnógrafo (controle do anestesista).
- Controle digital das ondas do eletrocardiograma e da pressão arterial.

Padronização de equipamentos

- Familiarizar-se com o uso de todos os equipamentos necessários utilizados.
- Padronizar e ter disponíveis todos os recursos tecnológicos necessários para cada caso (bisturi mono e bipolar, bisturi harmônico, clipes de poliuretano e metálicos, laser de argônio).
- Realizar os testes, conexões e regulagens dos equipamentos antes do início dos procedimentos.
- Trocartes, preferencialmente descartáveis, com dispositivos de segurança.
- Monitorar a pressão de insuflação e estabelecer rigoroso controle do pneumoperitônio (níveis de segurança).
- Promover a manutenção adequada dos equipamentos e esterilização rigorosa dos materiais não descartáveis.
- Conhecer, treinar e familiarizar-se com os novos equipamentos e tecnologias disponíveis.

Padronização de equipe médica

- Estabelecer equipe cirúrgica treinada (cirurgião, auxiliares, anestesista, instrumentadores e circulantes).
- Padronizar a técnica cirúrgica, suas etapas evolutivas e pontos críticos.
- Conhecer todos os passos da técnica cirúrgica a ser utilizada.
- Utilizar os equipamentos indicados, acessos corretos, fios adequados.
- Propiciar o máximo de ergonomia para toda a equipe cirúrgica.
- Os auxiliares devem apresentar bem o campo operatório e o horizonte virtual.
- Centralizar o foco do trabalho no monitor, antever necessidades, monitorar entrada e saída de materiais, pinças e instrumentos na cavidade, drenagem se necessário.
- Monitorar e controlar periodicamente a pressão intra-abdominal (pneumoperitônio), causar deflações controladas e periódicas para contribuir com o retorno venoso e a estabilidade hemodinâmica.

- Manobras cuidadosas e adequadas para inserção da sequência de portais (trocartes).
- Realizar transiluminação, utilizar técnicas e locais corretos e padronizados.
- Verificação de hemostasia com inspeção dos locais de acesso dos trocartes no início e final dos procedimentos.
- Inspecionar detalhadamente toda a cavidade abdominal antes e ao final dos procedimentos.
- Síntese das fáscias em todos os sítios de portais iguais ou maiores que 10 mm.
- Converter se necessário, utilizando todos os materiais indispensáveis para laparotomia. O mais importante, ético e científico é o compromisso com a vida do paciente e os bons resultados dos procedimentos.
- Realizar treinamentos frequentes em laboratórios experimentais.

Referências bibliográficas

1. Cadeddu JA, Wolfe JS, Jr., Nakada S, et al. Complications of laparoscopic procedures after concentrated training in urological laparoscopy. J Urol. Dec 2001;166(6):2109-11.
2. Fahlenkamp D, Rassweiler J, Fornara P, Frede T, Loening SA. Complications of laparoscopic procedures in urology: experience with 2,407 procedures at 4 German centers. J Urol. Sep 1999;162(3 Pt 1):765-70; discussion 770-761.
3. Gill IS, Clayman RV, Albala DM, et al. Retroperitoneal and pelvic extraperitoneal laparoscopy: an international perspective. Urology. Oct 1998;52(4):566-71.
4. Gill IS, Kavoussi LR, Clayman RV, et al. Complications of laparoscopic nephrectomy in 185 patients: a multi-institutional review. J Urol. Aug 1995;154(2 Pt 1):479-83.
5. Hedican SP. Complications of hand-assisted laparoscopic urologic surgery. J Endourol. May 2004;18(4):387-96.
6. Peters CA. Complications in pediatric urological laparoscopy: results of a survey. J Urol. Mar 1996;155(3):1070-3.
7. Soulie M, Seguin P, Richeux L, et al. Urological complications of laparoscopic surgery: experience with 350 procedures at a single center. J Urol. Jun 2001;165(6 Pt 1):1960-3.
8. Rosenthal RJ, Hiatt JR, Phillips EH, Hewitt W, Demetriou AA, Grode M. Intracranial pressure. Effects of pneumoperitoneum in a large-animal model. Surg Endosc. Apr 1997;11(4):376-80.

9. Uzzo RG, Bilsky M, Mininberg DT, Poppas DP. Laparoscopic surgery in children with ventriculoperitoneal shunts: effect of pneumoperitoneum on intracranial pressure--preliminary experience. Urology. May 1997;49(5):753-7.
10. Wilcox S, Vandam LD. Alas, poor Trendelenburg and his position! A critique of its uses and effectiveness. Anesth Analg. Jun 1988;67(6):574-8.
11. Bures E, Fusciardi J, Lanquetot H, Dhoste K, Richer JP, Lacoste L. Ventilatory effects of laparoscopic cholecystectomy. Acta Anaesthesiol Scand. May 1996;40(5):566-73.
12. Nunn JF. Applied Respiratory Physiology. 4th ed. London1993.
13. Odeberg-Wernerman SS, A. Cardiopulmonary aspects of laparoscopic surgery. 1996. Located at: Curr. Opin. Anaesthesiol.
14. Kavoussi LR, Sosa E, Chandhoke P, et al. Complications of laparoscopic pelvic lymph node dissection. J Urol. Feb 1993;149(2):322-5.
15. Gomella TA. Prevention and management of complications. In: Smith GH, Bagley DH, et al. Smith's Textbook of Endourology. St. Louis: Quality; 1996:851-76.
16. Wam TG, Weldon BC. Complications of laparoscopy: Strategies for prevention and treatment. In: Clayman Rvm EM, Laparoscopic Urology. St. Louis: Quality; 1993:183-206.
17. Gomella HN, Perioperative laparoscopic preparation. In: Gomella M, Winfield HN. Laparoscopic Urologic Surgery. New York: Raven 1994:17-9.
18. Diakun TA. Carbon dioxide embolism: successful resuscitation with cardiopulmonary bypass. Anesthesiology. Jun 1991;74(6):1151-3.
19. Root B, Levy MN, Pollack S, Lubert M, Pathak K. Gas embolism death after laparoscopy delayed by "trapping" in portal circulation. Anesth Analg. Mar-Apr 1978;57(2):232-7.
20. Graff TD, Arbegast NR, Phillips OC, Harris LC, Frazier TM. Gas embolism: a comparative study of air and carbon dioxide as embolic agents in the systemic venous system. Am J Obstet Gynecol. Aug 1959;78(2):259-65.
21. Fahy BG, Barnas GM, Flowers JL, Nagle SE, Njoku MJ. The effects of increased abdominal pressure on lung and chest wall mechanics during laparoscopic surgery. Anesth Analg. Oct 1995;81(4):744-50.
22. Goodale RL, Beebe DS, McNevin MP, et al. Hemodynamic, respiratory, and metabolic effects of laparoscopic cholecystectomy. Am J Surg. Nov 1993;166(5):533-7.
23. Brantley JC, Riley PM. Cardiovascular collapse during laparoscopy: a report of two cases. Am J Obstet Gynecol. Sep 1988;159(3):735-7.
24. Scott DB, Julian DG. Observations on cardiac arrythmias during laparoscopy. Br Med J. Feb 12 1972;1(5797):411-3.
25. Myles P. Arrhythmias during laparoscopy. Br J Anaesth. Sep 1989;63(3):365.
26. Guillonneau B, el-Fettouh H, Baumert H, et al. Laparoscopic radical prostatectomy: oncological evaluation after 1,000 cases a Montsouris Institute. J Urol. Apr 2003;169(4):1261-6.

27. Wolf JS, Jr., Marcovich R, Gill IS, et al. Survey of neuromuscular injuries to the patient and surgeon during urologic laparoscopic surgery. Urology. Jun 2000;55(6):831-6.
28. Chandler JG, Corson SL, Way LW. Three spectra of laparoscopic entry access injuries. J Am Coll Surg. Apr 2001;192(4):478-90; discussion 490-471.
29. Katz M, Beck P, Tancer ML. Major vessel injury during laparoscopy: anatomy of two cases. Am J Obstet Gynecol. Oct 15 1979;135(4):544-5.
30. Crist DW, Gadacz TR. Complications of laparoscopic surgery. Surg Clin North Am. Apr 1993;73(2):265-89.
31. Hulka JF, Levy BS, Parker WH, Phillips JM. Laparoscopic-assisted vaginal hysterectomy: American Association of Gynecologic Laparoscopists' 1995 membership survey. J Am Assoc Gynecol Laparosc. Feb 1997;4(2):167-71.
32. Harkki-Siren P. Laparoscopic complications in Finland. J Am Assoc Gynecol Laparosc. Aug 1999;6(3):363.
33. Phillips GG, Kumar C, Reich H. How much gas is required for initial insufflation at laparoscopy? 1999. Located at: Gyn. Endo.
34. Rassweiler J, Fornara P, Weber M, et al. Laparoscopic nephrectomy: the experience of the laparoscopy working group of the German Urologic Association. J Urol. Jul 1998;160(1):18-21.
35. Thiel R, Adams JB, Schulam PG, Moore RG, Kavoussi LR. Venous dissection injuries during laparoscopic urological surgery. J Urol. Jun 1996;155(6):1874-6.
36. Meraney AM, Samee AA, Gill IS. Vascular and bowel complications during retroperitoneal laparoscopic surgery. J Urol. Nov 2002;168(5):1941-4.
37. Chan D, Bishoff JT, Ratner L, Kavoussi LR, Jarrett TW. Endovascular gastrointestinal stapler device malfunction during laparoscopic nephrectomy: early recognition and management. J Urol. Aug 2000;164(2):319-21.
38. Bishoff JT, Allaf ME, Kirkels W, Moore RG, Kavoussi LR, Schroder F. Laparoscopic bowel injury: incidence and clinical presentation. J Urol. Mar 1999;161(3):887-90.
39. Guillonneau B, Rozet F, Cathelineau X, et al. Perioperative complications of laparoscopic radical prostatectomy: the Montsouris 3-year experience. J Urol. Jan 2002;167(1):51-6.
40. Parra RO, Hagood PG, Boullier JA, Cummings JM, Mehan DJ. Complications of laparoscopic urological surgery: experience at St. Louis University. J Urol. Mar 1994;151(3):681-4.
41. Reich H. Laparoscopic bowel injury. Surg Laparosc Endosc. Mar 1992;2(1):74-8.
42. Lackritz RM. Bowel burn with laparoscopy. In: INichols DH, ed. Clinical Problems, Injuries and Complications of Gynecologic Surgery. Baltimore: Williams & Wilkins, 1988:64-5.
43. Holman E. Laparoscopic management of ureteral perforation during ureterolithotripsy. J Endourol. Jun 1998;12(3):259-61.

44. Tamussino KF, Lang PF, Breinl E. Ureteral complications with operative gynecologic laparoscopy. Am J Obstet Gynecol. May 1998;178(5):967-70.
45. Hasson HM, Parker WH. Prevention and management of urinary tract injury in laparoscopic surgery. J Am Assoc Gynecol Laparosc. May 1998;5(2):99-114.
46. Angle HS, Young SB. Conservative management of incidental cystotomy at laparoscopy. A report of two cases. J Reprod Med. Nov 1995;40(11):809-12.
47. Abreu SC, Sharp DS, Ramani AP, et al. Thoracic complications during urological laparoscopy. J Urol. Apr 2004;171(4):1451-5.
48. Ng CS, Gill IS, Sung GT, Whalley DG, Graham R, Schweizer D. Retroperitoneoscopic surgery is not associated with increased carbon dioxide absorption. J Urol. Oct 1999;162(4):1268-72.
49. Hall D, Goldstein A, Tynan E, Braunstein L. Profound hypercarbia late in the course of laparoscopic cholecystectomy: detection by continuous capnometry. Anesthesiology. Jul 1993;79(1):173-4.
50. Gomar C, Fernandez C, Villalonga A, Nalda MA. Carbon dioxide embolism during laparoscopy and hysteroscopy. Ann Fr Anesth Reanim. 1985;4(4):380-2.
51. Hall JC, Tarala RA, Hall JL, Mander J. A multivariate analysis of the risk of pulmonary complications after laparotomy. Chest. Apr 1991;99(4):923-7.
52. Frazee RC, Roberts JW, Okeson GC, et al. Open versus laparoscopic cholecystectomy. A comparison of postoperative pulmonary function. Ann Surg. Jun 1991;213(6):651-3; discussion 653-654.
53. Chapron CQD, Mage G, et al. Complications de la coeliochirurgie gynecologique. Etude multicentrique a partir de 7,604 coelioscopies. 1992. Located at: J. Gynecol. Obstet. Biol. Reprod.
54. Vallancien G, Cathelineau X, Baumert H, Doublet JD, Guillonneau B. Complications of transperitoneal laparoscopic surgery in urology: review of 1,311 procedures at a single center. J Urol. Jul 2002;168(1):23-6.
55. Derouin M, Couture P, Boudreault D, Girard D, Gravel D. Detection of gas embolism by transesophageal echocardiography during laparoscopic cholecystectomy. Anesth Analg. Jan 1996;82(1):119-24.
56. Lydon JC, Spielman FJ. Bilateral compartment syndrome following prolonged surgery in the lithotomy position. Anesthesiology. Mar 1984;60(3):236-8.
57. Cadeddu JA, Ono Y, Clayman RV, et al. Laparoscopic nephrectomy for renal cell cancer: evaluation of efficacy and safety: a multicenter experience. Urology. Nov 1998;52(5):773-7.
58. Nogueira L, Katz D, Pinochet R, et al. Critical evaluation of perioperative complications in laparoscopic partial nephrectomy. Urology. Feb 2010;75(2):288-94.
59. Meraney AM, Gill IS, Desai MM, et al. Laparoscopic inferior vena cava and right atrial thrombectomy utilizing deep hypothermic circulatory arrest. J Endourol. Jun 2003;17(5):275-82.
60. Landman J, Rehman J, Sundaram CP, et al. Renal hypothermia achieved by retrograde intracavitary saline perfusion. J Endourol. Sep 2002;16(7):445-9.

61. Montes SFP, Rodriguez IG, Ugarteburu RG, Villamil LR, Mendez BD, Gil PS, Madera JM. Intraoperative laparoscopic complications for urological cancer procedures, World J Clin Cases. May 16, 2015;3(5):450-6.
62. Soulie M, Salomon L, Seguin P, et al. Multi-institutional study of complications in 1085 laparoscopic urologic procedures. Urology. Dec 2001;58(6):899-903.
63. McDougall E, Clayman RV, Elashry OM. Laparoscopic radical nephrectomy for renal tumor: the Washington University experience. J Urol. Apr 1996;155(4):1180-5.
64. Jacobs SC, Cho E, Foster C, Liao P, Bartlett ST. Laparoscopic donor nephrectomy: the University of Maryland 6-year experience. J Urol. Jan 2004;171(1):47-51.
65. Simon SD, Castle EP, Ferrigni RG, et al. Complications of laparoscopic nephrectomy: the Mayo clinic experience. J Urol. Apr 2004;171(4):1447-50.
66. Siqueira TM, Jr., Kuo RL, Gardner TA, et al. Major complications in 213 laparoscopic nephrectomy cases: the Indianapolis experience. J Urol. Oct 2002;168(4 Pt 1):1361-5.
67. Kaouk JH, Matin S, Bravo EL, Gill IS. Laparoscopic bilateral partial adrenalectomy for pheochromocytoma. Urology. Dec 2002;60(6):1100-3.
68. Kloos RTK, M.; Thompson NW, et al. Incidentally discovered adrenal masses. In: Arnould A, ed. Endocrine Neoplasms. Boston: Kluwer; 1997:263.
69. Moinzadeh A, Gill IS. Laparoscopic radical adrenalectomy for malignancy in 31 patients. J Urol. Feb 2005;173(2):519-25.
70. Janetschek G, Finkenstedt G, Gasser R, et al. Laparoscopic surgery for pheochromocytoma: adrenalectomy, partial resection, excision of paragangliomas. J Urol. Aug 1998;160(2):330-4.
71. Castillo OA, Rodríguez-Carlin A, López-Vallejo J, Borgna V. Complications associated with laparoscopic adrenalectomy: Description and standardized assessment. Actas Urol Esp 2014;38:445-50.
72. Janetschek G, Peschel R, Frauscher F. Laparoscopic pyeloplasty. Urol Clin North Am. Nov 2000;27(4):695-704.
73. Jarrett TW, Chan DY, Charambura TC, Fugita O, Kavoussi LR. Laparoscopic pyeloplasty: the first 100 cases. J Urol. Mar 2002;167(3):1253-6.
74. Janetschek G, Daffner P, Peschel R, Bartsch G. Laparoscopic nephron sparing surgery for small renal cell carcinoma. J Urol. Apr 1998;159(4):1152-5.
75. Abbou CJ, Jeschke K, Rassweiler J. Laparoscopic partial nephrectomy for rena cell carcinoma: The European experience. 2000:77. Located at: J. Urol.
76. Klatte T, Ficarra V, Gratzke C, Kaouk J, Kutikov A, Macchi V, Mottrie A, Porpiglia F, Porter J, Rogers CG, Russo P, Thompson RH, Uzzo RG, Wood CG, Gill IS. A Literature Review of Renal Surgical Anatomy and Surgical Strategies for Partial Nephrectomy. Eur Urol. 2015 Dec;68(6):980-92.
77. Porpiglia F, Fiori C, Terrone C, Bollito E, Fontana D, Scarpa RM. Assessment of surgical margins in renal cell carcinoma after nephron sparing: a comparative study: laparoscopy vs open surgery. J Urol. Apr 2005;173(4):1098-101.

78. Gill IS, Desai MM, Kaouk JH, et al. Laparoscopic partial nephrectomy for renal tumor: duplicating open surgical techniques. J Urol. Feb 2002;167(2 Pt 1):469-467; discussion 475-466.
79. Ramani AP, Desai MM, Steinberg AP, et al. Complications of laparoscopic partial nephrectomy in 200 cases. J Urol. Jan 2005;173(1):42-7.
80. Turk I, Deger S, Winkelmann B, Schonberger B, Loening SA. Laparoscopic radical prostatectomy. Technical aspects and experience with 125 cases. Eur Urol. Jul 2001;40(1):46-52; discussion 53.
81. Rassweiler J, Sentker L, Seemann O, Hatzinger M, Rumpelt HJ. Laparoscopic radical prostatectomy with the Heilbronn technique: an analysis of the first 180 cases. J Urol. Dec 2001;166(6):2101-8.
82. Guillonneau B, Cathelineau X, Doublet JD, Baumert H, Vallancien G. Laparoscopic radical prostatectomy: assessment after 550 procedures. Crit Rev Oncol Hematol. Aug 2002;43(2):123-33.
83. Walsh PC. Patient-reported urinary continence and sexual function after anatomic radical prostatectomy. J Urol. Jul 2000;164(1):242.
84. Bates TS, Wright MP, Gillatt DA. Prevalence and impact of incontinence and impotence following total prostatectomy assessed anonymously by the ICS-male questionnaire. Eur Urol. 1998;33(2):165-9.
85. Kim ED, Nath R, Slawin KM, Kadmon D, Miles BJ, Scardino PT. Bilateral nerve grafting during radical retropubic prostatectomy: extended follow-up. Urology. Dec 2001;58(6):983-7.
86. Dillioglugil O, Leibman BD, Leibman NS, Kattan MW, Rosas AL, Scardino PT. Risk factors for complications and morbidity after radical retropubic prostatectomy. J Urol. May 1997;157(5):1760- 7.
87. Guillonneau B, Rozet F, Barret E, Cathelineau X, Vallancien G. Laparoscopic radical prostatectomy: assessment after 240 procedures. Urol Clin North Am. Feb 2001;28(1):189-202.
88. Tobias-Machado M, Wroclawski SE. Learning curve improves functional and oncological outcomes on pure laparoscopic prostatectomy: experience of 150 cases in a reference center in Brazil. 2008. Located at: Urology(suppl).
89. Salomon L, Anastasiadis AG, Katz R, et al. Urinary continence and erectile function: a prospective evaluation of functional results after radical laparoscopic prostatectomy. Eur Urol. Oct 2002;42(4):338-43.
90. Salomon L, Levrel O, de la Taille A, et al. Radical prostatectomy by the retropubic, perineal and laparoscopic approach: 12 years of experience in one center. Eur Urol. Aug 2002;42(2):104-10; discussion 110-101.
91. Singh A, Fagin R, Shah G, Shekarriz B. Impact of prostate size and body mass index on perioperative morbidity after laparoscopic radical prostatectomy. J Urol. Feb 2005;173(2):552-4.
92. Catalona WJ, Carvalhal GF, Mager DE, Smith DS. Potency, continence and complication rates in 1,870 consecutive radical retropubic prostatectomies. J Urol. Aug 1999;162(2):433-8.

93. Eastham JA, Kattan MW, Rogers E, et al. Risk factors for urinary incontinence after radical prostatectomy. J Urol. Nov 1996;156(5):1707-13.
94. Trabulsi EJ, Guillonneau B. Laparoscopic radical prostatectomy. J Urol. Apr 2005;173(4):1072-9.
95. Cathelineau X, Arroyo C, Rozet F, Barret E, Vallancien G. Laparoscopic assisted radical cystectomy: the montsouris experience after 84 cases. Eur Urol. Jun 2005;47(6):780-4.
96. Abreu SC, Silveira RA, Cerqueira JB, Regadas RP, Gonzaga LF, Fonseca GN. Stapleless laparoscopic assisted radical cystectomy with ileal neobladder in a male and with ileal loop in a female: initial report from Brazil. Int Braz J Urol. May-Jun 2005;31(3):214-20.
97. Gill IS, Fergany A, Klein EA, et al. Laparoscopic radical cystoprostatectomy with ileal conduit performed completely intracorporeally: the initial 2 cases. Urology. Jul 2000;56(1):26-9; discussion 29-30.
98. Turk I, Deger S, Winkelmann B, Schonberger B, Loening SA. Laparoscopic radical cystectomy with continent urinary diversion (rectal sigmoid pouch) performed completely intracorporeally: the initial 5 cases. J Urol. Jun 2001;165(6 Pt 1):1863-6.
99. Ono Y, Kinukawa T, Hattori R, Gotoh M, Kamihira O, Ohshima S. The long-term outcome of laparoscopic radical nephrectomy for small renal cell carcinoma. J Urol. Jun 2001;165(6 Pt 1):1867-70.
100. Nelson JB, Chen RN, Bishoff JT, et al. Laparoscopic retroperitoneal lymph node dissection for clinical stage I nonseminomatous germ cell testicular tumors. Urology. Dec 1999;54(6):1064-7.
101. Matern U, Waller P, Giebmeyer C, Ruckauer KD, Farthmann EH. Ergonomics: requirements for adjusting the height of laparoscopic operating tables. Jsls. Jan-Mar 2001;5(1):7-12.
102. Tobias-Machado M, Said D, Mitre AI, Pompeo ACL.Comparison beetwen open and laparoscopic radical cistectomy in a latin american reference center: perioperative and oncological results. Int Braz J Urol. 2015;41:635-41.

SOBRE O LIVRO

Formato: 16 x 23 cm
Mancha: 27,5 x 49 paicas
Tipologia: Horley Old Style 11/15
Papel: Offset 75 g/m² (miolo)
Cartão Supremo 250 g/m² (capa)

1ª edição Editora Unesp: 2021

EQUIPE DE REALIZAÇÃO

Capa
Marcelo Girard

Edição de texto
Arlete Sousa (Copidesque)
Carmen T.S. Costa (Revisão)

Editoração eletrônica
Eduardo Seiji Seki

Assistência editorial
Alberto Bononi
Gabriel Joppert